Dr. Natasha Campbell-McBride

Der Cholesterin-Bluff

Herzerkrankungen heilen und vorbeugen mit der GAPS-Diät

Natürliche Heilung von Atherosklerose, Angina, Bluthochdruck, Arrhythmie, Herzinfakt, Schlaganfall und peripherer arterieller Verschlusskrankheit

Unimedica

Stimmen aus der Fachwelt

Ein weiterer Klassiker von Dr. Campbell-McBride – kontrovers in ihrer Meinung über natürliche Fette, aber wohltuend in ihrer unvoreingenommenen und nüchternen Herangehensweise an dringend notwendige Änderungen in unserem Lebensstil und unserer Ernährungsweise.

Kenneth Bock, Dr. med., FAAFP, FACN, CNS
Autor des Buches „Healing the New Childhood Epidemics: Autism, ADHD, Asthma, and Allergies"

Die Geschichte der Medizin ist voll von Verfahren, die das Leiden in Wirklichkeit verlängert und das Leben verkürzt haben, wie Aderlass und Quecksilberbehandlungen. Nichts jedoch kommt in seiner Schädlichkeit der unwissenschaftlichen Theorie des Cholesterins als Auslöser der Koronaren Herzkrankheit gleich, die heute benutzt wird, um eine fett- und cholesterinarme Ernährung der gesamten Bevölkerung zu rechtfertigen. Diese Theorie ist so offensichtlich falsch, dass eine ganze Reihe an Publikationen erschienen ist, die ihre Fehler aufzeigen. Doch anders als die Skeptiker, die alternative Theorien zur Ursache der Herzkrankheit anbieten, nimmt nur Dr. Natasha Campbell-McBride die wahrscheinlichste Ursache aufs Korn: die lebensfeindliche, mit Zusatzstoffen überfrachtete moderne Ernährung, insbesondere die toxischen, industriell verarbeiteten Pflanzenöle, die die nahrhaften tierischen Fette ersetzt haben. „Der Cholesterin-Bluff" ist nicht nur eine gut geschriebene, leicht verständliche Enthüllung, sondern gibt auch einen praktischen Plan an die Hand, wie man der Koronaren Herzkrankheit vorbeugen und wieder gesund werden kann, einen Plan, der eine Rückkehr zu traditionellen Nahrungsmitteln und den Verzicht auf Umweltverschmutzung und allgegenwärtige Haushaltschemikalien beinhaltet. Und ihre Rezepte sind fantastisch! „Der Cholesterin-Bluff" muss jeder gelesen haben, der sich für Ernährung und Gesundheit interessiert.

Sally Fallon, Vorsitzende der Weston A. Price Foundation
Autorin des Buches „Das Vermächtnis unserer Nahrung"

Ich habe dieses Buch mit Vergnügen gelesen. Es ist gefällig und leicht verständlich geschrieben. Seine Gliederung entspricht dem deklarierten Ziel, den Körper gesund zu erhalten. Besonders sprach mich der Satz an: „Wenn wir unsere Körper zerstören – wo werden wir dann leben?" Dr. Campbell-McBride hat eine Fülle an Informationen, von der Ursache der Atherosklerose bis hin zu einer köstlichen Auswahl an alten Rezepten, so zusammengestellt, dass ein gleichmäßiger Textfluss entsteht, in dem jedes Wort sitzt. Am Ende findet sie sogar noch genügend Platz, um den Machthabern, die unser gegenwärtiges Ernährungsfiasko zu verantworten haben, eine ernste Abreibung zu erteilen. Offensichtlich können wir unseren Führern nicht trauen. Nach 40 Jahren Anti-Cholesterin-Hirnwäsche bin ich von den Mächtigen zutiefst enttäuscht. Ich habe meine Familie cholesterin- und fettarm ernährt und all meinen Patienten geraten, dasselbe zu tun. Ich habe in Berufsverbänden und Klassenzimmern über die Gefahren von Vollmilch, Eiern und Butter gesprochen und Tausende Rezepte auf jeden Cholesterin-Killer ausgestellt, der gerade in Mode war. Es ist schlimm zu wissen, dass ich die ganze Zeit falsch lag, weil ich den staatlichen Anweisungen folgte. Jetzt bin ich wütend auf diese Führungskräfte, und habe beschlossen, dass mir so etwas nicht noch einmal passieren wird. Ich danke Ihnen für dieses Buch und seine wegweisenden Informationen.

Duane Graveline Dr. med., MPH, früherer NASA-Astronaut,
medizinischer Forscher für Luft- und Raumfahrt,
Fliegerarzt und Hausarzt
Autor der Bücher „Statin Drugs Side Effects" und
„Lipitor, Thief of Memory"

Inhalt

Einleitung

Eine neue wissenschaftliche Wahrheit pflegt sich nicht in der Weise durchzusetzen, dass ihre Gegner überzeugt werden... sondern vielmehr dadurch, dass ihre Gegner allmählich aussterben und dass die heranwachsende Generation von vornherein mit der Wahrheit vertraut gemacht ist.
Max Planck (1949), deutscher Physiker und Nobelpreisträger

Wir alle kennen jemanden, der an einer Herzkrankheit leidet oder daran gestorben ist, selbst innerhalb unserer eigenen Familie. Die Herzkrankheit ist die Seuche unserer Zeit. Wir hören davon in den Massenmedien, bei jedem Arztbesuch, bei jeder Unterhaltung mit Freunden oder Nachbarn und bei jedem Lebensmittelkauf. Für viele von uns ist das zum Hintergrundrauschen geworden, deshalb halten wir schon gar nicht mehr inne und denken nach: Was in aller Welt ist eine Herzkrankheit? Sollte ich mir deshalb Sorgen machen?

Es gibt viele verschiedene Herzbeschwerden: rheumatisches Fieber, angeborene Herzfehler, Infektionen, Tumoren, Herzmuskelerkrankungen, Verletzungen, durch Drogen oder andere Gifte verursachte Schäden, Erbkrankheiten und Herzinsuffizienz. Wenn jedoch über „Herzkrankheit" gesprochen wird, ist fast immer die *Koronare Herzkrankheit (KHK)* gemeint, die Erkrankung der Herzkranzgefäße. Wieso? Weil sie in der westlichen Welt die Todesursache Nummer eins ist: Mehr als ein Drittel der Bewohner der Industriestaaten stirbt an der *KHK*.[1,2] Obwohl die Mortalitätsrate der KHK in den letzten 15 Jahren leicht rückgängig war, nimmt die Zahl der Menschen, die dieser Krankheit erliegen, nach wie vor zu.[2] Und doch war die KHK noch zu Beginn des 20. Jahrhunderts ein so seltenes Phänomen, dass sie in den medizinischen Nachschlagewerken nicht zu finden war, weil die Ärzte praktisch nie damit zu tun bekamen. Heute sterben jedes Jahr schätzungsweise

17 Millionen Menschen in der ganzen Welt an Herz-Kreislauf-Erkrankungen und das schnellste Wachstum ist in den Entwicklungsländern zu verzeichnen, in denen Herzkrankheiten allmählich epidemische Ausmaße annehmen.[2,3]

Die Ursache der KHK ist aller Wahrscheinlichkeit nach die Atherosklerose.

Was ist Atherosklerose? Es ist eine Erkrankung der Gefäßwände, die zur Verengung und Verstopfung der Arterien führt. Die Verengung entsteht durch die sklerotische Verformung der Arterie und die Bildung erhabener Stellen in den inneren Schichten der Gefäßwand, die als atherosklerotische Plaques bezeichnet werden.[4] Je nachdem, welches Körperorgan die Arterie versorgt, wird eine Atherosklerose in der Gefäßwand den Blutfluss zu diesem Organ beeinträchtigen.

Werfen wir einen Blick auf die Organe, die am stärksten betroffen sind.

1. Eine Atherosklerose der Arterien, die das Herz versorgen (Koronararterien), führt zu unserer am weitesten verbreiteten Todesursache, der *Koronaren Herzkrankheit (KHK)*, mit der dieses Buch sich beschäftigt.[1]
2. Eine atherosklerotische Veränderung der Arterien, die das Gehirn versorgen, verursacht *Schlaganfälle* – unsere dritthäufigste Todesursache (nach Krebs).[2]
3. Eine Atherosklerose der peripheren Arterien führt zur *peripheren arteriellen Verschlusskrankheit*, deren Symptome Muskelschmerzen, kalte Gliedmaßen, Geschwüre und Gangränen sind.[4]
4. Eine atherosklerotische Veränderung der Nierenarterien kann zu hohem Blutdruck und Nierenversagen führen.[4]
5. Eine Atherosklerose der Intestinalarterien kann zu starken Bauchschmerzen und Verdauungsstörungen führen. Es kann auch zu einer Darmgangrän kommen.[4]

Wo auch immer eine Atherosklerose entsteht, behindert sie den Blutfluss und damit die Funktionen und Gewebe der von dieser Arterie versorgten Organe.

Die zwei Hauptformen der *Koronaren Herzkrankheit (KHK)* sind *Angina pectoris* und *Myokardinfarkt* (Herzinfarkt).

Eine *Angina pectoris* entsteht, wenn das Lumen (der Innenraum) der Koronararterie sich verengt, aber nicht verschlossen wird. In Ruhe kommt das Herz gut mit der verminderten Blutzufuhr zurecht, doch bei körperlicher Aktivität, wenn der Herzmuskel mehr arbeiten muss, kann die atherosklerotische Arterie den Herzmuskel nicht ausreichend mit Blut versorgen. Das Ergebnis ist der typische reißende oder krampfartige Schmerz hinter dem Brustbein, der zumeist in den Hals und in den linken Arm ausstrahlt, seltener in den rechten. In den Anfangsstadien verschwindet der Schmerz bei Ruhe. Mit fortschreitender Erkrankung muss der Betroffene Medikamente einnehmen (Glyceroltrinitrat oder andere nitrathaltige Medikamente), die die Arterie weiten und den Blutfluss verbessern, sodass der Schmerz aufhört.[5]

Ein *Herzinfarkt* oder *Myokardinfarkt* entsteht, wenn sich die Koronararterie komplett verschließt und die Blutzufuhr zum Herzmuskel unterbrochen wird. Das Ergebnis ist der Tod der Herzregion, die von der jeweiligen Arterie versorgt wird.[5] Das kann einem Menschen passieren, der seit Jahren unter Angina pectoris gelitten hat, aber auch einem, der nie Herzbeschwerden hatte. Ein Herzinfarkt kündigt sich in den meisten Fällen durch einen starken Brustschmerz an, der unabhängig von jeder körperlichen Aktivität ist und gegen den keine Nitrate helfen. Dieser Schmerz wird gewöhnlich von starker Angst, kaltem Schweiß, Übelkeit und Schocksymptomen begleitet. In seltenen Fällen kann ein „stummer Herzinfarkt" ohne Schmerzen auftreten. Mehr als die Hälfte aller Menschen, die einen Herzinfarkt erleiden, stirbt in den ersten zwei bis drei Stunden. Wer die ersten Stunden überlebt, braucht Wochen, um zu genesen. Es bleibt eine Narbe im Herzmuskel, die zu Arrhythmie (Herzrhythmusstörungen), Herzinsuffizienz und anderen Komplikationen führen kann. Eine *Arrhythmie* ist eine Unregelmäßigkeit in der Herzaktion, die durch eine Störung der Erregungsleitung im Herzen hervorgerufen wird. Sie kann das Ergebnis sowohl einer Angina pectoris als auch eines Herzinfarktes sein.[4,5]

Die moderne Medizin hat ein ganzes Arsenal an Maßnahmen entwickelt, die uns helfen sollen, die *Koronare Herzkrankheit* zu überleben: diverse Medikamente, koronare Bypass-Operationen, Ballon-Angioplastie und sogar die Herztransplantation. In der Folge ist die Mortalitätsrate der Herzkrankheit in den letzten 15 Jahren etwas zurückgegangen.[1,2] Doch die Medizin bietet uns keine Heilung. Sobald man eine KHK hat, ist man für den Rest des Lebens auf medizinische Hilfe angewiesen. Die richtige Frage lautet daher: Wie kann man der Koronaren Herzkrankheit vorbeugen? Um das zu erfahren, müssen wir wissen, wie wir uns davor schützen können, der wahren Seuche unserer Zeit zum Opfer zu fallen: der Atherosklerose.

Die Atherosklerose ist schon seit vielen Jahrhunderten bekannt; bereits Hippokrates und Galenos haben ihre Symptome umrissen. In seinem berühmten Gemälde „Porträt eines alten Mannes“ zeigt Rembrandt gekonnt das Aussehen eines Menschen mit fortgeschrittener Atherosklerose: verhärtete und verschlungene Blutgefäße unter der Haut, ein gelblicher Fettring um die Iris, Anzeichen einer schwachen Durchblutung an Nase und Wangen, gelbliche Fettablagerungen an den Augen (Xanthelasmen), Haarausfall und trockene Haut.[4,6]

Autopsiestudien haben ergeben, dass 100 Prozent aller Menschen im Alter von 60 Jahren zumindest Anzeichen einer Atherosklerose zeigen.[6] Je älter wir werden, umso mehr atherosklerotische Merkmale sammeln wir an. Die Frage wäre daher: Ist die Atherosklerose eine Krankheit oder einfach ein normaler Bestandteil des Alterungsprozesses? Vielleicht gehört sie zum Altern dazu, das Problem ist jedoch, dass immer mehr jüngere Menschen dieser Krankheit zum Opfer fallen, und das ist ein Anzeichen dafür, dass etwas falsch läuft, etwas, was die Natur nicht beabsichtigt hat.

Die Schulmedizin weiß nicht, was eine Atherosklerose hervorruft oder wie sie zu heilen wäre. Sie hat Risikofaktoren ausgemacht, die vermutlich zur Entwicklung einer Atherosklerose beitragen. Doch es sind nur Risikofaktoren, keine Krankheitsursachen. Dazu gehören Rauchen, Adipositas, Diabetes, hoher Blutdruck, Mangel an körperlicher Aktivität, männliches Geschlecht, arterielle Erkrankungen in der Familiengeschichte, Stress und eine ängstliche und aggressive Persönlichkeit. Insgesamt kennt man schon mehr als 200 Risikofaktoren – und die Liste wächst stetig an.[5,6,7]

Die Risikofaktoren jedoch, von denen man am häufigsten hört, sind Cholesterin und Nahrungsfette. Massenmedien, Ärzte, Apotheker, Regierungsbehörden und die Lebensmittelindustrie – sie alle trichtern uns ständig ein, dass Cholesterin und Nahrungsfette die Koronare Herzkrankheit und alle anderen Manifestationen einer Atherosklerose „verursachen" würden. Sie ermahnen uns, keine cholesterinhaltigen natürlichen Fette und natürlichen Nahrungsmittel zu essen, sondern sie durch Pflanzenöle und Margarine zu ersetzen. Sie sagen, wir sollten Fleisch und Eier aus unserer Ernährung streichen und sie durch Kohlenhydrate ersetzen. Sie haben in der Bevölkerung eine Fett-Paranoia in Gang gesetzt und halten sie am Laufen. Mit starken Medikamenten und anderen Methoden versuchen sie, unseren Blutcholesterinspiegel zu senken. Seit 40–50 Jahren führen sie einen Kampf gegen Cholesterin und Fette. Doch die Erkrankungsrate an Atherosklerose und Koronarer Herzkrankheit nimmt weiterhin stetig zu.[2,3,7] Trotz aller „Herzdiäten", Sport und „Cholesterinpillen" erleiden die Menschen in der ganzen Welt noch genauso viele Herzinfarkte und Schlaganfälle wie zuvor. Geringfügig weniger Menschen sterben heute an Herzinfarkten und Schlaganfällen, weil die Medizin bessere Möglichkeiten entwickelt hat, im Notfall unser Leben zu retten. Doch die Koronare Herzkrankheit und andere Manifestationen der Atherosklerose zeigen keinerlei Anzeichen eines Rückgangs.[1,2,3,7] All die Bemühungen unserer Medizin, unserer Regierungen, unserer Pharmaindustrie und unserer Lebensmittelindustrie scheinen nicht das Geringste dagegen ausrichten zu können. Den „Kampf gegen die Herzkrankheit", den sie vor Jahrzehnten erklärt haben, haben sie verloren. Machen wir also etwas falsch?

In diesem Buch versuchen wir herauszufinden, was genau eine Atherosklerose ist und welches ihre wahre Ursache ist. Dann werden wir schauen, was jeder von uns tun kann, um einer Atherosklerose in seinem Körper vorzubeugen oder sie sogar rückgängig zu machen. Doch bevor wir dazu kommen, müssen wir ein paar Mythen zerschlagen; Mythen, die in unserer Gesellschaft so tief verwurzelt sind, dass wir sie gar nicht mehr in Frage stellen. „Mir schlägt das Herz bis zum Hals" ist eine alte Redewendung, wenn man Angst bekommt, solche Angst, dass es sich anfühlt, als würde unser Herz im Hals schlagen. Diese Wendung gibt uns einen guten Hinweis auf die ganze Einstellung zur Herzkrankheit in der heutigen Welt. Schon 1700 sagte Sir Robert Walpole: „Wenn der Mensch seine Gedanken nicht jätet, werden sie bald von Unkraut überwuchert." Reißen wir also das Unkraut aus, um einen freien Blick darauf zu bekommen, was hinter der Seuche der Herzkrankheit steckt.

Teil 1

Die Mythen

1 Die Herz-Diät-Hypothese

Die Herz-Diät-Hypothese ist der größte Wissenschaftsbetrug dieses Jahrhunderts, ja vielleicht aller Zeiten.
George Mann, angesehener amerikanischer Arzt und Wissenschaftler

Jeder hat schon gehört, dass Cholesterin und Nahrungsfette „die Arterien verstopfen" und „Herzkrankheit verursachen". Selbst Kinder wissen bereits, dass Cholesterin und Fette „böse" sind. Seit Jahrzehnten werden wir von den Massenmedien, der Werbung und den Etiketten auf unseren Lebensmitteln, wie „fettarm", „fettfrei", „cholesterinarm", „cholesterinfrei", „senkt den Cholesterinspiegel" oder „schützt das Herz", in dieser Hinsicht „belehrt". Auch die Ärzte sind davon überzeugt: Cholesterinsenkende Medikamente haben sich nach den Schmerzmitteln zu den am häufigsten verschriebenen Medikamenten gemausert. Die Pharma-Lobby arbeitet mit voller Kraft an ihrem Endziel: jeden Menschen, einschließlich unserer Kinder, zur „vorbeugenden" Einnahme cholesterinsenkender Medikamente zu bewegen.

Wie sind wir nur in diese Situation hineingeraten? Durch die **Herz-Diät-Hypothese**, die zum ersten Mal 1953 von Ancel Keys, dem Leiter des Laboratoriums für Körperhygiene an der Universität Minnesota, propagiert wurde. Diese Hypothese behauptet, dass Nahrungsfette, einschließlich Cholesterin, eine Koronare Herzkrankheit verursachen, der wir vorbeugen können, wenn wir diese Fette meiden.[1] Um seine Idee zu untermauern, fertigte Ancel Keys ein Diagramm an, das die Korrelation zwischen Fettkonsum und KHK-Sterblichkeit in sechs Ländern aufzeigt, die er sorgfältig aus den 22 Ländern, für die einschlägige Daten verfügbar waren, ausgewählt hatte. Dieses Diagramm zeigte eine perfekte Korrelation: je höher der Fettverbrauch, umso höher die Sterblichkeitsrate. Fügt man dem Diagramm jedoch alle ausgelassenen Länder hinzu, verschwindet die Übereinstimmung. Dann belegt das Diagramm nämlich, dass in Wirklichkeit überhaupt keine solche Korrelation besteht.

Mit Ancel Keys' Methode kann man alles beweisen, was man möchte. Sagen wir zum Beispiel, wir wollen beweisen, dass die Ursache von Akne… der Besitz eines Föhns sei. Dazu sammeln wir Daten aus so vielen Ländern wie möglich: Wie viele Leute besitzen einen Föhn und wie viele Leute haben Akne? Aus all diesen Daten erstellen wir ein Diagramm, in dem die horizontale Linie die Föhne zeigt und die vertikale die Anzahl der Aknefälle. Am Ende erhalten wir ganz viele Punkte, von denen jeder ein Land repräsentiert. Nun suchen wir die Punkte heraus, die perfekt zu einer von links nach rechts verlaufenden Linie passen, und radieren den Rest weg. Und – Bingo! – schon haben wir ein Diagramm, das „beweist", dass Akne durch den Besitz eines Föhns verursacht wird! So hat Ancel Keys sein Diagramm erstellt. Es ist absolut rätselhaft, wie um Himmels willen die Wissenschaftler jener Zeit einen solchen „wissenschaftlichen Beweis" anerkennen konnten. Aus welchem Grund auch immer – so begann die Herz-Diät-Hypothese ihren Siegeszug: mit einem Betrug.

Ein russisches Sprichwort besagt: „Wenn kein Fisch zur Hand ist, tut es auch eine Krabbe." Die Seuche der Koronaren Herzkrankheit hatte sich in den Vereinigten Staaten damals zu einem wichtigen öffentlichen Thema gemausert und die Behörden waren bereit, alles zu tun, um der Öffentlichkeit eine Erklärung zu liefern, die zeigen sollte, dass sie das Problem im Griff haben. Als Ancel Keys seine Hypothese vorlegte, sprach sie die Politiker und das medizinische Establishment sofort an, und es begann Geld zu fließen. Institutionen und Labore wurden eingerichtet, Tausende Mitarbeiter wurden beschäftigt und es wurden wissenschaftliche Preise für den „Beweis" der Herz-Diät-Hypothese ausgelobt. Die Massenmedien posaunten den neuen „Durchbruch" heraus. Sobald Politiker und Öffentlichkeit die Idee geschluckt hatten, mussten die Forscher mit passenden „wissenschaftlichen Beweisen" aufwarten. Und so machten sie sich an die Arbeit. Zu keiner anderen medizinischen Hypothese wurde so viel geforscht! In der ganzen Welt wurden Hunderte Studien durchgeführt, um zu beweisen, dass Nahrungsfette und Cholesterin die Koronare Herzkrankheit verursachen. Die Chinesen haben ein altes Sprichwort: „Damit die Schuhe passen, musst du die Füße beschneiden." Genau das passierte mit vielen Studien, die die Herz-Diät-Hypothese belegen sollten. Die Befürworter gingen selektiv vor: Sie ignorierten alle Daten, die der Hypothese widersprachen, während sie jene, die sie bestätigten, aufbauschten und propagierten. In der Zwischenzeit gingen für jede Studie, die die Idee zu unterstützen versuchte, aus allen möglichen Ländern saubere Studien ein, die das Gegenteil bewiesen. Doch die politische und kommerzielle Maschinerie war einmal in Gang gesetzt und konnte nicht mehr gestoppt werden.

Viele renommierte Mediziner und rechtschaffene Wissenschaftler, die in der Lage waren, die gesammelten Daten für sich selbst auszuwerten, nahmen in dieser Zeit Stellung und kritisierten die Herz-Diät-Hypothese und die „wissenschaftlichen Forschungen", die sie angeblich stützten.

Dr. Raymond Reiser, ehemaliger Professor der Biochemie an der Universität Texas, führte eine gründliche Überprüfung fast aller Experimente zum Einfluss von Fettsäuren aus der Nahrung auf den Cholesterinspiegel im Blut durch. Er kam zu dem Schluss, dass die meisten Experimente von „schwerwiegenden Fehlern verzerrt" wurden. Er schrieb: „Es gehört schon viel Dreistigkeit dazu, mit den Ergebnissen derart unkontrollierter, primitiver, nach dem Prinzip von Versuch und Irrtum arbeitender Forschungen große Teile der Weltbevölkerung zur Aufgabe ihrer Ernährungsgewohnheiten überreden zu wollen…"[2]

George Mann, ehemals Professor der Medizin und Biochemie an der *Vanderbilt University* in Tennessee, nannte die Herz-Diät-Hypothese „den größten Wissenschaftsbetrug dieses Jahrhunderts". Über die Wissenschaftler, die diese Hypothese unterstützten, schrieb er: „Weil sie Angst haben, ihr weiches Geldpolster aus Fördermitteln zu verlieren, sind die Akademiker so merkwürdig ruhig, die eigentlich ihre Stimme erheben und diese kostspielige Anti-Wissenschaft beenden müssten.

Ihre Schweigsamkeit verzögert die Lösung des Problems Koronare Herzkrankheit um eine ganze Generation.“[3,13]

Dr. Paul J. Rosch, Präsident des *American Institute of Stress*, Professor für klinische Medizin und Psychiatrie am *New York Medical College*, Vizepräsident der *International Stress Management Association* und Vorsitzender der US-amerikanischen Zweigstelle dieser Organisation, schrieb: „Ein gewaltiger Kreuzzug wurde ersonnen, um die Cholesterinwerte von ‚Jedermann‘ zu senken – mit strengen Beschränkungen beim Fettverzehr und einer aggressiven medikamentösen Therapie. Doch ein Gutteil des Eifers beruht eher auf Spekulation, denn auf soliden wissenschaftlichen Beweisen… Das Cholesterin-Kartell aus Pharmakonzernen, Herstellern von fettarmen Lebensmitteln, Bluttestgeräten und anderen mit riesigen finanziellen Interessen hat eine außerordentlich erfolgreiche Werbekampagne unternommen. Die Macht dieses Kartells ist so groß, dass medizinische Einrichtungen und Regierungsbehörden, die uns normalerweise vor solchen haltlosen Dogmen schützen sollen, infiltriert wurden.“[4,5]

Dr. Mary Enig, eine internationale Expertin der Lipidbiochemie, Präsidentin der *Maryland Nutritionists Association* und beratende Herausgeberin des *Journal of the American College of Nutrition* sowie vieler anderer wissenschaftlicher Publikationen, schrieb: „Die Theorie, dass gesättigte Fette die Koronare Herzkrankheit verursachen, ist von vorne bis hinten falsch. Doch sie wurde in den letzten 30 oder mehr Jahren so oft als Behauptung ‚veröffentlicht‘, dass es mittlerweile ziemlich schwierig ist, die Menschen vom Gegenteil zu überzeugen – es sei denn, sie nehmen sich die Zeit, sich über all die ökonomischen und politischen Faktoren zu informieren, die beim Zustandekommen des Anti-Fett-Programms eine Rolle spielten.“[6]

Dr. William E. Stehbens, Professor an der pathologischen Fakultät der *Wellington School of Medicine* und Leiter des *Malaghan Institute of Medical Research* in Wellington, Neuseeland, hat die Studien, die sich mit der Herz-Diät-Hypothese befassen, einer gründlichen Prüfung unterzogen. Er schrieb: „Die Lipid-Hypothese erfreut sich einer unverdienten Langlebigkeit und eines nicht gerechtfertigten Ansehens.

Leser sollten sich darüber im Klaren sein, dass die zur Unterstützung der Fett-und-Cholesterin-Theorie angeführten Behauptungen unwissenschaftlich sind, und merken, dass es sich um ein klein wenig mehr als nur um eine gefährliche Volksverdummung handelt… Die fortgesetzte Verwendung von nicht hinterfragten Zahlen führte zu voreiligen Schlüssen auf Kosten der Wahrheit. Die Ungenauigkeit in den Statistiken zur Koronaren Herzkrankheit bei Lebenden ist so groß, dass – wenn man sie mit anderen bereits genannten Mängeln zusammennimmt – das Modell eines epidemischen Anstiegs und Rückgangs der Koronaren Herzkrankheit in vielen Ländern als unbewiesen angesehen werden muss. Gesundheitspolitik, die auf unzuverlässigen Zahlen aufbaut, wird so völlig unhaltbar…Die Aufrechterhaltung des Cholesterin-Mythos und die vermeintlichen Präventivmaßnahmen fügen der Milch- und Fleischindustrie dieses Landes und anderer Länder großen Schaden zu, ganz abgesehen davon, dass sie die optimale Nahrungsversorgung und den Gesundheitszustand der Bevölkerung als Ganzes gefährden.“[7]

Der Kardiologe Dr. Ray Rosenman, emeritierter Leiter der kardiovaskulären Forschung im gesundheitswissenschaftlichen Programm beim *SRI International* in Menlo Park, Kalifornien, und *Associate Chief of Medicine* an *Mt. Zion Hospital and Medical Center* in San Francisco, hat zahlreiche Arbeiten über kardiovaskuläre Erkrankungen veröffentlicht. Hier seine Schlussfolgerung zum gesamten wissenschaftlichen Bezug der Herz-Diät-Hypothese: „Diese Daten besagen, dass weder Ernährungsweise noch Serumlipide noch deren Veränderungen die großen nationalen und regionalen Unterschiede in den KHK-Raten erklären können, das Gleiche gilt für die verschiedenen Anstiege und Rückgänge der KHK-Sterblichkeit im 20. Jahrhundert… Verschiedentlich wurde angemerkt, dass die präventive Wirkung von diätetischen und medikamentösen Maßnahmen übertrieben wurde; Grund dafür ist die Neigung, in den Studienberichten, in Reviews und in anderen Artikeln die unterstützenden Ergebnisse zu zitieren und überzubewerten und widersprechende Befunde zu unterdrücken. Dafür gibt es zahlreiche Beispiele.“[12]

Dr. Russell Smith, ein amerikanischer Experimentalpsychologe, ist Mitautor zweier umfassender Überprüfungen der vorliegenden wissenschaftlichen Daten zur Herz-Diät-Hypothese mit mehr als 3000 Referenzen. Sein Fazit lautet: „Die gegenwärtige Kampagne, die alle Amerikaner dazu bringen soll, ihre Ernährungsweise zu ändern und in vielen Fällen eine lebenslange medikamentöse Therapie anstrebt, beruht auf Hirngespinsten, Fehlinterpretationen und/oder gewaltigen Übertreibungen bei den Befunden und – was sehr wichtig ist – dem Ignorieren riesiger Datenmengen, die die Hypothesen nicht stützen… Ein objektiver Wissenschaftler ohne finanzielle Interessen kann die Literatur kaum als unterstützend bewerten… Es ist niederschmetternd zu erkennen, dass Milliarden Dollar und ein hochentwickelter medizinischer Forschungsapparat verschwendet werden, um einem Phantom nachzujagen."[8]

Professor Lars Werkö, emeritierter Professor der Medizin am *Sahlgren's Hospital* in Göteborg, Schweden, und Leiter des *Swedish Council on Technology Assessment in Health Care*, übte heftige Kritik an den großflächigen epidemiologischen Studien, die die Herz-Diät-Hypothese stützen. Er folgerte: „Keine der Studien hat irgendetwas bewiesen. Doch statt neue Hypothesen zu formulieren, nennen die Befürworter der Fett-und-Cholesterin-Theorie die aktuelle die wahrscheinlichste Wahrheit, und sie greifen in das Leben anderer Leute ein, weil sie nicht auf den endgültigen Beweis warten wollten."[9]

Dr. Edward Pinckney, ehemaliger Mitherausgeber des „Journal of the American Medical Association", fasst in seinem Buch „The Cholesterol Controversy" zusammen: „Wenn Sie nämlich glauben, Sie könnten den Tod durch Herzinfarkt abwenden, indem Sie Ihren Cholesterinspiegel senken, sei es durch Diät oder mit Medikamenten, dann leben Sie nach Regeln, die in Wahrheit durch nichts gerechtfertigt sind. Vielmehr haben Sie sich als Verbraucher von gewissen wirtschaftlichen Interessen und von Gesundheitsorganisationen vereinnahmen lassen, die mehr an Ihrem Geld als an Ihrem Leben interessiert sind."[11]

Die umfangreichste professionelle Überprüfung aller verfügbaren wissenschaftlichen Abhandlungen hat Dr. Uffe Ravnskov erstellt und

2000 in seinem revolutionären Buch „Mythos Cholesterin" veröffentlicht. Sein Fazit lautete: „Die Fett-und-Cholesterin-Theorie ist zwar nicht wissenschaftlich begründet, aber sie hält sich. Genau genommen könnte sie gar nicht falscher sein, aber sie ist nicht totzukriegen. Egal, was die wissenschaftlichen Studien ergeben, sie lebt weiter, als sei nichts geschehen. Darin gleicht sie einer Hydra – dem Ungeheuer der griechischen Sagenwelt, dem sieben neue Häupter wuchsen, sobald man ihm eines abschlug… Wer dieses Buch liest, wird feststellen, dass Wissenschaftler, die die Fett-und-Cholesterin-Theorie unterstützen und ehrlich sind, mit Scheuklappen durch die Welt gehen – entweder weil sie nicht nachvollziehen können, was sie lesen, oder weil sie ‚anerkannten Kapazitäten' blind glauben. Aber es muss auch einige Wissenschaftler geben, die zwar gemerkt haben, dass die Fett-und-Cholesterin-Theorie nicht stimmen kann, die aber dennoch – aus irgendwelchen Gründen – entschlossen sind, sie am Leben zu erhalten."[12]

Viele von Ihnen würden jetzt logischerweise fragen: „Wieso wissen es die Ärzte nicht besser? Wieso sagt mein Arzt mir, ich solle kein Fett und kein Cholesterin essen, und will mir cholesterinsenkende Medikamente verschreiben?" Dr. Paul J. Rosch bietet eine gute Antwort auf diese Frage: „Die praktischen Ärzte erhalten die meisten ihrer Informationen von den Pharmaunternehmen. Aber verglichen mit ihren Kollegen vor 50 Jahren haben die meisten heutigen Ärzte weder die Zeit noch die Fähigkeit, die wissenschaftliche Literatur kritisch zu bewerten. Nur sehr wenige verstehen etwas von Forschung, genau wie die Generation, bei der sie studierten."[5] Somit wissen und verstehen Ärzte auch nicht mehr von der Herz-Diät-Hypothese als jeder andere Laie, weil sie ihre Informationen aus derselben Quelle beziehen wie die breite Öffentlichkeit: von profitorientierten Unternehmen, die mit dieser Hypothese Milliarden Dollar verdienen.

Um seine Hypothese schmackhafter zu machen, erfand Dr. Ancel Keys den Namen „Mittelmeer-Diät" und behauptete, dies sei die beste Diät für ein gesundes Herz. Und so beschrieb er die Mittelmeer-Diät: „Das, was wir heute als Mittelmeer-Diät bezeichnen, ist im Kern überwiegend vegetarisch… Pasta in vielen Formen, mit Öl beträufeltes Blattgemüse, alle der Saison entsprechenden Gemüsearten, dazu häufig Käse und zum Abschluss Früchte und nicht selten ein Glas Wein."[12] Jeder, der schon einmal ein Mittelmeerland besucht hat, wird Ihnen sagen, dass die dortige Ernährungsweise der von Dr. Keys beschriebenen in nichts gleicht. Ob Sie in Spanien, Frankreich, Italien, Kroatien, Griechenland, Zypern, Nordafrika oder irgendeinem anderen Land am Mittelmeer sind – was Ihnen dort aufgetischt wird, sind große Mengen Fleisch, Fisch, Käse, Eier und Butter, und nichts davon ist fettarm. Wenn Sie den Leuten dort sagen, sie seien Vegetarier, werden sie sich wahrscheinlich totlachen.

Es ist ebenfalls ein Mythos, dass die Menschen in den mediterranen Ländern nicht an der Koronaren Herzkrankheit leiden: Es bestehen große Unterschiede zwischen den einzelnen Ländern und innerhalb jedes Landes selbst, unabhängig davon, wie viel Fett konsumiert wird.[69]

Wie sieht wissenschaftliche Forschung eigentlich aus?

Es gibt international anerkannte Regeln zur Durchführung glaubhafter wissenschaftlicher Studien.

Dr. Uffe Ravnskov erläutert: „… dass eine wissenschaftliche Hypothese, wenn sie begründet sein soll, mit *allen* Beobachtungen in Einklang zu bringen sein muss. Die Bestätigung einer Hypothese läuft nicht ab wie ein Sportwettkampf, bei dem die Mannschaft mit den meisten Punkten das Spiel gewinnt. Eine einzige Beobachtung, die nicht mit der Hypothese übereinstimmt, genügt, um sie zu widerlegen. Die Last der Beweisführung liegt auf Seiten der Befürworter. Ihr Gegner muss keine alternative Erklärung entwickeln; seine Aufgabe ist es lediglich, die Schwachstelle in ihrer Hypothese zu finden. Wenn es nur einen Gegenbeweis gibt, einen einzigen eindeutigen wissenschaftlichen Beweis, dann muss die Hypothese verworfen werden… Und eine ganze Reihe von Aspekten der Fett-und-Cholesterin-Theorie wurde bereits mehrfach widerlegt."[12]

Schon *eine* Beobachtung genügt, um eine Hypothese zu widerlegen! Wir aber haben Hunderte Studien, die unzählige Beweise dafür liefern, dass die Herz-Diät-Hypothese ein großer Irrtum ist! Die Anhänger der Herz-Diät-Hypothese haben diese Beweise jahrelang unter den Teppich gekehrt. Werfen wir jetzt einmal einen Blick darauf.

1. In Großbritannien ist der Fettverbrauch seit 1910 gleichbleibend, während sich die Anzahl der Herzinfarkte zwischen 1930 und 1970 verzehnfacht hat. Wenn also ein Brite die Koronare Herzkrankheit bekommt, hat das nichts damit zu tun, wie viel Fett er konsumiert.[2,5,8,12,29]
2. Seit dem 2. Weltkrieg essen die Japaner immer mehr tierische Fette, während immer weniger an Herzinfarkt sterben. Darüber hinaus nimmt die Sterblichkeit bei den meisten Krankheiten in Japan ab, seit die Menschen dort mehr tierische Fette konsumieren.[8,17,18]
3. In der Schweiz stieg nach dem 2. Weltkrieg der Konsum an tierischen Fetten um 20 Prozent an, doch die KHK-Sterblichkeit nimmt ständig ab. Man könnte also sagen, dass in der Schweiz der Konsum von mehr Fett gegen die Koronare Herzkrankheit hilft.[12,16]
4. In den USA hat die KHK-Mortalität zwischen 1930 und 1960 um das Zehnfache zugenommen, obwohl die Menschen immer weniger tierische Fette essen. Allein aus diesen Fakten könnte man schlussfolgern, dass die Reduktion von tierischen Fetten in der Nahrung eine Koronare Herzkrankheit verursacht.[11,12,30]
5. In Jugoslawien hat die Anzahl der Herzinfarkte zwischen 1955 und 1965 um das Zehnfache zugenommen, der Fettverbrauch sich aber um 25 Prozent verringert. Daraus könnte man schlussfolgern, dass in Jugoslawien ein geringerer Fettkonsum die Koronare Herzkrankheit verursacht.[12]
6. Die Krieger der indigenen Samburu- und Massai-Stämme in Kenia ernähren sich von Fleisch, Fett, Milch und Blut; sie essen sehr wenig pflanzliche Nahrung. Professor George Mann von der *Vanderbilt University* in Nashville und andere Forscher haben diese Volksstämme viele Jahre lang studiert. Sie fanden heraus, dass sie an keiner der modernen Krankheiten leiden, einschließlich KHK. Ihr Blutcholesterinspiegel war sehr niedrig, obwohl sie sich mit täglich

mit Fett und Cholesterin vollstopften. Wenn dieselben Menschen jedoch nach Nairobi zogen und einen modernen Lebensstil mit fettarmer Ernährung übernahmen, wurden sie, wie alle anderen Menschen auch, anfällig für die Koronare Herzkrankheit. Allein das Beispiel dieser Menschen genügt, um die Herz-Diät-Hypothese zu widerlegen.[3,11,13,14]

7. In Indien haben Studien von Dr. S. L. Malhotra aus Mumbai ergeben, dass die Einwohner von Madras, die sehr wenig Fett und gar kein tierisches Fett essen, siebenmal häufiger und in jüngerem Alter an der Koronaren Herzkrankheit sterben als die Einwohner von Punjab, wo traditionell viel tierisches Fett verzehrt wird. Auch hier scheint tierisches Fett das Herz zu schützen.[11,12,23,30]
8. Es wurden Dutzende Studien in verschiedenen Ländern durchgeführt, um herauszufinden, ob herzkranke Menschen mehr Fett und Cholesterin verzehren. Jede davon zeigt, dass sie genauso viel Fett und Cholesterin zu sich nehmen wie herzgesunde Menschen.[7,9,10,12,15,19] 1998 lagen 30 Studien vor, die eindeutig zeigten, dass der Konsum tierischer Fette nichts mit der Koronaren Herzkrankheit zu tun hat. Dafür entdeckten sie, dass der Konsum von Pflanzenölen und Margarine eng mit dieser Erkrankung verknüpft ist.
9. Studie um Studie hat herausgefunden, dass Menschen mit einem normalen Cholesterinspiegel genauso häufig an der Koronaren Herzkrankheit sterben wie Menschen mit einem hohen Cholesterinspiegel und dass der Blutcholesterinspiegel keine Voraussagen auf einen Herzinfarkt erlaubt.[10,12,15,16,17,21,61]
10. Vielen Studien zeigten ganz klar, dass ein **niedriger** Cholesterinspiegel mit einer höheren Sterblichkeit bei KHK und anderen Krankheiten assoziiert ist.[10,15,18,23,24,27,30,61] Menschen mit niedrigem Cholesterinspiegel sterben somit wahrscheinlich früher.
11. Seit den Anfängen der Herz-Diät-Hypothese hat eine Studie nach der anderen nachgewiesen, dass ein hoher Cholesterinspiegel kein Risikofaktor für Frauen ist.[10,11,12,15,24,31] Hingegen zeigte sich, dass ein **niedriger** Cholesterinspiegel für Frauen gefährlich ist. Forscher in Frankreich haben herausgefunden, dass alte Frauen mit hohem

Cholesterinspiegel am längsten leben und am gesündesten sind, während Frauen mit niedrigem Cholesterinspiegel fünfmal früher sterben.[11,12,27,28,30,62] Die französischen Forscher warnten vor einer Absenkung des Cholesterinspiegels bei Frauen, insbesondere älteren, da Cholesterin sich als gesundheitsschützend erwiesen hat. Frauen sollten also gänzlich aufhören, sich um ihren Cholesterinspiegel zu sorgen. Und doch scheinen sich die Ärzte dessen nicht bewusst zu sein, denn sie verschreiben cholesterinsenkende Medikamente ebenso häufig für Frauen wie für Männer, und das sind in den meisten Fällen ältere Frauen. Nebenbei bemerkt, sind es eher Krebserkrankungen, um die sich die Frauen Sorgen machen sollten, da daran fast doppelt so viele Frauen unter 75 Jahren sterben wie an der Koronaren Herzkrankheit.[12]

12. Ein hoher Cholesterinspiegel bei Männern hatte in vielen Studien keinerlei Bezug zur Koronaren Herzkrankheit.[10,12,15,16,17,18,21,57,61] Tatsächlich zeigt die Mehrzahl der Studien, dass Männer – ebenso wie Frauen – häufiger an Koronarer Herzkrankheit und anderen gesundheitlichen Problemen sterben, wenn sie einen **niedrigen** Cholesterinspiegel haben. Und doch verschreiben die Ärzte eifrig cholesterinsenkende Medikamente für Millionen Männer in der ganzen Welt.
13. In Russland hat sich gezeigt, dass ein niedriger Cholesterinspiegel mit einem gesteigerten Herzerkrankungsrisiko verbunden ist.[12,30,61] Auch hier scheint das Cholesterin das Herz zu schützen.
14. Viele Studien haben gezeigt, dass das Cholesterin in höherem Alter eine Schutzfunktion ausübt: Alte Menschen mit hohem Cholesterinspiegel leben länger als solche mit niedrigem. Für alte Menschen ist es sogar gefährlich, den Cholesterinspiegel zu senken.[12,27,59,60,62]
15. Studien über Studien aus vielen Ländern haben gezeigt, dass es unmöglich ist, den Blutcholesterinspiegel oder die KHK-Sterblichkeit durch eine fett- und cholesterinarme Ernährung zu reduzieren. Wie sich herausstellt, haben tierisches Fett und Cholesterin in unserer Nahrung praktisch keinen Einfluss auf den Blutcholesterinspiegel.[10,11,15,16,17,18,25] Wieso? Weil jedes Organ und jede Zelle des Körpers

Cholesterin produzieren kann. Wenn wir viel Cholesterin essen, produziert der Körper weniger; essen wir weniger, produziert der Körper mehr. Selbstredend möchte die Lebensmittelindustrie diese Tatsache nicht zur Kenntnis nehmen.

16. Mindestens 60 Prozent der Menschen, die einen Herzinfarkt erleiden, haben einen normalen Blutcholesterinspiegel.[11,12,29,30]
17. Kinder, die sich fettarm ernähren, leiden unter Wachstumsproblemen, Gedeihstörungen und Lernschwäche. Im Übrigen fand man bei Kindern keine Verbindung zwischen der Ernährungsweise und dem Blutcholesterinspiegel.[12,22,30,37,38,58,63]
18. Die Bewohner von Frankreich, Deutschland, Österreich und Luxemburg haben hohe Cholesterinspiegel und doch sind die Sterberaten bei KHK in diesen Ländern sehr niedrig.[12,64]
19. Die Vertreter der Herz-Diät-Hypothese verweisen oftmals auf Japan und behaupten, die dortige fettarme Ernährung sei die Ursache der niedrigen Sterblichkeitsrate bei der Koronaren Herzkrankheit. In Japan war es schon immer beschämend, an einer Herzerkrankung zu sterben, weshalb die japanischen Ärzte dies nur selten als Todesursache auf den Totenschein schreiben.[12] Das ist der Grund, weshalb die KHK-Sterblichkeit in Japan gewöhnlich als niedrig gilt. Japaner, die in den Westen auswandern, sterben in der Regel ebenso häufig an der Herzkrankheit wie die dortige Bevölkerung. Übrigens sterben japanische Immigranten, die ihre fettarme Diät beibehalten, zweimal so häufig an Herzinfarkt wie jene, die die im Westen verbreitete fettreiche Diät übernehmen.[12,17,18]
20. Weiträumige klinische Versuche, bei denen die Patienten auf eine fettarme, cholesterinarme, kohlenhydratreiche und vegetarische Diät gesetzt wurden, ergaben ein drastisch erhöhtes Herzerkrankungsrisiko.[16,18,20,23,24] Der Autor einer dieser Studien an der *Harvard Medical School*, Dr. L. Gould, einer der führenden Kardiologen der USA, schlussfolgerte: „Ich empfehle keine kohlenhydratreiche, streng vegetarische Ernährung, da sie ein beträchtliches Risiko eines koronaren Ereignisses nach sich zieht.“[21]

21. Studie um Studie hat klar gezeigt, dass keine Korrelation zwischen dem Blutcholesterinspiegel und dem Ausmaß an Atherosklerose besteht: Menschen mit einem niedrigen Cholesterinspiegel können davon ebenso stark betroffen sein wie solche mit hohem Cholesterinspiegel.[10,12,15,26,27]
22. Die ungeheuer groß angelegte amerikanische MRFIT-Studie hat ergeben, dass Menschen, die weniger tierisches Fett und Cholesterin aßen, einen höheren Blutcholesterinspiegel aufwiesen.[10] Dieser Befund wurde von den Anhängern der Herz-Diät-Hypothese geflissentlich vergessen. Die Erklärung dafür ist, dass, wenn wir weniger Cholesterin zu uns nehmen, unser Körper mehr davon produziert, weil er Cholesterin zum Leben braucht. Der Leiter eines anderen gigantischen Projektes – der *Framingham Heart Study* – zog das Fazit: „In Framingham war es so: Je mehr Fett die Person aß, je mehr Cholesterin sie aß, je mehr Kalorien sie aß, umso niedriger war der Serumcholesterinspiegel… Wir fanden heraus, dass die Menschen, die das meiste Cholesterin, die meisten gesättigten Fettsäuren und die meisten Kalorien aßen, am wenigsten wogen und körperlich am aktivsten waren."[15] Es erwies sich somit, dass der Verzehr von tierischen Fetten und Cholesterin ausschlaggebend war, um fit und aktiv zu bleiben.
23. Ausgehend von der Framingham-Studie fanden viele großangelegte Studien heraus, dass Menschen mit einem **niedrigen** Cholesterinspiegel anfällig für Krebserkrankungen waren.[15] Zahlreiche Studien zeigten, dass bei Menschen, bei denen eine Krebserkrankung diagnostiziert wurde, der Cholesterinspiegel schon zuvor viele Jahre lang tendenziös niedrig war.[10,12,15,30,66,67] Ein niedriger Cholesterinspiegel ist also gefährlich und in den folgenden Kapiteln dieses Buches werden wir sehen warum. Trotzdem redet man der Öffentlichkeit weiterhin ein, Cholesterin sei „böse", ergo: je weniger, desto besser.
24. Die MRFIT-Studie,[10] das *Lipid Research Clinics Programme*[65] und viele andere Studien haben nachgewiesen, dass der Blutcholesterinspiegel mit diätetischen Maßnahmen nicht gesenkt werden kann.

Die einzige Möglichkeit, ihn zu reduzieren, ist die Einnahme von Medikamenten.[10,12,15,19,23,24,28,38,54]

25. Die meisten Studien, bei denen der Blutcholesterinspiegel durch cholesterinsenkende Medikamente, wie Gemfibrozil, Colestipol oder Colestyramin, reduziert wurde, ergaben, dass die Menschen, die diese Medikamente nahmen, trotz des niedrigen Cholesterinspiegels ebenso häufig an der Koronaren Herzkrankheit starben wie jene, die keine Medikamente nahmen.[12,23,28,29,32] Doch bei jenen, die die Medikamente nahmen, wurde über einen drastischen Anstieg an gewaltsamen Todesfällen und Suiziden berichtet. Überdies haben diese Medikamente sehr unangenehme Nebenwirkungen: Bauchschmerzen, Übelkeit, Erbrechen, Sodbrennen, Magengeschwüre, Verstopfung und Durchfall.
26. Ein weiteres erschreckendes Kapitel in der Herz-Diät-Saga ist ein chirurgischer Eingriff, bei dem große Teile des Darms, des Ileums, operativ entfernt werden. Dies ist der Teil unseres Verdauungssystems, der Galle und Cholesterin absorbiert, damit der Körper diese lebensnotwendigen Substanzen wiederverwenden kann. Wird das Ileum entfernt, stürzt der Blutcholesterinspiegel drastisch ab. Auf diese glänzende Idee war 1963 ein Chirurg von der Universität Minnesota, Dr. H. Buchwald, gekommen, der anschließend Hunderte solcher Operationen durchführte. Einige Chirurgen in anderen Ländern taten es ihm gleich. In der Folge kam es zu zahlreichen Nebenwirkungen im Verdauungstrakt und wiederholten Eingriffen, um sie zu korrigieren: Resorptionsstörungen, vermehrte Nierensteinbildung, Gallenblasenbeschwerden, Darmobstruktionen und… ungefähr der gleichen KHK-Mortalität in der operierten Gruppe wie in der Kontrollgruppe. Die Operationen senkten den Cholesterinspiegel, doch die operierten Menschen starben ebenso häufig an der Koronaren Herzkrankheit wie die nicht operierten.[5,12,16,68] Diese Verstümmelung bot somit keinerlei Schutz vor der Koronaren Herzkrankheit.
27. In den späten 1980er Jahren kamen neue cholesterinsenkende Medikamente, Statine genannt, auf den Markt. Zu den am häufigsten

verwendeten gehören Simvastatin, Atorvastatin, Fluvastatin und Pravastatin. Diese Medikamente hemmen die Fähigkeit des Körpers, Cholesterin zu produzieren und senken in der Folge effektiv den Blutcholesterinspiegel. Das Ergebnis ist eine lange Liste an Nebenwirkungen. Statine erhöhen das Risiko einer Krebserkrankung, insbesondere Brustkrebs, bei Tieren und Menschen.[4,5,11,32,38,81] Weitere Nebenwirkungen sind Leberschäden, Nervenschäden, emotionale Reizbarkeit, Abbau kognitiver Fähigkeiten, Gedächtnisverlust und Aggressivität.[37,38,47,48,79,81] Die Einnahme von Statinen in der Schwangerschaft kann zu schwereren Missbildungen beim Neugeborenen führen als der Einfluss von Thalidomid.[35,37,38,79] Diese Medikamente können Nierenversagen hervorrufen, was bereits mehrere hundert Menschen das Leben gekostet und dazu geführt hat, dass eines der Statine, Cerivastatin, vom Markt genommen wurde.[2,38] Muskelschäden können eine ernst zu nehmende Nebenwirkung darstellen, vor allem wenn der Herzmuskel beteiligt ist, woraus sich eine Herzinsuffizienz entwickeln kann.[33,35,38,39] Statine blockieren die Synthese des Coenzyms Q10, das für die Energieerzeugung im Körper essenziell ist. Statine sind die Profitmacher Nummer eins der Pharmaindustrie; in den Industriestaaten sind sie bereits zum am häufigsten verschriebenen Medikament nach den Schmerzmitteln avanciert. Der britische Arzt Dr. Malcolm Kendrick formulierte das so: „Wir laufen schlafwandlerisch in etwas hinein, was zu einem großen medizinischen Desaster werden könnte, denn die statinhaltigen Medikamente werden schon bald freiverkäuflich sein."[38] Gedächtnisverlust ist ein schwerwiegendes Resultat der Statintherapie.[36,37,38,79,81] Es ist durchaus möglich, dass ein beträchtlicher Teil des Gedächtnisverlustes (Demenz), der heute unter unseren älteren Mitmenschen grassiert, der allgegenwärtigen Verordnung von Statinen zuzuschreiben ist. Das menschliche Gehirn ist sehr cholesterinhungrig; es verbraucht etwa 25 Prozent des gesamten Cholesterins im Körper für viele lebenswichtige Aufgaben. Statine entziehen dem Gehirn das Cholesterin, sodass es nicht mehr richtig funktionieren kann.[70,79] Statine werden auch mit der Entwicklung der Parkinson-

Krankheit assoziiert. Dr. Xuemei Huang von der Universität North Carolina, der diese Verbindung untersucht hat, äußerte: „Aufgrund des weitverbreiteten Einsatzes von Statinen könnte uns ein Anstieg an Parkinson-Erkrankungen bevorstehen.“[80]

28. Cholesterin schützt uns vor Infektionen. Menschen mit niedrigem Blutcholesterinspiegel sind anfälliger für Infekte[72,73,76] und wenn sie einen Infekt bekommen, besteht ein höheres Risiko, dass sie daran sterben, als bei Menschen mit hohem Blutcholesterinspiegel.[71,74,75] Als Menschen mit einem niedrigen Cholesterinspiegel und Immunschwäche mit cholesterinreicher Nahrung ernährt wurden, erhöhte sich ihre Fähigkeit, Infektionen zu bekämpfen, erheblich.[75] Vor der Entdeckung der Antibiotika wurde Tuberkulose jahrhundertelang mit einer äußerst cholesterinreichen Mischung aus rohen Eidottern und Rahm behandelt. In Laborstudien stärkt Cholesterin die Immunität, indem es mikrobielle Toxine deaktiviert und verschiedene Bereiche des Immunsystems beim Kampf gegen die Infektion unterstützt.[77,78]

29. Seit Beginn der cholesterinsenkenden Versuche ist eine steigende Anzahl an Todesfällen durch Gewalteinwirkung und Suizid zu verzeichnen. Schon aus Untersuchungen an Tieren und Menschen in der Vergangenheit ist bekannt, dass ein niedriger Blutcholesterinspiegel mit aggressivem Verhalten und Suizid assoziiert wird.[34,47,53,54] Bei Mördern und Gewalttätern, Menschen mit aggressiver und gewalttätiger Persönlichkeit, suizidgefährdeten Menschen und Menschen mit aggressivem Sozialverhalten und geringer Selbstbeherrschung wurde regelmäßig ein niedriger Blutcholesterinspiegel verzeichnet.[12,47,48,53] Oxford-Professor David Horrobin warnte in einer seiner Publikationen: „Die großflächige Reduktion des Cholesterinspiegels in der Bevölkerung könnte zu einer allgemeinen Verschiebung hin zu aggressiveren Verhaltensmustern führen. Diese gestiegene Gewaltbereitschaft würde nur selten direkt in Selbstmord oder Totschlag münden; eher ist mit mehr Aggression am Arbeitsplatz und in der Familie zu rechnen, mit mehr Kindesmisshandlungen, mehr verprügelten Ehefrauen und insgesamt mehr Leid.“[12,47]

30. Die MRFIT-Studie sowie japanische und andere Studien haben ergeben, dass ein niedriger Blutcholesterinspiegel mit einem höheren Risiko an Gehirnblutungen oder Schlaganfällen verbunden ist.[10,12,17,20,23,57] Je älter die Person, umso höher ist das Schlaganfallrisiko, das ein niedriger Blutcholesterinspiegel mit sich bringt, während eindeutig nachgewiesen wurde, dass ein hoher Blutcholesterinspiegel ältere Menschen vor Schlaganfällen, Herzkrankheit, Infektionen und vielen anderen gesundheitlichen Problemen bewahrt.[12,27,59,60,62] Uffe Ravnskov fragt: „Vielleicht sollte man bei älteren Menschen eher sogar eine Erhöhung der Cholesterinwerte anstreben?"[12] Stattdessen ist unser Gesundheitssystem eifrig damit beschäftigt, fast jedem älteren Menschen „Cholesterinpillen" zu verschreiben, um seinen Cholesterinspiegel zu senken.
31. Die Anhänger der Herz-Diät-Hypothese und die öffentlichen Entscheidungsträger wollen uns einreden, dass unsere Kinder vom Alter von zwei Jahren an einem Programm zur Senkung ihres Blutcholesterinspiegels folgen sollten, indem sie natürliche Fette meiden und durch Margarine ersetzen. Die Pharmagiganten arbeiten mit voller Kraft an der Entwicklung von cholesterinsenkenden Medikamenten für Kinder. Diese gefährlichen Richtlinien werden nur „für alle Fälle" herausgegeben, ohne wissenschaftliche Fakten, die sie untermauern könnten.[12,20,21,54,58,63] Wenn man all die Gefahren einer fettarmen Diät und einer Senkung des Blutcholesterinspiegels im Auge behält, erkennt man leicht, dass diese Politik sehr schwerwiegende Folgen für unsere Kinder haben kann: aggressives Verhalten, Lernschwierigkeiten, Gedächtnisschwäche, schlechte körperliche Gesundheit in Kombination mit dem Risiko einer zukünftigen Erkrankung an Krebs, Koronarer Herzkrankheit, Schlaganfall und Unfruchtbarkeit.
32. Als die Verfechter der Herz-Diät-Hypothese der Welt weismachen wollten, sie sollte keine tierischen Fette essen, mussten sie diese mit etwas anderem ersetzen. Sie empfahlen daraufhin Pflanzenöle, wie etwa Maisöl, Sojaöl, Rapsöl, Erdnussöl oder Sonnenblumenöl, sowie die Plattenfette, die aus diesen Ölen hergestellt werden: Margarine und ungehärtete Pflanzenfette. Als die Natur uns Menschen

erschuf, stellte sie uns alle Nahrungsmittel zur Verfügung, die unserer Physiologie entsprechen. Wir müssen sie nur in der Form zu uns nehmen, in der die Natur sie produziert. Samen, Kerne, Nüsse und andere pflanzliche Produkte enthalten mehrfach ungesättigte Fettsäuren, die sehr instabil sind; sie werden leicht durch Hitze, Licht, Sauerstoff und andere Faktoren beeinträchtigt. Wenn wir Samen und Kerne in ihrer natürlichen Form kauen, nehmen wir die Öle in ihrem natürlichen Zustand auf, unverfälscht und in kleinen Mengen. Beim gewerbsmäßigen Auspressen dieser Öle aus den Pflanzen kommen Lösungsmittel und sehr hohe Temperaturen zum Einsatz, die die chemische Struktur der Öle beschädigen. Unsere Physiologie ist in der Geschichte der Menschheit noch nie solchen Mengen an chemisch veränderten Pflanzenölen ausgesetzt gewesen wie in den letzten Jahrzehnten dank der Herz-Diät-Hypothese. Unsere Körper sind nicht dafür ausgestattet, diese Art Fette zu verdauen. Mittlerweile verfügen wir über reichlich solide wissenschaftliche Beweise, dass diese chemisch veränderten Fette Krebs, Herzkrankheit, Diabetes, Nervenschäden, Immunanomalien und andere gesundheitliche Probleme verursachen.[40,43,44,45,46] Um Pflanzenöle zu fester Margarine zu verarbeiten, müssen sie gehärtet werden, wobei eine neue Fettart entsteht, die sogar noch gesundheitsgefährdender ist. Diese Öle und Margarinen werden inzwischen seit Jahrzehnten von der Lebensmittelindustrie kräftig als „gesunder" Ersatz für natürliche Butter und tierische Fette beworben. Und doch hat seit Beginn dieser Werbekampagne eine Studie nach der anderen gezeigt, dass diese Öle und Margarinen gefährlich sind. Zuerst entdeckte man, dass die Öle unsere weißen Blutkörperchen schädigen und uns damit anfälliger für Infektionen, Entzündungen und Krebs machen.[43,44,46] Pflanzenöle und Margarine beschleunigen den Alterungsprozess.[42,43] Tiere, an die diese Öle verfüttert werden, entwickeln Hirnschäden, Hodenanomalien und Unfruchtbarkeit.[40,45] Wenn frühgeborene Kinder nach einer Rezeptur ernährt werden, die reich an solchen Fetten ist, entwickeln sie Anämie, Ödeme, Schäden an den Blutkörperchen und einen Vitamin-E-Mangel.[40,41,43]

Eine Gruppe dieser chemisch veränderten Fette, die Transfette, erhält derzeit besondere Aufmerksamkeit.[42,43,46,49,50,51,52] Sie hemmen die Funktion der normalen Fettsäuren im Körper, indem sie in eine Vielzahl normaler Prozesse in unseren Zellen eingreifen. Wie sich herausstellte, haben Transfette eine schädigende Wirkung auf Herz-Kreislauf-System, Immunsystem, Fortpflanzungssystem, Energiestoffwechsel, Fett- und Fettsäurestoffwechsel, Leberfunktion und Zellmembranen.[46,49,50,52] Sie können Koronare Herzkrankheit, Krebs, Autoimmunerkrankungen und Unfruchtbarkeit bei Männern und Frauen verursachen und störend auf die Schwangerschaft einwirken.[82] Eine Schwangere, die Transfette konsumiert, gibt sie an den Fetus weiter. Man hat herausgefunden, dass diese Kinder mit höherer Wahrscheinlichkeit zu früh geboren werden, ein zu geringes Geburtsgewicht aufweisen und eine hohe Konzentration an Transfetten im Blut.[49,82] Es ist möglich, dass der weit verbreitete Konsum von Pflanzenölen zum Teil für die Zunahme an Frühgeburten verantwortlich ist.

Die Vertreter der Herz-Diät-Hypothese haben Pflanzenöle angepriesen, um das Cholesterin zu reduzieren. Wie überrascht müssen sie gewesen sein, als eine Studie nach der anderen herausfand, dass diese Öle den Blutcholesterinspiegel erhöhen und nicht senken.[46,47,50,52] In den Versuchen verursachten sie zudem Atherosklerose.[53,55,56] Ungeachtet all dieser Daten werden Pflanzenöle und Margarine immer noch als „gesund und herzschützend" beworben. Alle industriell verarbeiteten Lebensmittel, die mit diesen Ölen und Margarinen hergestellt werden, wie Backwaren und gebratene Produkte, Kartoffelchips, Knabbergebäck, Kekse, Kuchen, Fertigmahlzeiten, Saucen und Würzmittel, versorgen unseren Körper mit Unmengen an chemisch verunstalteten Fetten. Man schätzt, dass ein durchschnittlicher Erwachsener in den Industriestaaten heute 20–60 Gramm Transfette täglich konsumiert.[12,46,51,52,82] Nimmt es da noch wunder, dass die Bevölkerung dieser Staaten geradezu seuchenartig an all den mit diesen Fetten assoziierten Krankheiten leidet? Doch es gibt auch Pflanzenöle, die gut für uns sind. *Kaltgepresstes* Olivenöl, das nach bewährten traditionellen Rezepturen hergestellt wurde, gehört dazu. Es hat eine Fülle gesundheitsfördernder Eigenschaften, solange es nicht erhitzt wird. Garen mit Olivenöl ist daher keine gute Idee, weil die Hitze viele Vitamine, Antioxidanzien und andere Nährstoffe zerstört und einige ungesättigte Fettsäuren in schädliche Transfette umwandelt. Neben dem Olivenöl haben wir noch viele andere kalt gepresste Pflanzenöle auf dem Markt: Leinöl, Avocadoöl, Hanföl, Nachtkerzenöl und Walnussöl sowie Mischungen verschiedener Öle. All diese Öle enthalten sehr instabile ungesättigte Fettsäuren, die mit großer Sorgfalt behandelt werden müssen, damit sie sich nicht in schädliche Transfette und andere chemisch veränderte Fette verwandeln.[82] Sie müssen unter strengen Bedingungen kalt gepresst, die ganze Zeit gekühlt und vor Licht, Hitze und Sauerstoff geschützt werden. Ganz klar, dass sie deshalb nie zum Garen verwendet werden dürfen. Solange all diese Bedingungen eingehalten werden, erweisen sich diese Öle in kleinen Mengen als gesundheitsfördernde Nahrungsergänzungen. Leider werden diese guten Öle von der Mehrzahl der Menschen in den Industriestaaten nicht konsumiert. Die Mehrheit stopft sich den Bauch mit gefährlichen Margarinen, Pflanzenölen und Speiseölen voll, ohne zu ahnen, was sie ihrer Gesundheit damit antut.

Angesichts all dieser Beweise würde doch jeder vernunftbegabte Mensch fragen: „Wie um alles in der Welt konnten die Wissenschaftler weltweit die Herz-Diät-Hypothese anerkennen? Und nicht nur anerkennen, sondern sie auch über Jahrzehnte hinweg propagieren?"

Als Antwort auf diese Frage möchte ich Dr. Uffe Ravnskov zitieren: „Einer meiner Einwände gegen die Fett-und-Cholesterin-Theorie ist die einseitige Wahrnehmung der Datenlage durch ihre Befürworter. Sie akzeptieren nur Studien, die ihre Hypothese untermauern – oder von denen sie, nicht immer zu Recht, behaupten, dass sie das tun –, und ignorieren diejenigen, die ihrer Hypothese widersprechen… Das geschieht leider nur allzu oft: Forscher erhalten ein Ergebnis, das im Widerspruch zur Cholesterin-Hypothese steht, und formulieren nichtsdestotrotz Schlussfolgerungen, nach denen ihre Befunde mit der Hypothese übereinstimmen. Diese irreführenden Schlussfolgerungen stehen meistens in der Zusammenfassung, die oft genug das Einzige ist, was Ärzte und Forscher von einer wissenschaftlichen Arbeit lesen. Um einen Widerspruch zwischen Ergebnissen und Schlussfolgerungen zu bemerken, muss man den ganzen Artikel lesen und die Tabellen mit Argusaugen studieren."[12]

Dies ist die Geschichte der Herz-Diät-Hypothese: Sie begann ihren Siegeszug als Wissenschaftsbetrug und als solche setzt sie ihn immer noch fort. Da Ärzte und politische Entscheidungsträger keine Zeit haben oder nicht kompetent genug sind, um wissenschaftliche Publikationen selbst auszuwerten, verlassen sie sich auf die Zusammenfassungen, die sich am Ende als unwahr erweisen. Die medizinischen, politischen und wissenschaftlichen Establishments haben schon lange einen Bund fürs Leben mit der Herz-Diät-Hypothese geschlossen. Zuzugeben, dass sie unrecht hatten, würde ihren Ruf zu sehr beschädigen, deshalb tun sie es nicht. Derweil gewähren sie einvernehmlich den privatwirtschaftlichen Unternehmen jede Freiheit, die Herz-Diät-Hypothese zu ihrem Vorteil auszunutzen. Ihre unermüdliche Propaganda in den Massenmedien sichert dieser durch und durch diskreditierten Idee ein langes Leben, was der Gesundheit der Menschen in der ganzen Welt unermesslichen Schaden zufügt.

Doch seien wir optimistisch! Die Geschichte der Menschheit ist durchsetzt von den verschiedensten fehlerhaften Theorien und Hypothesen, die von den besten Gelehrten ihrer Zeit aufgestellt wurden. Im Durchschnitt brauchen die Menschen 50 bis 60 Jahre, um den Fehler zu finden und zu korrigieren. Ich hege keinen Zweifel daran, dass die Herz-Diät-Hypothese in den nächsten Jahrzehnten abqualifiziert und als einer dieser Fehler verlacht werden wird!

2 Cholesterin: Freund oder Feind?

Die Kunst der Medizin besteht darin,
den Patienten so lange bei Stimmung zu halten,
bis die Natur die Krankheit geheilt hat.
Voltaire

In unserer modernen Welt ist Cholesterin fast schon zu einem Schimpfwort geworden. Dank der Förderer der Herz-Diät-Hypothese „weiß" inzwischen jeder, dass Cholesterin „böse" ist und auf Schritt und Tritt bekämpft werden muss. Wenn man den Medien glaubt, scheint es einfach keinen Cholesterinspiegel zu geben, der niedrig genug ist. Wenn Sie ein gewisses Alter überschritten haben, werden sie höchstwahrscheinlich auf Ihren Blutcholesterinspiegel getestet. Übersteigt er 7–8 mmol/l (270 mg/100 ml), können Sie davon ausgehen, dass der Arzt Ihnen „Cholesterinpillen" verschreibt. Millionen Menschen in der ganzen Welt nehmen diese Pillen ein in dem Glauben, ihrer Gesundheit damit etwas Gutes zu tun. Sie wissen nicht, wie weit sie damit von der Wahrheit entfernt sind.

Die Wahrheit ist, dass wir Menschen ohne Cholesterin nicht leben können. Und warum?

Unser Körper besteht aus Milliarden Zellen. Fast jede Zelle produziert unser Leben lang unermüdlich Cholesterin. Wieso? Weil Cholesterin Teil der Struktur jeder Zelle jedes Organs ist.[1,2,3] Cholesterin ist ein integraler und sehr wichtiger Bestandteil unserer Zellmembranen – der Membranen, die die Zellwände und die Wände aller Organellen innerhalb der Zelle bilden. Was tut das Cholesterin dort? Mehrere Dinge.

An erster Stelle verleihen alle gesättigten Fettsäuren und das Cholesterin den Zellwänden ihre Festigkeit – ohne sie würde die Zelle erschlaffen und ihre Form verlieren.[4] Wenn wir kein Cholesterin und gesättigte Fettsäuren in unseren Zellwänden hätten, würden wir aussehen wie riesige Würmer oder Schnecken. Und wir reden hier nicht von ein paar vereinzelten Molekülen. Bei vielen Zellen besteht fast die Hälfte der Zellwand aus Cholesterin.[2,5] Je nach Funktion und Zweck benötigen verschiedene Arten von Zellen unterschiedliche Mengen an Cholesterin. Gehört die Zelle zu einer Schutzbarriere, wird sie viel Cholesterin enthalten, um kräftig, stabil und widerstandsfähig gegen Eindringlinge zu bleiben. Muss eine Zelle oder eine Organelle innerhalb der Zelle weich und verformbar bleiben, wird sie weniger Cholesterin in ihren Wänden haben.[2,4]

Die Fähigkeit des Cholesterins und der gesättigten Fettsäuren, das Körpergewebe zu stärken und zu festigen, wird von unseren Blutgefäßen genutzt, vor allem jenen, die dem hohen Druck und den Turbulenzen des Kreislaufs widerstehen müssen. Das sind gewöhnlich große oder mittelgroße Arterien an Stellen, wo sie sich teilen oder biegen.[6,7] Das Blut, das durch diese Arterien pulsiert, zwingt sie, Schichten von Cholesterin und gesättigten Fettsäuren in die Gefäßwand einzulagern, um stärker, zäher und unnachgiebiger zu werden. Diese Cholesterin- und Fettschichten werden auch als *Fatty Streaks* („Fettstreifen“) bezeichnet. Sie sind völlig normal und bilden sich in jedem von uns von Geburt an und zuweilen auch schon vor der Geburt.[8] Bei alten und jungen Menschen, einschließlich Kindern, verschiedener indigener Völker in der ganzen Welt, die nie herzkrank werden, wurden große Mengen an *Fatty Streaks* in den Blutgefäßen gefunden.[7] *Fatty Streaks* sind keine Anzeichen der Krankheit, die wir Atherosklerose nennen und über die wir im nächsten Kapitel sprechen werden.[6,7,8]

Alle Zellen in unserem Körper müssen miteinander kommunizieren. Wie tun sie das? Sie benutzen dazu Proteine, die in die Zellwand eingebettet sind.[1,3] Wie sind diese Proteine in der Zellwand befestigt? Mithilfe von Cholesterin und gesättigten Fettsäuren! Cholesterin und feste gesättigte Fettsäuren bilden so genannte *Lipid Rafts* („Lipidflöße“), die kleine Nester in der Membran für jedes Protein bauen und es ihm ermöglichen, seine Funktionen auszuüben.[1,2,4,9] Ohne Cholesterin und gesättigte Fettsäuren wären unsere Zellen nicht in der Lage, miteinander zu kommunizieren oder Moleküle in die Zellen hinein und aus den Zellen heraus zu transportieren. In der Folge wäre unser Körper nicht in der Lage, so zu funktionieren, wie er es tut.

Das menschliche Gehirn ist besonders reich an Cholesterin: 8–22 Prozent des Trockengewichts verschiedener Teile des menschlichen Gehirns bestehen aus Cholesterin,[64] und zirka 25 Prozent des gesamten Cholesterins im Körper werden vom Gehirn aufgenommen.[10,11,14] Jede Zelle und jede Struktur im Gehirn und im Rest unseres Nervensystems braucht Cholesterin und zwar nicht nur für ihren Aufbau, sondern auch zur Ausführung ihrer vielfältigen Funktionen. Gehirn und Augen des Fetus, die noch in der Entwicklung begriffen sind, benötigen große Mengen Cholesterin.[13,14] Erhält der Fetus in der Entwicklungsphase nicht genügend Cholesterin, kann das Kind mit einer angeborenen Fehlbildung zur Welt kommen, die als Zyklopie bezeichnet wird.[12] Menschliche Muttermilch enthält viel Cholesterin (ca. 31 mg/100 ml in der Vormilch und 3–19 mg/100 ml in der Muttermilch).[4,34,35] Und nicht nur das – die Muttermilch enthält auch ein spezielles Enzym, das es dem Verdauungstrakt des Säuglings ermöglicht, fast 100 Prozent dieses Cholesterins aufzunehmen, weil Gehirn und Augen in der Entwicklungsphase große Mengen davon brauchen.[4,12,13,34,35] Erhält ein Kind in der Säuglingszeit nicht genug Cholesterin, können sich eine Sehschwäche und eine Funktionsschwäche des Gehirns einstellen.[14] Die Hersteller von Säuglingsfertignahrung sind sich dessen bewusst und produzieren infolge des Anti-Cholesterin-Dogmas trotzdem Fertignahrung, die praktisch kein Cholesterin enthält.

Einer der am reichlichsten vorhandenen Stoffe im Gehirn und im Rest des Nervensystems ist eine fetthaltige Substanz namens Myelin.[3,4,5] Myelin umhüllt jede Nervenzelle und jede Nervenfaser wie eine Isolierhülle ein Stromkabel. Es isoliert sie, aber es führt jeder noch so winzigen Struktur im Gehirn und im Rest des Nervensystems auch Nahrung zu und schützt sie. Menschen, die ihr Myelin verlieren, erkranken an Multipler Sklerose. Nun, und rund 20 Prozent des Trockengewichts von Myelin bestehen aus Cholesterin.[4,11,64] Wer in die Fähigkeit des Körpers eingreift, Cholesterin zu produzieren, gefährdet die gesamte Struktur von Gehirn und Nervensystem. Die Synthese von Myelin im Gehirn ist eng an die Synthese von Cholesterin geknüpft.[10,11] Nach meiner klinischen Erfahrung sind Lebensmittel mit hohem Gehalt an Cholesterin und tierischen Fetten eine grundlegende Arznei für Menschen mit Multipler Sklerose oder anderen Störungen des Nervensystems.

Eine der wunderbarsten Fähigkeiten, mit denen wir Menschen ausgestattet sind, ist die Fähigkeit, uns zu erinnern – das menschliche Gedächtnis. Wie entstehen Erinnerungen? Durch unsere Gehirnzellen, die miteinander Verbindungen eingehen, Synapsen genannt.[3] Je mehr gesunde Synapsen das Gehirn bilden kann, umso stärker geistig begabt und intelligenter ist die Person. Die Forscher haben herausgefunden, dass die Synapsenbildung fast vollständig vom Cholesterin abhängig ist, das von den Gehirnzellen in Form von „Apolipoprotein E" produziert wird.[11,15] Ohne diesen Faktor können wir keine Synapsen ausbilden und damit nicht lernen oder uns erinnern. Gedächtnisverlust ist eine Nebenwirkung cholesterinsenkender Medikamente.[6,16] In meiner Praxis begegnen mir immer mehr Menschen mit Gedächtnisverlust, die „Cholesterinpillen" genommen haben. Dr. Duane Graveline, einem ehemaligen NASA-Wissenschaftler und Astronauten, war genau das passiert. Es gelang ihm, sein Gedächtnis zu retten, als er die Pillen absetzte und viel cholesterinreiche Nahrung aß. Seine Erfahrungen hat er in seinem Buch „Lipitor, Thief of Memory" beschrieben.[16] In wissenschaftlichen Versuchen hat sich herausgestellt, dass das Cholesterin in frischen Eiern und anderen cholesterinreichen Nahrungsmitteln das Gedächtnis älterer Menschen verbessert.[4,6] Nach meiner klinischen Erfahrung braucht jeder Mensch, der an Gedächtnisverlust oder Lernschwierigkeiten leidet, täglich reichlich solcher Lebensmittel, um zu genesen.

Schauen wir einmal, welche Lebensmittel reich an Cholesterin sind.[3,4,5,17,18]

1. Wie das menschliche Gehirn ist auch das Gehirn der Tiere reich an Cholesterin. Tierische Gehirne sind die cholesterinreichste Nahrungsquelle; sie liefern von 3100 mg (pro 100 g eines Rinderhirns)

bis zu 1352 mg (pro 100 g eines Lammhirns) Cholesterin. [4,5,17] In traditionellen Kulturen galt das Gehirn von Tieren als sehr gesunde Delikatesse.

2. Innere Organe sind reich an Cholesterin. Eine Kalbsniere kann 791 mg pro 100 g enthalten, und 100 g Hühnerleber liefern 563 mg. Auch andere Organe enthalten ausreichend Cholesterin: Leber und Nieren anderer Tiere, Herz, Zunge, Kaldaunen, Pankreas, Gänsestopfleber und Innereien. [4,5,17] Innere Organe galten in den traditionellen Kulturen der ganzen Welt schon immer als gesunde und heilige Nahrungsmittel.
3. Kaviar (Fischrogen) folgt an nächster Stelle. Er liefert 588 mg Cholesterin pro 100 g.[5,18]
4. Gleich danach kommt Dorschleber mit 570 mg Cholesterin pro 100 g. Es besteht kein Zweifel, dass der Cholesteringehalt des Dorschleberöls eine wichtige Rolle bei allen bekannten gesundheitlichen Vorzügen dieser althergebrachten Gesundheitskost spielt.[7]
5. Frisches Eigelb belegt den nächsten Platz mit 424 mg Cholesterin pro 100 g. Ich wiederhole: frisches Eigelb, kein chemisch verunstaltetes Eipulver (das enthält chemisch verändertes Cholesterin)! [4,17]
6. Butter liefert gut 218 mg Cholesterin pro 100 g. Wir sprechen von natürlicher Butter, nicht von Butterersatz.[4,17]
7. Kaltwasserfische und Meeresfrüchte, wie Lachs, Sardine, Hering, Makrele oder Garnele, enthalten reichlich Cholesterin, zwischen 173 und 81 mg pro 100 g. Die Verfechter cholesterinarmer Ernährung sagen, man solle Fleisch durch Fisch ersetzen. Ihnen ist offensichtlich nicht klar, dass Fisch fast doppelt so cholesterinreich sein kann wie Fleisch.[17,18]
8. Schweineschmalz enthält 94 mg Cholesterin pro 100 g, gefolgt vom Fett anderer Tiere.[4,18]

Diese Nahrungsmittel nehmen dem Körper einen Teil der Cholesterinzufuhr ab, sodass er selbst nicht mehr so viel produzieren muss. Was viele Menschen nicht wissen, ist, dass das meiste Cholesterin im Körper gar nicht aus der Nahrung stammt! Der Körper produziert bei Bedarf selbst welches.[3,5] Wissenschaftliche Studien haben eindeutig nachgewiesen, dass das Cholesterin aus der Nahrung praktisch keinen Einfluss auf den Blutcholesterinspiegel hat.[6] Wieso das? Weil Cholesterin ein so essenzieller Bestandteil der menschlichen Physiologie ist, dass der Körper sehr effiziente Mechanismen ausgebildet hat, mit denen er den Blutcholesterinspiegel auf einem gewissen Level zu halten vermag. Je mehr Cholesterin wir essen, umso weniger produziert der Körper; je weniger wir essen, umso mehr produziert er.[2,4,6] Als Rohstoff zur Herstellung von Cholesterin kann er Kohlenhydrate, Proteine und Fette nutzen, was bedeutet, dass auch Nudeln und Brot zur Cholesterinproduktion im Körper verhelfen können.[5] Laut Schätzungen werden bei einem durchschnittlichen Menschen etwa 85 Prozent des Blutcholesterins vom Körper produziert und nur 15 Prozent stammen aus der Nahrung.[6,27] Selbst wenn Sie sich peinlich genau an eine cholesterinfreie Diät halten, werden Sie also immer noch viel Cholesterin im Körper haben. Cholesterinsenkende Medikamente jedoch sind eine ganz andere Sache! Sie hindern den Körper an der Cholesterinproduktion und senken damit tatsächlich die verfügbare Menge an Cholesterin im Körper.[6,16,19]

Wenn wir keine cholesterinsenkenden Medikamente einnehmen, brauchen sich die meisten von uns um ihren Cholesterinspiegel keine Sorgen zu machen.[31,32] Doch es gibt Menschen, deren Körper aus verschiedenen Gründen nicht in der Lage ist, genügend Cholesterin zu produzieren.[6,20,22,30,33] Diese Menschen neigen zu emotionaler Labilität und Verhaltensstörungen.[21,22] Ein niedriger Blutcholesterinspiegel wurde regelmäßig bei Kriminellen festgestellt, die Morde oder andere Gewalttaten begangen hatten, bei Menschen mit aggressiver und gewaltbereiter Persönlichkeit, bei Menschen mit Suizidneigung und Menschen mit aggressivem Sozialverhalten und geringer Selbstkontrolle.[21,22,23] In diesem Kapitel möchte ich die Warnung des Oxford-Professors David Horrobin wiederholen: „Die großflächige Reduktion des Cholesterinspiegels in der Bevölkerung könnte zu einer allgemeinen Verschiebung hin zu aggressiveren Verhaltensmustern führen. Diese gestiegene Gewaltbereitschaft würde nur selten direkt in Selbstmord oder Totschlag münden; eher ist mit mehr Aggression am Arbeitsplatz und in der Familie zu rechnen, mit mehr Kindesmisshandlungen, mehr verprügelten Ehefrauen und insgesamt mehr Leid."[20] Menschen, deren Körper nicht genügend Cholesterin produzieren kann, müssen viele cholesterinreiche Lebensmittel essen, um ihre Organe mit dieser lebenswichtigen Substanz zu versorgen.

Wofür braucht unser Körper all das Cholesterin sonst noch?

Die Organe, die nach dem Gehirn am meisten Cholesterin brauchen, sind unsere Hormondrüsen: die Nebennieren und die Sexualdrüsen.[3,4,5,10] Sie produzieren Steroidhormone. Steroidhormone werden im Körper aus Cholesterin hergestellt: Testosteron, Progesteron, Pregnenolon, Androsteron, Estron, Estradiol, Corticosteron, Aldosteron und andere.[4,6,10] Diese Hormone üben eine Vielzahl von Funktionen im Körper aus, von der Regulation des Stoffwechsels, der Energieproduktion, der Assimilation von Mineralstoffen und dem Aufbau von Gehirn, Muskeln und Knochen bis hin zur Steuerung des Verhaltens, der Emotionen und der Fortpflanzung. Unser stressreicher moderner Lebensstil verbraucht eine Menge dieser Hormone, was zu einer Kondition führt, die als „Nebennieren-Erschöpfung" oder „Nebennierenschwäche" (*Adrenal Fatigue*) bezeichnet wird. Diese Kondition wird von vielen Naturheilern und Heilpraktikern diagnostiziert. Gegen die Nebennierenschwäche sind etliche pflanzliche Präparate erhältlich. Die wichtigste therapeutische Maßnahme jedoch besteht darin, den Nebennieren ausreichend Cholesterin aus der Nahrung zuzuführen.

Ohne Cholesterin wären wir nicht in der Lage, Kinder zu bekommen, da jedes Sexualhormon im Körper aus Cholesterin hergestellt wird.[24,25,26,30] Ein beachtlicher Anteil der epidemisch um sich greifenden Unfruchtbarkeitsprobleme kann der Herz-Diät-Hypothese angelastet werden. Je eifriger wir den Kampf gegen tierische Fette und Cholesterin betreiben, umso häufiger bekommen wir es mit sexuellen Entwicklungsstörungen, Fruchtbarkeits- und Fortpflanzungsproblemen zu tun.[26,27] Ein hoher Prozentsatz an Männern und Frauen in den Industriestaaten ist unfruchtbar und immer mehr Jugendliche wachsen mit Anomalien ihrer Sexualhormone auf. Diese Anomalien führen zu vielen körperlichen Beschwerden, zu abnormem Sexualverhalten und Sexualstraftaten. Jüngste Forschungen haben „entdeckt“, dass der Genuss von Vollmilchprodukten Unfruchtbarkeit bei Frauen heilt.[26] Die Wissenschaftler fanden heraus, dass Frauen, die Vollmilch trinken und fettreiche Milchprodukte essen, fruchtbarer sind als jene, die sich an fettarme Produkte halten. Dr. Jorge Chavarro von der *Harvard School of Public Health*, der die in „Human Reproduction“ veröffentlichte Studie leitete, betonte: „Frauen, die schwanger werden wollen, sollten ihre Ernährung überprüfen. Sie sollten einen Wechsel von fettarmen zu fettreichen Milchprodukten in Erwägung ziehen, indem sie zum Beispiel Magermilch durch Vollmilch ersetzen und statt fettarmen Joghurts Rahm essen.“[26]

Eines der emsigsten Organe im Hinblick auf die Cholesterinproduktion im Körper ist die Leber. Sie reguliert den Blutcholesterinspiegel.[3,4,10] Davon abgesehen, verbraucht sie viel Cholesterin für die Produktion der Gallenflüssigkeit. Ja, Cholesterin ist einer der wichtigsten Bestandteile der Galle.[3] Ohne Galle könnten wir nicht verdauen oder Fette und fettlösliche Vitamine aufnehmen. Galle emulgiert Fette, das heißt, sie vermischt sie mit Wasser, damit die Verdauungsenzyme sie aufspalten können. Sobald sie ihre Aufgabe erfüllt hat, wird die Galle vom Verdauungssystem reabsorbiert und zur Wiederaufbereitung in die Leber zurückgeleitet. In der Tat werden 95 Prozent unseres Gallensaftes wiederaufbereitet, da seine Bausteine, zu denen auch Cholesterin gehört, für den Körper viel zu wertvoll sind, um sie zu verschwenden.[3,4,6] Die Natur tut nichts ohne guten Grund. Allein dieses Beispiel der sorgfältigen Wiederaufbereitung des Cholesterins sollte uns eine Vorstellung von seiner Bedeutung für den Körper geben!

Galle wird zur Resorption von fettlöslichen Vitaminen benötigt: Vitamin A, Vitamin D, Vitamin K und Vitamin E.[27,28] Ohne diese Vitamine können wir nicht leben. Abgesehen davon, dass es für die richtige Aufnahme und Verdauung der fettlöslichen Vitamine sorgt, ist Cholesterin auch der größte Baustein eines dieser Vitamine, nämlich des Vitamins D.[5,29] Vitamin D wird in unserer Haut aus Cholesterin hergestellt, wenn sie dem Sonnenlicht ausgesetzt ist. In den Jahreszeiten mit wenig Sonnenlicht bekommen wir dieses Vitamin aus cholesterinreichen Nahrungsmitteln: inneren Organen, Dorschleberöl, Fisch, Meeresfrüchten, Butter, Speck, Schweineschmalz und Eiern. Unsere heutige unangebrachte Angst vor der Sonne und unser Verzicht auf cholesterinreiche Nahrungsmittel haben in den Industriestaaten zu einem epidemieartigen Mangel an Vitamin D geführt.[39,40]

Was bedeutet ein Vitamin-D-Mangel für unseren Körper?

Eine lange Liste an Leiden: [29,36,37,38]

- Diabetes, da Vitamin D wichtig für die Blutzuckerkontrolle ist
- Koronare Herzkrankheit
- psychische Erkrankungen
- Autoimmunerkrankungen, wie rheumatoide Arthritis, Lupus erythematodes, chronisch-entzündliche Darmerkrankungen, Multiple Sklerose und andere
- Adipositas
- Arthrose und Osteoporose
- Rachitis und Osteomalazie
- Muskelschwäche und mangelhafte neuromuskuläre Koordination
- hoher Blutdruck
- Krebs
- chronische Schmerzen
- Immunschwäche und Anfälligkeit für Infektionen
- Hyperparathyreoidismus, der sich als Osteoporose, Nierensteine, Depression, Schmerzen, chronische Müdigkeit, Muskelschwäche und Verdauungsstörungen manifestiert

Leider gibt es außer Sonnenlicht und cholesterinreicher Nahrung keine andere Möglichkeit, zu Vitamin D zu kommen.[29,30,31,32,39,40] Natürlich gibt es Nahrungsergänzungsmittel, doch die meisten davon enthalten synthetisches Vitamin D, und das ist nicht dasselbe wie natürliches. Es wirkt nicht so effektiv und wird leicht überdosiert.[29,39] In der Tat waren fast alle bekannten Vitamin-D-Vergiftungen auf synthetisches Vitamin

D zurückzuführen. Es ist nicht möglich, sich mit natürlichem Vitamin D aus dem Sonnenlicht oder cholesterinreicher Nahrung zu vergiften, weil der Körper weiß, wie er mit Überschüssen umgehen muss. Wie er mit einem Überschuss an synthetischem Vitamin D umgehen muss, weiß er hingegen nicht.

Vitamin D muss mit einem anderen fettlöslichen Vitamin zusammenarbeiten: Vitamin A.[4,29,39] Deshalb sind Nahrungsmittel, die reich an dem einen sind, auch immer reich an dem anderen. So nehmen wir zum Beispiel durch den Verzehr innerer Organe, von Butter und Eiern, beide Vitamine gleichzeitig auf.

Wenn wir älter werden, kann sich unsere Fähigkeit, Vitamin D in der Haut unter Sonneneinstrahlung zu produzieren, verringern.[29] Deshalb ist es für ältere Menschen besonders wichtig, sich Vitamin-D-reich zu ernähren. Für den Rest von uns sind vernünftige Sonnenbäder eine wunderbare, gesunde und angenehme Möglichkeit, uns reichlich mit Vitamin D zu versorgen. Der Hautkrebs, für den die Sonneneinstrahlung verantwortlich gemacht wird, wird nicht von der Sonne verursacht.[4,41,42,43,44,45,46,47,48] Er wird von Transfetten aus Pflanzenölen und Margarine sowie anderen künstlichen Giften hervorgerufen, die in der Haut gespeichert werden. Zudem enthalten viele Sonnenschutzmittel Chemikalien, die nachweislich Hautkrebs hervorrufen können.[42,43,44,48]

Wir brauchen Cholesterin, damit unser Immunsystem richtig funktioniert.[54,56] Experimente an Tieren und Studien an Menschen haben gezeigt, dass die Immunzellen beim Kampf gegen Infektionen und bei ihrer Wiederherstellung nach dem Kampf auf Cholesterin zurückgreifen.[49] Darüber hinaus bindet LDL (*Low-Density Lipoprotein*), das so genannte „böse“ Cholesterin, direkt an gefährliche bakterielle Toxine und deaktiviert sie, damit sie keinen Schaden im Körper anrichten. Eines der tödlichsten Toxine wird von einem weitverbreiteten Bakterium produziert, *Staphylococcus aureus*, der Ursache für MRSA, eine häufig anzutreffende Krankenhausinfektion. Dieses Toxin ist in der Lage, die roten Blutkörperchen buchstäblich aufzulösen. Es wirkt jedoch nicht in Anwesenheit von LDL-Cholesterin.[52] Die Menschen, die diesem Toxin zum Opfer fallen, haben einen niedrigen Blutcholesterinspiegel.

Wenn man bedenkt, dass heutzutage allen älteren Patienten in den Krankenhäusern Statine verschrieben werden, um ihr Blutcholesterin zu senken, nimmt es nicht wunder, dass MRSA als Krankenhausinfektion zu einem solchen Problem geworden ist. Wenn wir damit fertigwerden wollen, müssen wir etwas unternehmen, um den Cholesterinspiegel bei unseren Krankenhauspatienten **zu erhöhen**. Es wurde nachgewiesen, dass Menschen mit einem hohen Cholesterinspiegel vor Infektionen geschützt sind: Sie erkranken viermal seltener an AIDS, [53,55] sie ziehen sich selten eine Erkältung zu, [6,50] und sie genesen schneller von Infekten als Menschen mit „normalem" oder niedrigem Blutcholesterinspiegel.[51] Menschen mit niedrigem Cholesterinspiegel sind andererseits anfällig für verschiedenste Infektionen, leiden länger daran und sterben häufiger an einem Infekt.[6,51] Es hat sich erwiesen, dass eine cholesterinreiche Diät die Fähigkeit dieser Menschen, von Infektionen zu genesen, verbessert.[56] Deshalb sollte jeder, der an einer akuten oder chronischen Infektion leidet, sich cholesterinreich ernähren, um zu genesen. Das cholesterinreiche Dorschleberöl wurde lange Zeit als Arznei für das Immunsystem hochgeschätzt. Wer mit der alten medizinischen Literatur vertraut ist, wird bestätigen, dass bis zur Entdeckung der Antibiotika Tuberkulose hauptsächlich mit einer täglich verabreichten Mischung aus rohem Eidotter und frischem Rahm kuriert wurde.[57]

Die Fragen lauten: Wieso haben manche Menschen mehr Cholesterin im Blut als andere? Und wieso kann derselbe Mensch zu verschiedenen Tageszeiten einen unterschiedlichen Cholesterinspiegel aufweisen? Wieso schwankt unser Cholesterinspiegel in Abhängigkeit von der Jahreszeit? Im Winter steigt er nämlich gewöhnlich an und im Sommer sinkt er.[4] Wieso schießt der Blutcholesterinspiegel nach jedem chirurgischen Eingriff in die Höhe?[31] Warum steigt er, wenn wir einen Infekt haben?[51] Wieso steigt er nach einer Zahnbehandlung an?[32] Wieso erhöht er sich unter Stress?[31] Und wieso normalisiert er sich, wenn wir entspannt sind und uns wohl fühlen?

Die Antwort auf all diese Fragen lautet: Cholesterin ist ein Heilmittel im Körper.[4,6,31,32,58] Sobald der Körper etwas heilen muss, produziert er Cholesterin und schickt es an die Verletzungsstelle. Je nach Tageszeit,

Wetter, Jahreszeit und Einfluss von Umweltfaktoren schwankt das Ausmaß des Gewebeschadens und in der Folge schwankt auch die Cholesterinproduktion im Körper.

Da wir hier über die Koronare Herzkrankheit und Atherosklerose sprechen, schauen wir uns einmal die Blutgefäße an. Ihre Innenwände sind mit einer Zellschicht ausgekleidet, die als Endothel bezeichnet wird.[3,10] Jeder Schadstoff, dem wir ausgesetzt sind, landet früher oder später im Blut. Ganz gleich, ob es sich um eine toxische Substanz, einen infektiösen Mikroorganismus, ein freies Radikal oder sonst etwas handelt – was wird es zuerst angreifen, sobald es ins Blut gelangt? Das Endothel natürlich. Das Endothel schickt dann umgehend eine Botschaft an die Leber. Sobald die Leber das Signal empfängt, dass irgendwo im Gefäßsystem das Endothel verletzt wurde, kommt sie auf Touren und schickt Cholesterin an die Verletzungsstelle und zwar in einem LDL-Transporter.[59] Weil dieses Cholesterin in Form von LDL von der Leber zur Wunde gelangt, haben unsere „Wissenschaftler" in ihrer übergroßen Weisheit dieses LDL als „böses" Cholesterin abgestempelt. Wenn die Wunde geheilt ist und das Cholesterin wieder abgebaut wird, wird es in Form von HDL (*High-Density Lipoprotein*) zurück zur Leber geschickt. Da dieses Cholesterin von der Arterie zurück zur Leber wandert, haben unsere fehlgeleiteten „Wissenschaftler" es als „gutes" Cholesterin bezeichnet.[6,59] Das ist, als bezeichne man einen Krankenwagen, der von der Notaufnahme zum Patienten fährt, als „bösen Krankenwagen" und einen, der vom Patienten zurück zur Notaufnahme fährt, als „guten Krankenwagen". Und das ist noch nicht alles. Das Neueste, was unsere Wissenschaftler „entdeckt" haben, ist, dass nicht jedes LDL-Cholesterin ganz so „böse" ist. Das meiste sei sogar gut. So sollen wir diesen Teil des LDL jetzt „gutes böses Cholesterin" nennen und den Rest „böses böses Cholesterin".[6,59,60]

Warum schickt die Leber Cholesterin an die Verletzungsstelle? Weil der Körper ohne Cholesterin und Fette Infektionen nicht beseitigen, Gifte nicht ausscheiden und Wunden nicht heilen kann. Jede Heilung beinhaltet Bildung, Wachstum und Funktion tausender Zellen: Immunzellen, Endothelzellen und vieler anderer. Da diese Zellen zu einem beträchtlichen Anteil aus Cholesterin und Fetten bestehen, können sie ohne einen ordentlichen Nachschub an diesen Substanzen nicht entstehen und wachsen.[1,2,3,34] Wenn die Zellen beschädigt werden, brauchen sie Cholesterin und Fette zu ihrer Wiederherstellung. Es ist eine wissenschaftliche Tatsache, dass jedes Narbengewebe im Körper hohe Mengen Cholesterin enthält.[61] Eine weitere wissenschaftliche Tatsache ist, dass Cholesterin im Körper als Antioxidans wirkt, das Schäden durch freie Radikale beseitigt.[4] Jede Wunde im Körper hat Unmengen freier Radikaler, weil die Immunzellen diese hochreaktiven Moleküle zur Zerstörung von Mikroben und Toxinen benutzen. Überschüssige freie Radikale müssen neutralisiert werden und Cholesterin ist eine der natürlichen Substanzen, die diese Aufgabe erfüllen.[58]

Bei einer Operation wird unser Gewebe aufgeschnitten und dabei werden viele kleine Arterien, Venen und Kapillaren beschädigt. Die Leber erhält dann ein sehr starkes Signal, das diese Schäden meldet, deshalb überflutet sie den Körper mit LDL-Cholesterin, um jede kleine Wunde in unseren Blutgefäßen zu heilen. Deshalb steigt der Blutcholesterinspiegel nach jeder Operation an.[31] Nach einer Zahnbehandlung sind zusätzlich zum entstandenen Gewebeschaden unzählige Bakterien aus Zähnen und Zahnfleisch ins Blut gelangt und greifen die Innenwände unserer Blutgefäße an. Auch hier erhält die Leber ein starkes Signal, das diese Schäden meldet. Sie produziert dann große Mengen heilenden Cholesterins und genau deshalb steigt auch hier der Blutcholesterinspiegel an.[32] Das Gleiche passiert, wenn wir eine Infektion haben: Der LDL-Cholesterinspiegel steigt an, um mit den Angriffen vonseiten der Bakterien oder Viren fertigzuwerden.[54,56] Neben dem Endothel brauchen auch unsere Immunzellen Cholesterin, um zu funktionieren und sich nach dem Kampf gegen die Infektion selbst wieder heilen zu können.[56] Unsere Stresshormone bestehen aus Cholesterin. Stressreiche Situationen lassen den Blutcholesterinspiegel ansteigen, weil Cholesterin an die Nebennieren geschickt wird, um die Hormonproduktion anzukurbeln.[31] Abgesehen davon werden wir unter Stress von freien Radikalen und anderen schädigenden biochemischen Substanzen im Blut bombardiert. Dann arbeitet die Leber auf Hochtouren, um so viel

Cholesterin wie möglich zu produzieren und gegen den Angriff der freien Radikalen in Feld zu schicken.[58] Auch in diesem Fall wird sich unser Blutcholesterinspiegel erhöhen.

Wenn wir einen hohen Blutcholesterinspiegel haben, heißt das, kurz gesagt, dass der Körper gerade versucht, mit einem Schaden fertigzuwerden. Das Letzte, was wir dann tun sollten, ist, in diesen Prozess einzugreifen! Wenn der Schaden behoben ist, wird der Blutcholesterinspiegel von selbst wieder sinken.[61] Wenn wir eine Krankheit im Körper haben, die laufend Schäden verursacht, dann wird der Blutcholesterinspiegel dauerhaft erhöht sein.[49] Wenn ein Arzt also bei einem Patienten einen hohen Cholesterinspiegel feststellt, sollte er nach der Ursache suchen. Er sollte fragen: „Was schadet dem Körper gerade, sodass die Leber all das Cholesterin produzieren muss, um den Schaden zu beheben?" Leider sind unsere Ärzte stattdessen darauf geschult, das Cholesterin zu bekämpfen.

Viele Naturkräuter, Antioxidanzien und Vitamine können unseren Blutcholesterinspiegel senken.[7,32,62] Wie geschieht das? Indem sie dem Körper helfen, die Schadstoffe zu beseitigen, seien es freie Radikale, Bakterien, Viren oder Toxine. In der Folge braucht die Leber nicht so viel Cholesterin zu produzieren, um den Schaden zu beheben. Zugleich helfen Vitamine, Mineralstoffe, Antioxidanzien, Kräuter und andere natürliche Arzneien, die Wunde zu heilen.[63] Und wenn sie geheilt ist, besteht kein Bedarf mehr an Cholesterin und der Körper beseitigt es in Form von HDL, dem so genannten „guten" Cholesterin. Deshalb erhöhen Kräuter, Vitamine, Antioxidanzien und andere Naturheilmittel den HDL-Spiegel im Blut.[62,63]

Fazit

Cholesterin ist eine der unentbehrlichsten Substanzen im Körper. Wir können ohne es nicht leben, geschweige denn richtig funktionieren. Die schädliche Herz-Diät-Hypothese hat diese unentbehrliche Substanz verunglimpft. Leider hat diese Hypothese vielen wirtschaftlichen und politischen Interessen schon viel zu gute Dienste geleistet, was zu ihrer

Langlebigkeit beiträgt. Doch nun neigt sich ihr Leben seinem Ende zu, denn wir wissen jetzt, dass das Cholesterin zu Unrecht des Verbrechens angeklagt wurde, nur weil es sich gerade am Tatort aufgehalten hatte. Das „Verbrechen" ist die Atherosklerose. Im nächsten Kapitel schauen wir uns die Atherosklerose genauer an, wie sie sich entwickelt und welche Rolle Cholesterin und Fette bei ihrer Entwicklung spielen.

Teil 2

Was ist Atherosklerose?

1 Atherosklerose ist eine entzündliche Erkrankung

Die Bildung atherosklerotischer Plaques in den Blutgefäßen ist von Anfang bis Ende eine Entzündung.[1,2,3,4,5] Der allgemeine Marker für laufende entzündliche Prozesse im Körper, das C-reaktive Protein (CRP), wird zusehends als bester Marker für Atherosklerose und zur Voraussage ihrer tödlichen Komplikationen akzeptiert: Herzinfarkte und Schlaganfälle.[6,7,8,9] Wir wollen jetzt sehen, was das alles bedeutet.

Was ist eine Entzündung? Es ist die normale Reaktion unseres Körpers auf eine Verletzung. Stellen Sie sich vor, dass eines Tages ein Bösewicht mit einem Vorschlaghammer Ihr Haus zertrümmert. Was tun Sie als Erstes: Fangen Sie an, Ihr Haus zu reparieren, oder kümmern Sie sich um den Bösewicht? Selbstverständlich werden Sie zuerst versuchen, den Bösewicht aufzuhalten. Sie werden die Polizei, Nachbarn und Freunde rufen und gemeinsam den Bösewicht festnehmen und von der Bildfläche entfernen. Erst dann werden Sie sich den Schaden anschauen und mit der Reparatur beginnen. Dasselbe passiert im Körper. Bevor er mit irgendeiner Reparatur beginnen kann, muss er den „Bösewicht", der die Verletzung verursacht hat, zerstören und entfernen, und das nennt man dann Entzündung.

Wir alle kennen eine **Entzündung.** Wenn wir uns verletzen oder eine infizierte Wunde haben, wird die Stelle heiß, rot, schwillt an und schmerzt. Das ist eine Entzündung.[10] Die verletzten Zellen setzen eine ganze Gruppe chemischer Stoffe frei (Histamin, Prostaglandine, Leukotriene, das Komplementsystem, Kinine und andere), die eine Botschaft an die weißen Blutkörperchen, unsere „Körperpolizei", senden, dass ein „Bösewicht" zu bekämpfen ist.[11,12,13] Zur gleichen Zeit regen sie die Produktion verschiedener Proteine, wie Fibrin, an, die das verletzte Areal abgrenzen, damit der Schaden sich nicht weiter ausbreitet.[13] Die weißen Blutkörperchen kommen und zerstören den Eindringling. Um ihn von der Bildfläche zu entfernen, „verschlingt" eine bestimmte Gruppe weißer Blutkörperchen, die Phagozyten und Makrophagen, sämtliche Trümmer des „Bösewichts" und des beschädigten Gewebes, „verdaut" sie und beseitigt sie aus dem Areal.[12] Sobald die Verletzungsstelle „sauber" ist, geht die Entzündung nach und nach zurück und macht Platz für die Reparatur.[14]

Der **Reparaturprozess** beinhaltet das Wachstum des so genannten Granulationsgewebes, das aus Kollagen, lokalen Zellen, anderen Reparaturmaterialien und Cholesterin besteht.[15] Kollagen ist das am häufigsten vorkommende Protein im Körper (etwa ein Drittel unseres gesamten Körperproteins ist Kollagen).[16] Es ist widerstandsfähig und flexibel und hält gewissermaßen unsere Gewebe und Organe zusammen. Bei jedem Reparaturprozess bilden sich überall im beschädigten Gewebe Kollagenfasern. Cholesterin ist ein Heilmittel im Körper.[17,18] Zusammen mit dem Kollagen ist es ein integraler Bestandteil des Narbengewebes in jeder Wunde nach deren Reparatur.[19] Mit fortschreitendem Reparaturprozess bilden sich neue Blutgefäße im Gewebe, die der Narbe zunächst eine hellrote Farbe verleihen. Wenn das Kollagen sich sammelt und die neu gebildeten Blutgefäße zusammenzieht, wird die Narbe härter und hellt sich auf.[10] Dann ist der Reparaturprozess beendet.

Das passiert in einem gesunden Körper, wenn ein Gewebe oder ein Organ verletzt wird. So hat die Natur es eingerichtet: Entzündung und Reparatur arbeiten wie Partner harmonisch zusammen.

Doch bei immer mehr Menschen in den Industriestaaten läuft dieser Prozess nicht so ab, wie er sollte, und führt zu einer Erkrankung, die wir als **Atherosklerose** bezeichnen, oder zur Bildung nicht heilender Läsionen, den atherosklerotischen Plaques, an den Innenwänden der Blutgefäße. Ein Mensch kann viele Plaques gleichzeitig bilden.[15] Die meisten Menschen denken, eine **atherosklerotische Plaque** sei ein Fett- und Cholesterinklümpchen, das sich an der Arterienwand festsetzt. Diese Vereinfachung ist falsch. Eine atherosklerotische Plaque ist wie ein Geschwür, eine Erosion in der Innenwand der Arterie, überzogen mit einer Mischung aus Zelltrümmern, Calcium, Fibrin, Schaumzellen, sklerotischem Gewebe und chemisch beschädigten Fetten.[20,21] Die durchschnittliche Zusammensetzung einer fortgeschrittenen atherosklerotischen Plaque sieht folgendermaßen aus: 68 Prozent fibrotisches Gewebe (Reparaturgewebe, das hauptsächlich aus Kollagen besteht), 8 Prozent Calcium, 7 Prozent Entzündungszellen, 1 Prozent Schaumzellen und 16 Prozent lipidreicher nekrotischer Kern.[22] Interessant ist, dass die meisten Fettsäuren – 74 Prozent aller Fettsäuren – im lipid-, also fettreichen Teil der Plaques ungesättigt sind.[23] Laut der populären Propaganda sind es doch angeblich die „tödlich" gesättigten Fettsäuren, die sich in einer atherosklerotischen Plaque ansammeln. In Wirklichkeit ist es umgekehrt: Es sind hauptsächlich ungesättigte Fettsäuren, die sich in den Plaques ansammeln, und es steht zu vermuten, dass sie aus den Pflanzen- und Speiseölen in der Nahrung stammen.

Die Entwicklung atherosklerotischer Plaques ist ein gestörter Versuch des Körpers, eine Verletzung innerhalb der Blutgefäße zu beheben. Immer mehr Forschungsarbeiten in den letzten Jahrzehnten haben festgestellt, dass dieser Prozess eine außer Kontrolle geratene Entzündung ist. Schauen wir uns an, wie das zustande kommt.

Unser Gefäßsystem ist das Transportnetzwerk unseres Körpers, unser Verkehrsnetz, wenn man es so ausdrücken will. Alle schädlichen Wirkstoffe in unserem Körper, ob sie nun vom eigenen Gewebe produziert werden oder von außen eindringen, landen früher oder später im Blut.[15] Das können Mikroben sein, Parasiten, freie Radikale, verschiedene Gifte, Medikamente, Transfettsäuren usw. Auf ihrem Weg durch die Blutgefäße machen sie sich zum Angriff bereit. Was werden sie zuerst angreifen? Das Nächstliegende natürlich – die innere Auskleidung der Blutgefäße.[15] Das ist eine dünne Zellschicht, die als **Endothel** bezeichnet wird. Ein normales, gesundes Endothel lässt nicht zu, dass sich Blutkörperchen anheften. Ein verletztes Endothel jedoch „ruft" sofort weiße Blutkörperchen herbei und die Entzündung setzt ein.[24,25] Solange es gesund ist, läuft alles nach dem Plan der Natur: Die Entzündung entledigt sich des „Bösewichtes", der Reparaturprozess heilt den Schaden und die Arterie ist wieder so gut wie neu. Bei einer Atherosklerose haben wir aber keine einfache Entzündung. Es ist ein chronisches Schwären, eine nie endende Entzündung, die mit dem

Reparaturprozess konkurriert. Manchmal gewinnt die Reparatur für eine Weile die Oberhand, doch dann setzt die Entzündung wieder ein und zerstört das neu gebildete Reparaturgewebe in der Aterienwand.[20]

In den folgenden Kapiteln werden wir sehen, wie es dazu kommen kann. Doch zunächst schauen wir uns an, wie es vor sich geht.

Die Bildung einer atherosklerotischen Plaque verläuft in drei Phasen.[26]

Phase eins. Ein Schadstoff im Blut greift das Endothel an. Die Verletzung zieht weiße Blutkörperchen an, die in die Verletzungsstelle eindringen und sich in die tieferen Schichten der Gefäßwand unter dem Endothel begeben.[27,28] Wie Soldaten in einer Armee haben sie die Aufgabe, den Schadstoff zu zerstören und das Areal zu bereinigen. Zellen, die als Makrophagen bezeichnet werden, verschlingen die Trümmer des beschädigten Gewebes, Mikroben, Toxine und chemisch beschädigte Fette und schwellen stark an. Jetzt heißen sie Schaumzellen.[28] Die weißen Blutkörperchen an der Verletzungsstelle beginnen sich zu vermehren und neue treffen aus dem Blutstrom ein, um den „Bösewicht" zu überwältigen, der die Verletzung verursacht hat. Nun haben wir eine voll ausgebildete Entzündung.[29]

Phase zwei. Während die Entzündung alles auseinandernimmt, setzt der Reparaturprozess ein. Die Arterien sind von Muskelgewebe umgeben. Diese Arterienmuskulatur besteht aus so genannten glatten Muskelzellen. Man geht davon aus, dass diese Zellen die Reparatur durchführen.[30] Sie wachsen durch die ganze Plaque hindurch und dringen tiefer in die Gefäßwand ein, womit sie die Plaque stabilisieren und fest etablieren. Wenn der Körper versucht, den Schaden zu reparieren, regt er die Bildung von Kollagenfasern an, die die Plaque durchdringen. Das Kollagen bildet eine fibröse Kappe auf der Plaque und versiegelt sie damit.[31] Wenn die Entzündung aufhört und der Reparaturprozess die Führung übernimmt, wird die Plaque sklerotisch und es kann sich Calcium einlagern. In der Folge wird sie zu einer Narbe innerhalb der Arterie, die sich nach behobener Verletzung bildet.[31,32] Ist die Narbe klein, kann sie im Blutgefäß verbleiben, ohne Schaden anzurichten. Wir alle haben solche Narben in unseren Blutgefäßen und je älter wir werden, umso mehr davon sammeln wir an. Haben diese Narben aber einen großen Umfang, können sie die Arterie verformen und verengen und damit den Blutfluss behindern.[32,33]

Leider hört die Entzündung bei einer Atherosklerose nicht auf: Sie läuft immer weiter. Reparatur und Entzündung verlaufen die ganze Zeit nebeneinander her, und die Plaque wird immer größer.[20,26] Sie kann langsamer oder schneller wachsen, je nachdem, welcher Prozess gerade die Oberhand hat – die Entzündung oder die Reparatur.[20] Wenn die Plaque in irgendeiner Phase die Hälfte des Gefäßlumens oder mehr einnimmt, kann sie den Blutfluss behindern und verschiedene Symptome hervorrufen, wie etwa Kreislaufschwäche in Armen und Beinen (periphere arterielle Verschlusskrankheit), eine reduzierte Durchblutung des Gehirns, die zu Gedächtnisschwäche, kognitiven und neurologischen Problemen führen kann, Nierenschäden, die zu hohem Blutdruck führen, und viele andere chronische Beschwerden, je nach betroffenem Organ.[34,35,36,37,38] Sind die Koronararterien, die das Herz versorgen, betroffen, erkrankt die Person an Angina pectoris – starken Brustschmerzen aufgrund einer mangelhaften Blutversorgung des Herzmuskels.[39]

Die Muskulatur der Arterienwände kann sich zusammenziehen oder entspannen. Verschiedene Einflüsse aus dem Körper können zu einem Arterienkrampf führen.[40,41] Ist die Arterie bereits von einer atherosklerotischen Plaque zur Hälfte verstopft, dann kann der Krampf sie vollständig verschließen.[40] Je nachdem, wie lange der Krampf anhält, werden die Gewebe, die von der Arterie versorgt werden, mangelernährt. Handelt es sich hierbei um ein Hirnareal, wird die Person eine transitorische ischämische Attacke, einen so genannten Mini-Schlaganfall erleiden.[42] Bei einem kurzzeitigen Krampf bleibt es zumeist nur bei einer schwachen Attacke, während ein länger andauernder Krampf schwerere Schäden hervorrufen kann. Tritt der Krampf in den Koronararterien auf, wird der Herzmuskel mangelernährt. Da Krämpfe gewöhnlich nur kurz anhalten, verursachen sie zumeist keinen Herzinfarkt, doch sie schädigen einen

Teil des Herzmuskelgewebes, was zu einem unregelmäßigen Herzschlag, einer Arrhythmie, führen kann.[37,43] In manchen Fällen jedoch dauert der Krampf lange genug an, um dem Herzmuskel schweren Schaden zuzufügen und den plötzlichen Tod zu verursachen.[44]

Die zweite Phase der Plaque-Entwicklung kann viele Jahre lang andauern. Je nachdem, welcher Prozess überwiegt – Reparatur oder Entzündung –, entsteht eine kleinere oder größere Plaque.[20] In dieser Phase hört die atherosklerotische Plaque nur zu wachsen auf, wenn die Entzündung aufhört.[26] Behält die Reparatur die Oberhand, wird die Arterienwand heilen, ohne dass der Mensch je erfahren wird, dass er dort eine Plaque hatte. Hält die Entzündung an oder lebt sie nach einer gewissen Zeit wieder auf, schreitet die Plaque-Bildung fort zur dritten und letzten Phase.[22,26]

Phase drei. Hält die Entzündung an, lagert die Plaque einen mürben Fettkern aus toten Blutkörperchen, Gewebetrümmern, Toxinen sowie oxidierten, chemisch veränderten Fetten und Cholesterin an.[22,26] Dieser Kern gleicht einer Eiteransammlung in einer infizierten Wunde: einem Abszess. Wenn ein Abszess nicht abgeleitet wird, zersetzt er das umgebende Gewebe und platzt auf. Auf dieselbe Weise regt eine laufende Entzündung in der atherosklerotischen Plaque die Produktion bestimmter Enzyme an, der Kollagenasen, die das Kollagen zu zersetzen beginnen.[22] Da die fibröse Kappe auf der Plaque zum größten Teil aus Kollagen besteht, wird sie dünn und schwach und reißt schließlich.[26] Das ist, als würde in der Arterie ein Vulkan explodieren. Innerhalb von Sekunden gerinnt das Blut, was eine Thrombose verursacht, und die Arterie wird blockiert.[45] Das führt zu den dramatischsten und tödlichen Komplikationen der Atherosklerose: Herzinfarkt und Schlaganfall.

Der „Vulkanausbruch“ produziert bestimmte chemische Substanzen (Thromboxan A2, Thrombin, Serotonin und andere thromboseassoziierte Mediatoren einer Vasokonstriktion), die einen verlängerten Krampf in der Arterienwand hervorrufen und das nicht nur dort, wo die Plaque sitzt, sondern auch an anderen nachgelagerten Stellen.[22,45] Wenn die Arterie weit genug ist, um an der Stelle, an der die Plaque sitzt, nicht zu verstopfen, kann dieser Krampf nachgelagerte kleinere Blutgefäße verschließen und einen Herzinfarkt oder einen Schlaganfall in dem von diesen Arterien versorgten Areal auslösen.[45,46] Darüber hinaus kann sich auch ein Plaquefragment lösen, vom Blut weggeschwemmt werden und eine Arterie verstopfen – mit denselben Folgen.[47]

Oftmals passieren alle drei Dinge gleichzeitig: Die Arterie wird an der Stelle der gerissenen Plaque verstopft, kleinere nachlagerte Gefäße verkrampfen und Fragmente der „geplatzten" atherosklerotischen Plaque werden mitgeschwemmt und blockieren kleinere Arterien.[45,46,47] Das Resultat sind Mangelernährung und Tod der normalerweise von diesen Arterien versorgten Gewebe. Neben Herz und Gehirn kann jedes Organ und jedes Gewebe im Körper davon betroffen werden.

Der Abriss der Plaque und die folgende Thrombose sind die verheerendsten Folgen der Atherosklerose. Sie sind die Ursache für etwa 76 Prozent aller tödlichen Herzinfarkte.[15] Das macht die Atherosklerose zur Todesursache Nummer eins in den entwickelten Ländern. Wenn es eine Vorbeugung gegen diese abrissfreudigen Plaques aus Phase drei gäbe, wäre die Atherosklerose eine viel gutartigere Krankheit.

Was ist so besonders an diesen instabilen Plaques? Ihr Kern: Wie ein mit Eiter gefüllter Abszess sind diese Plaques mit einem mürben, fettigen, weichen Kern gefüllt, der praktisch keine Zellen, kein Kollagen und keine Blutgefäße enthält. Je größer dieser Kern, umso instabiler ist die Plaque.[22,45,46,47] Weil dieser Kern chemisch beschädigtes Cholesterin, oxidierte Lipoproteine und andere oxidierte Lipide enthält, werden sie allein für Herzinfarkte, Schlaganfälle und andere Komplikationen einer Atherosklerose verantwortlich gemacht. Wer am Tatort angetroffen wird, wird als Erster des Verbrechens angeklagt. Doch jüngste Fortschritte in der Grundlagenforschung haben uns gezeigt, dass diese Anklage absolut unbegründet ist.

Schauen wir uns diesen Kern einmal an, um zu verstehen, was das Cholesterin und die Fette dort wirklich machen.

Es ist wissenschaftlich nachgewiesen, dass unser Körper Fette und Cholesterin als Rohstoffe für den Aufbau von Zellen und Geweben benutzt, wozu auch alle Heilprozesse gehören.[48,49,50] Wir wollen nun sehen, wofür der Körper diese Fette und das Cholesterin an der Entzündungsstelle braucht.

Alle Zellen im Körper bestehen zum größten Teil aus Membranen. Die Zellwand, die Wände der inneren Organellen und die Wände, die verschiedene Kompartimente der Zelle voneinander trennen – all das sind Membranen.[51] Die Membranen halten die Zellen zusammen – ohne sie wäre die Zellflüssigkeit nur eine Pfütze auf dem Fußboden. Unser Körper besteht aus Zellen; jedes Organ, jedes Gewebe, jedes kleinste Fleckchen unseres Körpers besteht aus Zellen. Man schätzt, dass 40 bis 80 Prozent unserer Körperzellen wiederum aus Membranen bestehen.[52] So können wir davon ausgehen, dass ein großer Prozentsatz unseres Körpers aus diesen Membranen besteht. Und woraus bestehen die Membranen?

Die Antwort lautet: Alle Membranen bestehen aus Fetten und Cholesterin und das bedeutet, dass unser Körper zum größten Teil aus Fetten und Cholesterin besteht![10,23]

Cholesterin ist ein essenzieller Bestandteil jeder Zellmembran. Tatsächlich besteht in vielen Körperzellen fast die Hälfte der Zellwand aus Cholesterin.[18,23] Die Fette in den Membranen werden Phospholipide genannt, die wiederum aus einem Glycerinmolekül und zwei Fettsäuremolekülen – zumeist einem gesättigten und einem ungesättigten – aufgebaut sind.[53] Mindestens die Hälfte des Fettsäureanteils der Phospholipide besteht aus gesättigten Fettsäuren, weil sie, zusammen mit dem Cholesterin, der Zelle Form und Stabilität verleihen und ihr die Ausführung ihrer vielen Funktionen ermöglichen.[23,53] Verschiedene Zellarten im Körper brauchen je nach Funktion und Zweck unterschiedliche Mengen an Cholesterin und gesättigten Fettsäuren.[52,53] Das sind wissenschaftliche Tatsachen, deren sich die meisten Menschen gar nicht bewusst sind. Stattdessen redet man ihnen ein, dass Cholesterin und gesättigte Fettsäuren das Schlimmste überhaupt seien, während ihre Körper doch zu einem großen Anteil aus diesen Substanzen bestehen.

Während der Entzündung und Reparatur jedes Gewebes entstehen Millionen neuer Zellen, deren jede große Mengen an Cholesterin, Phospholipiden, gesättigten Fettsäuren und anderen Lipiden für ihre Membranen, ihre Struktur und ihre Funktionstüchtigkeit benötigt. Die

Reparatur der Gefäßwände bei einer Atherosklerose bildet dabei keine Ausnahme: Die neuen glatten Muskelzellen, die weißen Blutkörperchen, die Makrophagen und Endothelzellen brauchen alle Cholesterin, gesättigte Fettsäuren und andere Lipide, um überhaupt entstehen und dann auch funktionieren zu können.[54,55,59] Die weißen Blutkörperchen benötigen Cholesterin, um eine Infektion zu bekämpfen und sich nach dem Kampf selbst wieder zu reparieren.[56] Eine Entzündung ist ein Kampf, der Millionen weißer Blutkörperchen als „Soldaten" beschäftigt. Deshalb benötigt eine Entzündung immer viel Cholesterin, gesättigte Fettsäuren und andere Lipide als Baustoffe für ihre „Soldaten" und als Reparaturmaterialien für die „Verwundeten".[18,20] Jede Verletzungsstelle setzt einen „Ruf" nach Fetten und Cholesterin ab, der normalerweise von der Leber empfangen wird.[23] Die Leber fährt dann ihre Fett- und Cholesterinproduktion hoch, verpackt sie in Lipoproteintransporter und schickt sie zur Verletzungsstelle.[57,58]

Lipoproteine ähneln kleinen Säckchen aus Protein und Lipiden: Sie sind außen wasserlöslich und innen fettlöslich.[52,53] Cholesterin, Fette, Steroide, fettlösliche Vitamine und viele andere Moleküle im Körper sind fettlöslich; sie können ohne ihre Lipoprotein-Verpackung nicht im wässrigen Blut transportiert werden. Viele Toxine und Medikamente sind ebenfalls fettlöslich und werden in diesen Lipoprotein-Behältern durch den Körper transportiert.[52,53] Der Körper erzeugt viele verschiedene Lipoproteine. Das in der Leber produzierte Cholesterin wird in einem Lipoprotein zur Verletzungsstelle geschickt, das als LDL (*Low-Density Lipoprotein*) bezeichnet wird. Deshalb wird ein Mensch mit einer aktiven Entzündung im Körper immer einen hohen Spiegel an LDL-Cholesterin im Blut haben. Triglyceride (eine andere Fettart, die in der Leber hergestellt wird) werden in ein VLDL (*Very Low-Density Lipoprotein*) verpackt und zur Verletzungsstelle geschickt, um dort zum Aufbau der Zellstruktur, der Abwehr gegen Infektionen und zur Energieproduktion eingesetzt zu werden.[23,52,53] Andere für die Reparatur wichtige Fette werden ebenfalls in Lipoproteinen zur Schadensstelle geschickt, und zwar so lange, bis sie nicht mehr benötigt werden. Im Fall einer Atherosklerose hört die Entzündung nie auf, daher hört auch der Bedarf an Cholesterin, Phospholipiden, gesättigten Fettsäuren, Triglyceriden und anderen Fetten nie auf.[60,61,62,63]

Das Problem ist, dass die Verletzungsstelle in der Lage ist, diese heilenden Fette und das Cholesterin zu beschädigen und chemisch zu verändern.[59] Dazu hat sie viele Möglichkeiten, diejenige jedoch, über die wir am meisten wissen, ist die Beschädigung durch freie Radikale. Schauen wir uns an, wie das vor sich geht.

Während des Entzündungsprozesses werden viele freie Radikale gebildet.[64,65,66] Das sind hochreaktive Moleküle, die, wenn sie sich frei bewegen, allem, was ihnen begegnet, großen Schaden zufügen können.[23,64] Für ihre Anwesenheit gibt es einen guten Grund: Die weißen Blutkörperchen (die „Soldaten") benutzen freie Radikale als „Geschosse" gegen die Infektionserreger und Toxine. Die Entzündungsstelle gleicht einem Schlachtfeld, auf dem überall geschossen wird. Der Überschuss an freien Radikalen muss neutralisiert werden, und die Stoffe, die diese Funktion erfüllen, heißen Antioxidanzien.[10]

Antioxidanzien sind ebenfalls ein wichtiger Bestandteil jeder Entzündung und jedes Reparaturprozesses im Körper.[52] Der Körper produziert viele Antioxidanzien, um den Überschuss an freien Radikalen abzubauen, und eines davon ist Cholesterin.[48,68] Leider wird das Cholesterin wie alle Antioxidanzien beim Abfangen der freien Radikalen selbst beschädigt. Um dieses beschädigte Cholesterin zu retten, schickt die Leber ein weiteres Lipoprotein, genannt HDL (*High-Density Lipoprotein*).[53,58] Das HDL transportiert andere Antioxidanzien zur Entzündungsstelle, rettet das Cholesterin und bringt es zur Wiederaufbereitung zurück in die Leber. Fette sind besonders anfällig für Beschädigungen durch freie Radikale.[23] Wenn sie nicht von Antioxidanzien geschützt werden, werden Fette im entzündeten Gewebe sehr rasch beschädigt. In einem gesunden Körper kann dieser Schaden durch andere Antioxidanzien behoben werden: Vitamin C, Vitamin E, andere Vitamine, Karotinoide, Liponsäure und andere Nährstoffe. In klinischen Experimenten wurde demonstriert, dass die Zuführung hochdosierter Antioxidanzien das Ausmaß der atherosklerotischen Plaques verringert und das zuweilen drastisch.[67,68,70] So kann beispielsweise die Zuführung von hochdosiertem Vitamin C allein eine Atherosklerose so erfolgreich behandeln, dass manche Forscher diese Krankheit für nichts weiter als einen geringgradigen Skorbut halten.[69,70,71] Leider fehlt es in unserer modernen Welt mit ihren industriell verarbeiteten Nahrungsmitteln den meisten Menschen an Antioxidanzien.[58] So besteht natürlich keine Chance, dass das beschädigte Cholesterin und die beschädigten Fette gerettet und vom „Schlachtfeld" geholt werden können. Stattdessen werden sie entweder von Schaumzellen verschlungen oder einfach in der Mitte der Plaques eingelagert.[34,36,37] Noch dazu liefert unsere moderne Nahrung uns sehr viele industriell verarbeitete Fette voll oxidierter und chemisch beschädigter Lipide und Cholesterin. Da der Körper diese Substanzen nicht verwenden kann, werden auch sie am Ende von den Schaumzellen geschluckt und in den Plaques eingelagert.[72,73,74]

Diese chemisch beschädigten Fette, Lipoproteine und Cholesterin können vom Körper weder zur Produktion neuer Zellen noch zur Heilung, Reparatur oder für irgendwelche anderen Aufgaben genutzt werden. Wie entsorgter Müll sammeln sie sich auf dem „Schlachtfeld" und füllen zusammen mit den Trümmern toter Zellen, zerstörtem Kollagen, geplatzten Schaumzellen und anderen Geweberesten den mürben Kern der atherosklerotischen Plaques auf.[75] Wenn der Reparaturprozess versucht, neues Kollagen, neue Zellen und neue Blutgefäße zu bilden, werden diese gleich wieder von der Entzündung zerstört und in nekrotische Trümmer verwandelt. In einer atherosklerotischen Plaque verlaufen Entzündung und Reparatur parallel und in Konkurrenz zueinander. Da beide Prozesse viel Cholesterin und Fette brauchen, liefert der Körper unablässig diese Stoffe zur Stelle, an der die Plaque sitzt, bis entweder die Reparatur (die die Plaque in eine sklerotische Narbe verwandelt) oder die Entzündung die Oberhand behält. Im letzteren Fall tritt die Plaque in ihre letzte, dritte Phase ein, die direkt zur Katastrophe führt.[26]

Wie wir sehen, verursachen Cholesterin, gesättigte Fettsäuren, Lipoproteine und andere Fette keine Atherosklerose. Sie sind nur die Opfer der außer Kontrolle geratenen Entzündung in den Plaques. Sie werden niedergemetzelt – genauso wie die weißen Blutkörperchen, die

Endothelzellen, das Kollagen, die neu gebildeten Blutgefäße und andere Moleküle und Strukturen. All diese zerstörten, toten Reste bilden den mürben Kern der Plaques und je größer dieser Kern wird, umso instabiler und gefährlicher werden die Plaques.

In diesem Kapitel haben wir besprochen, **wie** sich eine Atherosklerose entwickelt.

Doch sie muss sich ja gar nicht erst entwickeln!

Wir müssen begreifen, dass atherosklerotische Plaques nichts Unumgängliches sind. Sie können in jeder Entwicklungsphase wieder kleiner oder ganz beseitigt werden – oder weiter wachsen. Das Schicksal der Plaques hängt vollständig davon ab, was im Körper biochemisch vor sich geht.[76] Der menschliche Körper verfügt über hervorragende Mechanismen, um der Plaquebildung ganz vorzubeugen oder sie wenigstens aufzulösen und zu beseitigen. Aber nur, wenn man ihn lässt! Leider hindert unser moderner Lebensstil den Körper daran, sich um sich selbst zu kümmern.

Im nächsten Kapitel werden wir untersuchen, **warum** sich eine Atherosklerose entwickelt. Wir werden einen Blick auf die Faktoren werfen, die im Körper das perfekte Umfeld für die Plaquebildung und deren Fortschreiten bis zur letzten, katastrophalen Phase schaffen, dem Ausgangspunkt für Herzinfarkte, Schlaganfälle und andere Komplikationen. Wir werden zu verstehen versuchen, was wir falsch machen, dass wir in unserer ach so aufgeklärten und hochentwickelten Welt eine solche tödliche Krankheit produziert haben. Wir waren lange Zeit auf dem Holzweg und das haben wir der Herz-Diät-Hypothese zu verdanken. Jetzt wissen wir, dass Atherosklerose nicht von Nahrungsfetten und Cholesterin verursacht wird, sondern von einer außer Kontrolle geratenen chronischen Entzündung. Gehen wir nun also der Frage nach, warum wir diese Entzündung bekommen und wieso sie außer Kontrolle gerät.

2 Was verursacht eine Atherosklerose?

All unsere Blutgefäße – Arterien, Venen und Kapillaren wie auch das Herz – sind an ihren Innenwänden mit einer dünnen Zellschicht ausgekleidet, dem **Endothel**.[1,2] Diese Zellschicht trennt das fließende Blut vom Rest des Körpers und wenn man sie ausbreiten würde, würde sie eine sehr große Fläche bedecken.[1] Je mehr wir über das Endothel erfahren, umso mehr setzt uns seine Komplexität und Großartigkeit in Erstaunen! Es ist ein eigenes Organ, das unzählige Funktionen erfüllt. Es ist ein Hauptakteur bei der Kommunikation zwischen unserem Blut (und allem, was sich im Blut befindet) und dem Rest des Körpers.[1,2,3] Es kontrolliert die Blutgerinnung, indem es sowohl prothrombotische (gerinnungsfördernde) als auch antithrombotische (gerinnungshemmende) Faktoren, sowohl Fibrinolytika (Substanzen, die Blutgerinnsel auflösen) als auch Antifibrinolytika produziert.[1,3] Es kontrolliert den Muskeltonus der Gefäßwände und des Herzens, indem es die Muskeln zur Kontraktion oder zur Entspannung anregt, was das Lumen (den inneren Hohlraum) erweitert oder verengt.[1,2,3] Es produziert viele Hormone (autokrine, parakrine und endokrine) für die Kommunikation mit lokalen Zellen, anliegenden Geweben und dem Rest des Körpers. Mittlerweile gilt das Endothel sogar als unsere größte und wichtigste Hormondrüse.[4,5,6] Es erhält das Gleichgewicht aus Elektrolyten und anderen chemischen Stoffen im Gewebe aufrecht, was das Endothel zum wichtigsten Regulationsmechanismus der Homöostase macht (des feinabgestimmten Gleichgewichts im Körper).[4,5] Es reagiert umgehend auf jeden chemischen oder physikalischen Wirkstoff im Blut und „meldet" ihn an den übrigen Körper weiter, damit dieser sich schnellstens aussteuern kann. Es reguliert Blutdruck, Blutzucker, Blutelektrolyte und viele weitere Rahmenbedingungen.[1,2,4] Es kontrolliert den Zustand der Blutkörperchen und der umgebenden Gewebezellen und spielt auch eine Rolle in deren situationsgerechtem Wachstum, ihrer Reife und Bewegung. Es ist ein wichtiger Regulationsmechanismus für die Immunantwort im Körper, weil es das Verhalten der weißen Blutkörperchen und anderer Immunfaktoren organisiert.[4,5,6] Eine der wichtigsten Funktionen des Endothels jedoch betrifft die Reaktion auf jede Verletzung, die wir uns zuziehen: Das Endothel ist ein Hauptakteur bei Entzündungen und Reparaturprozessen im Körper.[1,4,7,8]

Was nun kann das Endothel angreifen und verletzen? Was kann eine Entzündung in den Blutgefäßen hervorrufen? Über welche Art von Einflüssen reden wir hier?

Die Liste ist lang und wird immer länger. Alle Schadstoffe, die wir in unseren Körper hereinlassen, gelangen recht schnell ins Blut. Und sobald sie dort angekommen sind, greifen sie das Endothel an.

Beginnen wir mit Dingen aus unserem häuslichen Umfeld, Dingen, mit denen wir jeden Tag zu tun haben.

- Künstlich hergestellte Chemikalien. Jedes Mal, wenn wir persönliche Pflegeprodukte benutzen, verletzen wir unser Endothel.[9] Lange Zeit glaubten wir, die Haut sei eine Barriere, die nichts durchlässt. Jetzt wissen wir es besser: Unsere Haut absorbiert fast sofort alles, womit wir sie in Berührung bringen.[10,11,12,13,14] Die Pharmaindustrie weiß das inzwischen auch und produziert immer mehr Medikamente in Form von Pflastern und Cremes.[12,13] Wenn wir eine Tablette schlucken, muss sie vor ihrer Aufnahme ins Blut die Leber passieren und die zerstört einen Großteil des Medikaments. Tragen wir das Medikament aber auf die Haut auf, tritt es innerhalb von Sekunden in den Kreislauf ein, ohne vorher von der Leber getestet werden zu können.[11,13] Pflegeprodukte, wie Zahnpasta, Shampoo, Schaumbäder, Duschgel, Make-up, Parfüm, Deodorant, Haarfärbemittel und sonstige, bestehen aus künstlich hergestellten Chemikalien, deren größter Teil giftig ist und nachweislich Krebs und viele andere gesundheitliche Probleme verursacht.[10,13,14,15,16] Sie werden in Sekundenschnelle von der Haut aufgenommen und landen im Blut, wo sie das Endothel und den Rest des Körpers angreifen. Wir wurden systematisch dazu überredet, immer mehr solcher giftiger Stoffe zu verwenden, die wir gar nicht brauchen. Der Mensch hat Jahrtausende lang gut ohne sie gelebt. Wenn wir der Koronaren Herzkrankheit, Krebs und vielen anderen degenerativen Krankheiten vorbeugen wollen, sollten wir unbedingt die meisten Pflegeprodukte meiden. Für die wenigen Pflegeprodukte, die wir wirklich brauchen, finden wir viele natürliche, ungiftige Alternativen auf dem Markt.

- Weitere künstlich hergestellte Chemikalien. Besonders ordentliche und reinliche Menschen, die sehr viele Haushaltsreiniger benutzen und ihre Wohnung häufig renovieren, setzen sich Hunderten toxischer Chemikalien aus.[11,16] Diese werden rasch durch Haut und Lunge in den Blutkreislauf aufgenommen, wo sie zu Verletzungen und Funktionsstörungen des Endothels führen.[10,13,16] Sie sollten solche Gifte unbedingt aus Ihrer Familie verbannen und sie durch natürliche Alternativen ersetzen.
- Weitere künstlich hergestellte Chemikalien. Waschpulver und Tabs für Spülmaschinen sind giftig und lassen sich nicht gänzlich aus der Wäsche und vom Geschirr spülen. In der Folge lassen wir durch unsere Haut und über das Verdauungssystem Unmengen an Giften in unseren Körper hinein.[10,11,12,14,16] Die meisten Waschmittel sind auch noch stark parfümiert, sodass wir die toxischen Substanzen tagein, tagaus über unsere Kleidung und Wäsche einatmen. All diese Chemikalien landen im Blut und greifen von dort aus das Endothel und den übrigen Körper an. Glücklicherweise gibt es heute natürliche, nicht parfümierte Alternativen zu kaufen.
- Noch mehr künstlich hergestellte Chemikalien. Sowohl verschreibungspflichtige als auch freiverkäufliche Medikamente sind durchweg Gifte.[10,11,12,13] Neben dem aktiven Wirkstoff enthält das Medikament Dutzende anderer Inhaltsstoffe, von denen viele nachweislich Krebs, Herzkrankheit und andere gesundheitliche Probleme verursachen: Konservierungsmittel, Füllstoffe, Bindemittel, Farbstoffe, Emulgatoren usw. Dr. Samuel Epstein stellt in seinem Buch „Das untragbare Risiko“ fest: „Ein kürzlich erstelltes Gutachten zu 241 umsatzstarken verschreibungspflichtigen Medikamenten in den USA

hat festgestellt, dass laut den von der Industrie oder der Regierung entwickelten Kanzerogenitätstests, die ihre Gefahrlosigkeit beweisen sollten, fast die Hälfte davon ein Krebsrisiko beinhaltet… Verschreibungspflichtige Medikamente könnten die wichtigste Klasse unerkannter und vermeidbarer Krebsrisikofaktoren für die gesamte US-Bevölkerung darstellen.“[10] Alles, was Krebs erregen kann, kann auch das Endothel verletzen und Atherosklerose verursachen. Am gefährlichsten sind dabei Medikamente, die über lange Zeit hinweg eingenommen werden. Die Bevölkerung der Industriestaaten schluckt gigantische Mengen verschiendenster Medikamente.[17] Es ist so normal geworden, eine Tablette zu nehmen, dass die Menschen das gar nicht mehr hinterfragen, geschweige denn darüber nachdenken, was sie sich damit antun.

- Raucher und diejenigen, die zu höflich sind, um einen selbstsüchtigen Raucher davon abzuhalten, uns zu Passivrauchern zu machen, setzen sich einer Fülle an Chemikalien und freien Radikalen aus, die das Endothel verletzen und einen atherosklerotischen Prozess in den Blutgefäßen in Gang setzen.[18,19]
- Industrielle Umweltverschmutzung. Hunderte Studien aus der ganzen Welt haben gezeigt, dass Menschen, die in einer industriell verschmutzen Gegend in der Nähe von Fabriken, Müllverbrennungsanlagen, Flughäfen, Autobahnen und anderen Umweltverschmutzern leben, zunehmend an Herzkrankheit erkranken und sterben.[20,21,22,23] Die industrielle Umweltverschmutzung setzt uns riesigen Mengen an künstlich hergestellten Chemikalien aus, die ins Blut gelangen und zu Endothelverletzungen und Atherosklerose führen.
- Pestizide, Herbizide, Kunstdünger und andere landwirtschaftliche Chemikalien in Nahrung und Wasser landen in unserem Blut und führen zu Verletzungen und Funktionsschwächen des Endothels.[10,11,24] Wir sollten am besten nur biologisch angebaute und ökologisch saubere Nahrungsmittel essen, wenn wir Krankheiten vorbeugen wollen.
- Chlor, Fluorid, Nitrate und andere Schadstoffe im Trinkwasser verursachen Atherosklerose.[10,11] Es ist nie verkehrt, das Trinkwasser

zu filtern. Vermeiden Sie Fluorid im Wasser, in der Zahnpasta und anderen Dingen – es ist extrem giftig. (Es gibt eine Menge Informationen über Fluorid, wenn Sie danach suchen.)[25] Meiden Sie die toxische, gechlorte „Suppe" der Schwimmbecken![15] Die Natur hat uns dazu bestimmt, im natürlichen Wasser von Meeren, Ozeanen, Seen und Flüssen zu schwimmen, die unserer Gesundheit gut tun.

- Industriell verarbeitete Lebensmittel, die grundsätzlich nährstoffleer und voller Chemikalien sind, führen zu Verletzungen des Endothels.[26,27] Diese Lebensmittel sind angefüllt mit chemisch veränderten Proteinen und Kohlenhydraten, schädlichen Transfetten und anderen chemisch verstümmelten Fetten, weiteren zerstörten Nährstoffen und künstlich hergestellten Chemikalien, wie etwa Aromastoffen, Konservierungsstoffen, E-Nummern usw.[26,27,28,29] Industriell verarbeitete Lebensmittel nähren unseren Körper nicht – sie verunreinigen und schädigen ihn. Zur Vorbeugung gegen Atherosklerose und Herzkrankheit ist es wichtig, solche Lebensmittel zu meiden.
- Verschiedene infektiöse Mikroben, die in den Blutkreislauf gelangen, greifen das Endothel an und setzen einen Entzündungsprozess in Gang. In den atherosklerotischen Plaques des Menschen wurden viele verschiedene infektiöse Organismen gefunden, darunter *Chlamydia pneumoniae, Helicobacter pylori, Cytomegaloviren, Varicella-Zoster-Viren* und *Porphyromonas gingivalis.*[30,31,32,33,34,35,36] Diese Mikroben gelangen in der Regel von jeder chronischen Infektionsstelle aus in den Blutkreislauf des Magens und des übrigen Verdauungssystems, von infiziertem Zahnfleisch und Zähnen, infizierten Nebenhöhlen, Hautinfektionen und anderen infizierten Organen. Allein die Tatsache, dass sie im Körper überlebt haben und auch noch in den Blutkreislauf gelangt sind, zeugt von einem angeschlagenen Immunsystem. Normalerweise verfügt der menschliche Körper nämlich über hervorragende Mittel, mit Infektionen fertigzuwerden. Doch all die bereits besprochenen Faktoren schwächen unsere Abwehr und lassen Infektionen gedeihen.
- Anomalien in der Darmflora überschwemmen den Körper mit einer Fülle an Toxinen und gefährlichen Mikroben. Die Darmflora ist eine

Ansammlung von Mikroben, die in unserem Verdauungssystem leben. Sie ist ein maßgeblicher Teil der menschlichen Physiologie und wird bei einem gesunden Menschen von gutartigen, gesundheitsfördernden Mikroben besiedelt.[37] Der Missbrauch von Antibiotika und anderen Medikamenten hat bei einem Großteil der westlichen Bevölkerung die Darmflora geschädigt und zu einer Krankheit geführt, die als Darmdysbiose bekannt ist.[38] Dabei werden die gutartigen durch krankheitserregende Mikroben ersetzt. Diese bringen die Verdauung durcheinander und beschädigen die Darmauskleidung, wodurch alle möglichen Toxine und pathogenen Mikroben in den Blutkreislauf gelangen.[39,40] Wenn Sie dafür einen Beweis brauchen, suchen Sie sich einen Arzt, der eine Lebendblutanalyse mit einem Dunkelfeldmikroskop machen kann, und sehen Sie selbst, was für Lebewesen sich so alles in ihren Blutgefäßen herumtreiben. Sobald sie im Blut sind, verletzen diese Mikroben das Endothel und setzen einen atherosklerotischen Prozess in Gang.[41,42] Es ist sehr wichtig, sich um sein Verdauungssystem und seine Darmflora zu kümmern (mehr zu diesem Thema später).

- Ein Mangel an vielen Vitaminen, Mineralstoffen, Aminosäuren, essenziellen Fettsäuren und anderen Nährstoffen verursacht Schäden im Endothel.[44,51] Das Endothel erneuert sich ständig selbst und heilt alle Verletzungen, die es durch künstlich hergestellte Chemikalien, Mikroben, freie Radikale, Transfette, industriell verarbeitete Lebensmittel, Toxine und Sonstiges erleidet.[43,44,45] Dazu benötigt es Nährstoffe: Aminosäuren, Vitamine, Mineralstoffe, Fette usw. Unsere moderne Ernährungsweise liefert zu wenig solcher Nährstoffe und hindert in der Folge unser Endothel daran, sich um sich selbst zu kümmern. Alle paar Monate erscheinen neue wissenschaftliche Studien, die zeigen, wie die zusätzliche Zufuhr verschiedener Vitamine, Aminosäuren, Öle, Mineralstoffe, Kräuter und anderer Nährstoffe den atherosklerotischen Prozess umkehrt.[46,51,52] Das geschieht, weil diese Stoffe dem Endothel helfen, sich selbst zu heilen. Eine Fehlernährung stört auch die Biochemie im Körper, denn sie erzeugt viele gefährliche Substanzen, die das Endothel schädigen. Ein Beispiel dafür ist eine Aminosäure namens Homocystein, die Verletzungen, Entzündungen und Plaque-Bildung im Endothel verursacht.[47,48,49] Sie erscheint im Körper, wenn es uns an den Vitaminen B6, B12 und Folsäure mangelt; eine ergänzende Zufuhr dieser Vitamine stoppt die Produktion von Homocystein im Körper. Ein weiteres Beispiel ist das Lp(a) oder Lipoprotein(a), das einen Mangel an Vitamin C anzeigt.[49,50] Menschen mit einem hohen Lp(a)-Spiegel bekommen mit fast 70 Prozent höherer Wahrscheinlichkeit einen Herzinfarkt.[50] Um das Risiko zu beseitigen, müssen wir nur viel biologisch angebautes frisches und fermentiertes Gemüse und Obst essen, das unserem Körper Vitamin C zuführt.

- Fehlendes Sonnenlicht hindert das Endothel daran, sich nach einer Verletzung selbst zu heilen. Wenn wir ein Sonnenbad nehmen, wird in unserer Haut Vitamin D – das Sonnenvitamin – gebildet. Das ist ein Vitamin, ohne das keine Zelle, kein Gewebe und kein Organ unseres Körpers leben, geschweige denn sich nach einer Verletzung selbst reparieren kann.[53,54] Die derzeit grassierende unangebrachte Furcht vor Sonneneinstrahlung hat in der westlichen Welt zu einem epidemischen Vitamin-D-Mangel geführt. Dieser Mangel gehört heute zu den anerkannten Ursachen der ebenfalls epidemisch um sich greifenden Koronaren Herzkrankheit.[55,56] Streng wissenschaftlich gesehen, gibt es keinen Zusammenhang zwischen Hautkrebs und Sonneneinstrahlung.[55,57,58,59,60,61,62,63,64,65] Doch die Handelsmächte, die vom Verkauf von Sonnenschutzmitteln profitieren, haben eine milliardenschwere Propagandamaschine in Gang gesetzt, die leider auch die Ärzteschaft beeinflusst hat.[66] Diese Propaganda hat in der Bevölkerung eine wahre Sonnenphobie ausgelöst. Zufälligerweise enthalten viele Sonnenschutzmittel Chemikalien, die nachweislich Hautkrebs hervorrufen.[63,64,65,66] Um genügend Vitamin D zu produzieren, genügt es nicht, Gesicht und Hände in die Sonne zu halten, es muss schon der ganze Körper sein. Aus diesem Grund sind vernünftige Sonnenbäder für uns Menschen nicht nur etwas Natürliches, sondern etwas absolut Lebensnotwendiges. Das fehlende Sonnenlicht und der damit einhergehende Vitamin-D-Mangel

sind die Erklärung für die besondere Anfälligkeit für Atherosklerose und ihre tödlichen Komplikationen bei Menschen mit dunklerer Hautfarbe, die in kältere Länder übergesiedelt sind – das so genannte südasiatische Paradoxon in Großbritannien.[67,68] Die Pigmentierung bei dunkelhäutigen Menschen lässt nicht so viel Sonnenlicht durch, wie für die Produktion von Vitamin D notwendig wäre.[68,69,70] Wenn diese Menschen in Ländern mit starker Sonneneinstrahlung leben, haben sie dieses Problem nicht. Ziehen sie jedoch in kältere Länder mit wesentlich geringerer Sonneneinstrahlung, bringen sie sich selbst in Gefahr. Daher ist es für dunkelhäutige Menschen besonders wichtig, jede Gelegenheit zum Sonnenbaden zu nutzen.
- Eine sitzende Lebensweise[72], übermäßiger Stress[71], freie Radikale[45], elektromagnetische Verschmutzung[73], Strahlung[74] und weitere Einflüsse können das Endothel verletzen und zur Entwicklung einer Atherosklerose beitragen.[71]

In unserer heutigen Welt sind wir oft vielen dieser Einflüsse gleichzeitig ausgesetzt. Sie alle verletzen unser Endothel und setzen darin einen Entzündungsprozess in Gang.[71] Doch diese Einflüsse sind nur die halbe Geschichte. Unter normalen Umständen würde das Endothel nach jeder Verletzung eine Entzündung mit anschließender Reparatur durchlaufen und fertig. Doch bei der Entwicklung einer Atherosklerose hört die Entzündung nie auf. Woher kommt das? Nun, es gibt noch einen weiteren wichtigen Faktor in der modernen Welt, der die Entzündung aufrecht erhält.

Gestatten Sie mir, Ihnen den größten Bösewicht bei der Entwicklung der Atherosklerose und ihrer tödlichen Komplikationen vorzustellen: das Metabolische Syndrom.

Was ist das Metabolische Syndrom?

Das Metabolische Syndrom ist eine Kondition, bei der das Blut mit Zucker (Glucose) und dem Hormon Insulin (Hyperinsulinismus) angefüllt ist. Infolge unserer modernen Essgewohnheiten ist es eine äußerst verbreitete Kondition, die in vielen Fällen schon in der Kindheit einsetzt.[75]

Der Blutzucker, also der Glucosespiegel im Blut, wird normalerweise vom Körper in strengen Grenzen gehalten, weil ein zu hoher oder zu niedriger Blutzucker zu Hunderten von gesundheitlichen Komplikationen einschließlich Tod führt.[4] Der Körper verfügt über zuverlässige Mechanismen, die den Blutzuckerspiegel kontrollieren. Der wichtigste davon ist ein Hormon, Insulin, das von der Bauchspeicheldrüse produziert wird. Nach jeder Mahlzeit werden die Kohlenhydrate als Glucosemoleküle resorbiert und heben den Glucosespiegel im Blut (den Blutzuckerspiegel) an. Ohne die Hilfe von Insulin kann die Glucose den Blutkreislauf nicht verlassen und von Gewebe und Organen aufgenommen werden: Insulin ist der Schlüssel, der die „Tore" der Zellwände in den Organen aufschließt und die Glucose hineinlässt. In der Zelle wird sie zur Produktion von Energie, zum Aufbau der Zellstrukturen und für andere Funktionen verbraucht. Das Insulin wiederum wandelt jeden Überschuss an Glucose in Fett um, das sie für schlechte Zeiten im Fettgewebe speichert. Wenn der Blutzucker wieder auf seinen Normalspiegel absinkt, wird die Produktion von Insulin eingestellt. Das alles geschieht in einer gesunden, normalen Situation.[75,76,77,78]

In unserer modernen Welt des Überflusses jedoch haben wir eine äußerst unnormale und ungesunde Situation erzeugt: Wir haben **industriell verarbeitete Kohlenhydrate** erschaffen!

Was sind industriell verarbeitete Kohlenhydrate? Frühstücksflocken, Kartoffelchips, Kekse, Cracker, Brot, Kuchen, Eiscreme, Gebäck, Nudeln, Schokolade, Süßigkeiten, Popcorn, Marmelade, Würzmittel, Zucker und alles, was Zucker enthält, konserviertes Obst und Gemüse, Erfrischungsgetränke (Limonade und Sprudel) und Bier, verarbeitete Fruchtsäfte und tiefgefrorene vorgekochte Mahlzeiten, die Stärke und Teig enthalten.

Der Großteil aller Kohlenhydrate in den Lebensmitteln wird verdaut und in Form von Glucosemolekülen resorbiert. Die Natur liefert uns eine Fülle von Kohlenhydraten in Form von Obst, Gemüse, Samen, Kernen und Getreide. Wenn wir die unverarbeitet essen, werden die

Kohlenhydrate langsam resorbiert und der Blutzucker steigt nach und nach an, womit unser Körper von Natur aus gut umgehen kann.[78,79] Es werden auch nicht alle Kohlenhydrate naturbelassener Nahrungsmittel resorbiert – ein Großteil davon ist für die Menschen unverdaulich, was die Menge an Glucosemolekülen, die in den Blutkreislauf gelangen, reduziert.[79]

In den großen Lebensmittelfabriken werden die natürlichen Nahrungsmittel stark verarbeitet. Industriell verarbeitete Kohlenhydrate jedoch sind sehr leicht verdaulich. Sie werden fast vollständig resorbiert und setzen große Mengen Glucose im Blut frei, mit denen unser Körper nicht umgehen kann. Zudem sammelt sich die ganze Glucose sehr schnell an, sodass der Blutzuckerspiegel unnatürlich rasch ansteigt.[80] Ein Mensch, der morgens Frühstücksflocken isst, ein Sandwich zum Mittagessen und abends Nudeln und dazwischen vielleicht noch Erfrischungsgetränke, Kartoffelchips, Kekse, Gebäck, Süßigkeiten, Eiscreme, Kuchen, Zucker und Schokoriegel genießt, überlädt seinen Körper mit riesigen und unnatürlichen Mengen an Glucose. Geschieht das selten, kann der Körper damit umgehen, indem er die ganze überschüssige Glucose als Fett speichert.[77] Doch heutzutage geschieht das Tag für Tag und das schon von Kindesbeinen an. Alles, was dem Körper regelmäßig im Übermaß zugeführt wird, beginnt ihn zu zerstören. Die Bevölkerung der Industriestaaten stopft sich unerbittlich mit Glucose voll, als gäbe es kein Morgen.

Die normale physiologische Reaktion auf ein Übermaß an Kohlenhydraten besteht darin, sie als Fett abzuspeichern, und so leiden wir heute an Übergewicht in epidemischem Ausmaß.[81] Tragischerweise sind die Opfer nicht nur Erwachsene, sondern auch Kinder. Die Kinder in der westlichen Welt werden immer dicker, weil sie ebenso viele industriell verarbeitete Kohlenhydrate verzehren wie die Erwachsenen. Eine Kultur, in der den Kindern Süßigkeiten, Chips, Eiscreme, gesüßte Getränke, Kuchen und Kekse als „Naschereien“ und Imbiss gereicht werden, überschwemmt deren kleine Körper mit riesigen Mengen an Glucose und setzt damit ein lebenslanges Metabolisches Syndrom in

Gang mit dessen tödlichen Folgen: Adipositas, Diabetes, Atherosklerose, Koronare Herzkrankheit und Krebs.[76]

Wie bereits erwähnt, ist es das Insulin, das den Blutzuckerspiegel senkt. Wenn dem Körper unablässig Glucose zugeführt wird, entwickelt der Mensch einen dauerhaft hohen Insulinspiegel im Blut. Dieser Zustand wird als **Hyperinsulinismus** bezeichnet.[79] Wie wir wissen, ist das Insulin dazu da, die Glucose aus dem Blut in die Körperzellen hineinzulassen (in die Muskeln, ins Gehirn usw.). Doch unsere Körperzellen können nur begrenzte Mengen an Glucose aufnehmen. Wenn zu viel Glucose aufgenommen wird und zu viel Insulin diese Glucose in die Zellen drängt, sagt die Zelle schließlich: „Genug!" Sie sagt es, indem sie die „Tore" in den Zellwänden, die das Insulin aufschließt, zerstört. So schützen sich die Zellen in unserem Körper vor dem Ansturm an Glucose: Sie werden insulinresistent. Der Betreffende isst aber weiterhin industriell verarbeitete Kohlenhydrate. Es strömt also weiterhin Glucose ins Blut und der Blutzuckerspiegel steigt gefährlich an. Der Körper reagiert darauf, indem er noch mehr Insulin produziert, um die Glucose mit Gewalt in die Zellen hineinzuzwingen, woraufhin die Zellen noch insulinresistenter werden. In der Folge produziert die Bauchspeicheldrüse noch mehr Insulin und der Hyperinsulinismus wird immer schlimmer.[75,76,78,79] Da Insulin aber unser wichtigstes Fettspeicherhormon ist, kann ein Mensch mit permanent hohem Insulinspiegel nie abnehmen, weil er einfach den Großteil seiner Nahrung immer wieder als Fett abspeichert. Hyperinsulinismus ist die Ursache unserer Adipositas-Epidemie.[79,82] Und Adipositas ist nur eines, was der Hyperinsulinismus dem Menschen antun kann – es gibt noch viel mehr.

Hier kehren wir zur Atherosklerose und ihren tödlichen Folgen zurück: Herzinfarkt und Schlaganfall. *Hyperinsulinismus erzeugt im Körper ein entzündungsförderndes Milieu.* Er verändert die Biochemie so, dass sie Entzündungen begünstigt, die nicht mehr beendet werden können.[75,83,84,85] Wenn wir unser Endothel verletzen, setzt eine Entzündung in der Gefäßwand ein, die aufgrund des Hyperinsulinismus nicht abgeschlossen werden kann. Dieser Prozess läuft in aller Stille ab. Es ist eine stille, heimtückische Entzündung, von der wir nichts merken. Sie setzt den gesamten Prozess der Bildung und des Wachstums atherosklerotischer Plaques in Gang bis hin zu dessen tödlicher dritter Phase, die dann zum Herzinfarkt oder zum Schlaganfall führt.[86,87]

Das Metabolische Syndrom ist die Basis für Diabetes mellitus Typ 2. Aus diesem Grund treten bei Diabetikern häufiger als bei anderen Menschen Atherosklerose sowie Tod durch Herzinfarkt und Schlaganfall auf.[83]

Zu viel Insulin im Blut ist eines der gefährlichsten Dinge, an denen man leiden kann. Das entzündungsfördernde Milieu bereitet nicht nur den Boden für eine Atherosklerose, sondern fördert auch noch viele weitere degenerative Erkrankungen: Krebs, rheumatoide Arthritis, Alzheimer, Multiple Sklerose und andere Autoimmunerkrankungen, chronisch-entzündliche Darmerkrankungen usw. usf.[78,79,83,87]

Da all unsere Hormone zusammenarbeiten, bringt ein abnormer Insulinspiegel im Körper auch die anderen Hormone aus dem Gleichgewicht: die Schilddrüsenhormone, die Sexualhormone und die Nebennierenhormone.[79] Dieses Ungleichgewicht führt zu einer Vielzahl von Symptomen, angefangen von einer Schilddrüsenunterfunktion über PMS, Unfruchtbarkeit, Impotenz und Immunschwäche bis hin zu Depression, Stimmungsschwankungen, Schlafstörungen und einer abnormen Körperform.

Jetzt wissen wir, was ein Überschuss an Insulin bewirkt. Doch was ist mit dem Überschuss an Glucose im Blut? Sie bleibt dort nicht untätig, sondern verursacht ihrerseits viele Schäden.

Welche Folgen hat ein zu hoher Blutzuckerspiegel?

Der Überschuss an Glucose im Blut fügt unserer Liste schädlicher Faktoren, die das Endothel verletzen und noch viele andere Schäden im Körper anrichten, einen weiteren schädlichen Faktor hinzu. Freie Glucosemoleküle sind hochreaktiv; sie binden an Proteine im Blut und verkleben sie (der wissenschaftliche Name dieser Proteine lautet **AGE – *Advanced Glycosylated End Product***).[88] Diese Proteine bleiben nun an den Gefäßwänden kleben, beschädigen sie und setzen den atherosklerotischen Prozess in Gang.[89,90] Zudem dringen sie in die kleinen Arterien und Kapillaren ein, verstopfen sie und sammeln sich dort als eine üble Substanz an, die Amyloid genannt wird.[88,89,90] Sehr häufig verstopft sie die Netzhaut der Augen, was zu Sehschwäche und Erblindung führt.[91] Wenn sie sich im Kapillarbett der Nieren ansammelt, kommt es zu Nierenbeschwerden und hohem Blutdruck.[92,93] Eine Ansammlung im Gehirn führt zur Alzheimer-Krankheit.[94] Im üppigen Kapillarbett der männlichen Geschlechtsorgane verursacht sie erektile Dysfunktion und Impotenz.[95] Wo immer diese AGE sich sammeln, erzeugen sie schwerwiegende Probleme. Diabetiker haben einen hohen AGE-Spiegel im Blut, deshalb sind sie sehr anfällig für Erblindung, Nierenversagen, Impotenz und Gedächtnisverlust.[96,97,98] Dieses „Löffelchen voll Zucker" ist also keinesfalls so harmlos, wie man glauben mag!

AGE-Bildung ist jedoch nicht alles, womit ein Überschuss an Glucose unseren Körper schädigen kann. Er erzeugt noch einen anderen Faktor, der wesentlich zur Ausbildung von Koronarer Herzkrankheit, hohem Blutdruck und vielen anderen gesundheitlichen Problemen beiträgt. Wir sprechen hier vom **chronischen Magnesiummangel.** Magnesium ist ein Mineral, ohne das wir nicht leben können. Es ist an über 300 verschiedenen Stoffwechselreaktionen im Körper beteiligt.[77,79] Jede Zelle, jedes Gewebe und jedes Organ braucht in jeder Sekunde des Lebens Magnesium. Unglücklicherweise liefert unsere Ernährungsweise uns nicht sonderlich viel Magnesium. Es kommt hauptsächlich in grünem Blattgemüse und Nüssen vor, von denen die meisten Menschen nicht viel essen; andere Nahrungsmittel enthalten wesentlich weniger Magnesium.[80] Die modernen landwirtschaftlichen Techniken entziehen den Böden Magnesium, daher enthalten die Pflanzen, die auf diesen Böden wachsen, sehr geringe Mengen dieses Minerals.[100] Dennoch könnte sogar unsere heutige Ernährungsweise genügend Magnesium liefern, wenn wir keine industriell verarbeiteten Kohlenhydrate konsumieren würden. Da diese den Körper mit Glucose überlasten, entziehen sie ihm all das wertvolle Magnesium, das er noch hat. Wieso? Weil wir zur Verstoffwechselung eines Glucosemoleküls mindestens 28 Moleküle Magnesium brauchen.[80,101] Wie ein Heuschreckenschwarm, der über ein Feld herfällt und es leer frisst, hinterlässt die Flut an Glucose, die in den Körper eindringt, einen schwerwiegenden Magnesiummangel.

Darüber hinaus hat der Magnesiummangel noch eine weitere weit verbreitete Ursache: künstlich hergestellte Chemikalien. Der Körper kann wunderbar mit Giften umgehen, ob sie nun im Inneren produziert werden oder von außen kommen. Doch jeder Entgiftungsweg benötigt Magnesium.[78,79,101] Wenn wir uns mit allen möglichen Chemikalien verseuchen, erzeugen wir einen noch größeren Magnesiummangel im Körper.

Was beschert uns ein Magnesiummangel?

Eine lange Liste an Beschwerden:

- Um zu kontrahieren, brauchen unsere Muskeln Calcium – zur Entspannung brauchen sie Magnesium. Wenn es uns an Magnesium fehlt, können sich unsere Muskeln nicht entspannen.[99,100] Was bedeutet das für uns? Es bedeutet, dass unser Blutdruck steigt, weil die Arterienmuskulatur sich nicht entspannen kann.[103,104] Es bedeutet Rückenschmerzen, Nackenschmerzen und Hexenschuss, weil Hunderte von Muskeln, die unsere Wirbelsäule stützen, verkrampfen.[99,102] Es bedeutet Krämpfe und Eklampsie in der Schwangerschaft.[100,102] Es bedeutet Herzrhythmusstörungen (Arrhythmie) und plötzlich auftretende Herzschmerzen (Angina pectoris).[102,104,105] Es ist die Ursache für den plötzlichen Herztod, weil die Koronararterien verkrampfen.[99,100,102] Es ist die Ursache für eine transitorische ischämische Attacke, da die Gehirnarterien verkrampfen.[99,100] Wenn es an Magnesium fehlt, kann jeder Muskel im Körper verkrampfen und schwerwiegende Symptome auslösen: Krämpfe, Tremores, epileptische Anfälle, Augenzucken, Migräne, Bronchospasmen, Asthma, Raynaud-Syndrom (die peripheren Arterien verkrampfen und schneiden die Blutzufuhr ab), Reizkolon usw. usf.[99,100,102]
- Plötzlicher Herztod im Sport.[99,106] Wenn Sportler trainieren, schwitzen sie, und dabei geht viel Magnesium verloren.[80] Wenn ein Sportler

aufgrund industriell verarbeiteter Kohlenhydrate bereits an einem Magnesiummangel leidet und einen so genannten „Energydrink“ zu sich nimmt, der voller Zucker steckt und ihm noch mehr Magnesium entzieht, dann kann sein Herzmuskel verkrampfen und zum plötzlichen Herztod führen.

- Neurologische und psychische Symptome: Angstzustände, Depression, Manie, Hyperaktivität, Konzentrationsschwäche, Gedächtnisschwäche, Schwindel, Psychose, Verwirrtheit, Panikanfälle, Aggressivität, affektive Störungen usw.[107,108,109]
- Ein Magnesiummangel regt die Freisetzung von Histamin aus den Mastzellen im Körper an. Dann neigt der Mensch zu Allergien: Heuschnupfen, Asthma, Ekzem usw.[110]
- Eine Hypokaliämie, ein Kaliummangel im Körper, lässt sich bei einem Magnesiummangel nicht beseitigen.[110,111] Dieser Mangel wird durch viele Medikamente (Diuretika, Blutdruck-Tabletten und andere) verursacht. Dann spielt es keine Rolle, wie viel Kalium man aufnimmt – solange das Magnesium nicht aufgefüllt wird, wird man an Hypokaliämie leiden. Dasselbe gilt für viele andere körperliche Mangelerscheinungen.[111]
- Ein Magnesiummangel bringt alle übrigen Mineralstoffe im Körper aus dem Gleichgewicht und stört ihre Funktionsweise: Mangan, Kupfer, Zink, Molybdän, Eisen und Kalium.[99,100,111]
- Ein Magnesiummangel führt zu Verletzungen und Funktionsstörungen des Endothels.[112,113]

Wenn man mit Ärzten spricht, die schon versucht haben, einen Magnesiummangel bei ihren Patienten zu beheben, dann werden die bestätigen, wie schwer das ist! Eigentlich lässt er sich nämlich gar nicht beheben, solange der Patient nicht aufhört, industriell verarbeitete Kohlenhydrate zu sich zu nehmen. Man schätzt, dass mindestens 80 Prozent der Bevölkerung in den Industriestaaten aufgrund des Verzehrs solcher Nahrungsmittel an einem chronischen Magnesiummangel leiden.[100,110]

Fazit

Die moderne Welt, die wir geschaffen haben, setzt uns tagein, tagaus Hunderten von Einflüssen aus, die unser Endothel verletzen. Normalerweise besteht der Heilungsprozess bei einer Verletzung aus zwei Phasen:

1. Entzündung
2. Reparatur

Atherosklerose und Koronare Herzkrankheit waren vor der Erfindung industriell verarbeiteter Kohlenhydrate praktisch unbekannt. Diese Kohlenhydrate erzeugen ein Metabolisches Syndrom, das seinerseits den Boden für eine andauernde Entzündung bereitet. In dieser Situation kann keine Verletzung des Endothels ausheilen. Bei einem Menschen, der täglich industriell verarbeitete Kohlenhydrate isst, steht die Reparaturphase in ständiger Konkurrenz zur Entzündungsphase, was zur Bildung von instabilen atherosklerotischen Plaques führt. Sobald diese Plaques reißen, folgt ein Herzinfarkt, ein Schlaganfall oder eine andere Katastrophe, je nachdem, welche Körperregion betroffen ist. Ein beträchtlicher Prozentsatz von Herzinfarkten und Schlaganfällen wird durch einen Arterienspasmus verursacht – der Folge eines schweren Magnesiummangels, der wiederum durch den Konsum industriell verarbeiteter Kohlenhydrate oder anderer industriell verarbeiteter Lebensmittel hervorgerufen wird. Davon abgesehen, überschwemmt der Konsum industriell verarbeiteter Kohlenhydrate den Körper mit zu viel Glucose und produziert AGE (verklebte Proteine, die die kleinen Blutgefäße verstopfen), was zu Alzheimer, Nierenversagen, Verlust des Sehvermögens und Erblindung (aufgrund einer diabetischen Retinopathie oder Makuladegeneration) sowie vielen anderen Problemen führt.

In diesem Kapitel haben wir untersucht, **warum** sich eine Atherosklerose entwickelt, wodurch sie verursacht wird und **weshalb** sie in unserer modernen Welt zu einer solchen Epidemie geworden ist. Doch niemand *muss* ihr zum Opfer fallen! Die meisten Faktoren, die wir hier besprochen haben, können Sie selbst beeinflussen. Mit nur wenigen Änderungen Ihrer Lebensweise können Sie verhindern, dass diese Geißel Sie und Ihre Familie heimsucht.

Im nächsten Kapitel werden wir sehen, was wir tun können, um nicht zum Opfer einer Atherosklerose und deren Komplikationen, einschließlich Herzinfarkt und Schlaganfall zu werden.

Teil 3

Was tun?

1 Was können wir tun, um Atherosklerose, Herzinfarkt und Schlaganfall vorzubeugen?

Die Antwort ist ganz simpel:

1. **Essen Sie keine industriell verarbeiteten Lebensmittel!**
2. **Hören Sie auf, Ihren Körper zu verschmutzen!**

Wenn Sie diese beiden Ratschläge beherzigen, haben Sie schon das größte Risiko beseitigt. Sie beugen damit nicht nur einer Atherosklerose und deren Komplikationen vor, sondern auch allen anderen degenerativen Erkrankungen, die die Menschheit heute plagen, wie Krebs, Autoimmunerkrankungen, Gedächtnisverlust, Alzheimer, Diabetes usw.

Schauen wir uns diese beiden Schritte einmal genauer an.

Schritt 1: Essen Sie keine industriell verarbeiteten Lebensmittel!

„Weißt du, woraus Frühstücksflocken gemacht werden? Aus den geringelten kleinen Spänen, die du im Bleistiftspitzer findest!"

Roald Dahl, Charlie und die Schokoladenfabrik, 1964

Wir leben im Zeitalter der Fertignahrung und das ist stark verarbeitete Nahrung. Als die Natur den menschlichen Körper erschuf, stellte sie ihm zugleich alle Nahrungsmittel zur Verfügung, die er braucht, um gesund, aktiv und voller Energie zu bleiben, vorausgesetzt, wir verzehren diese Nahrung in der Form, in der die Natur sie gemacht hat. Erst wenn wir beginnen, diese natürlichen Nahrungsmittel zu manipulieren, bekommen wir Probleme. Jede Behandlung, der wir die Nahrung unterwerfen, verändert deren chemische und biologische Struktur. Unser Körper ist nicht dafür ausgestattet, diese veränderten Nahrungsmittel aufzunehmen! Je stärker ein Nahrungsmittel verarbeitet wird, umso mehr Nährstoffe werden ihm entzogen und umso stärker wird es chemisch verändert.[1,2,4,5] Es verliert nicht nur seinen Nährwert, sondern auch die meisten seiner Eigenschaften: Geschmack, Geruch und Farbe. Um das auszugleichen, werden die verschiedensten chemischen Stoffe zugefügt: Geschmacksverstärker, Farbstoffe, diverse E-Nummern und andere Lebensmittelzusätze.[1,2,3,4,5] Viele dieser Chemikalien tragen nachweislich zur Entstehung von Entzündungen, Krebs, Gedächtnisverlust, Hyperaktivität und Lernschwäche, psychischen Störungen und anderen gesundheitlichen Problemen bei.[6,7,8,9,10,11] Natürliche Lebensmittel halten nicht sehr lange, also werden sie industriell verändert, um ihre Haltbarkeitsdauer zu verlängern. Dazu werden sie extremer Hitze, Druck, Enzymen, Lösungsmitteln und zahllosen anderen chemischen Substanzen ausgesetzt; Fette werden gehärtet, Kohlenhydrate modifiziert und Proteine denaturiert.[1,2,3] In diesem Prozess entsteht aus der natürlichen Nahrung ein chemisches Gebräu, das dann hübsch verpackt und uns als „Lebensmittel" präsentiert wird – ein „Lebensmittel", hergestellt ausschließlich zu kommerziellen Zwecken, in dessen Kalkulation keinerlei gesundheitliche Erwägungen einfließen. Der Hersteller ist verpflichtet, auf dem Etikett alle Inhaltsstoffe zu deklarieren. Verwendet er jedoch einen Inhaltsstoff, der bereits industriell verarbeitet oder aus verarbeiteten Produkten hergestellt wurde, ist er nicht verpflichtet, dies zu deklarieren.[2,3] Wenn Sie also bemüht sind, etwas Bestimmtes zu meiden, wie etwa Zucker oder Gluten, hilft es Ihnen nicht immer, das Etikett zu studieren.

Wenn man sich in den Regalen der Supermärkte umsieht, fällt auf, dass der Hauptteil der industriell verarbeiteten Lebensmittel aus Kohlenhydraten besteht. Frühstücksflocken, Chips, Erfrischungsgetränke und Bier, Kekse, Cracker, Brot, Gebäck, Nudeln, Schokolade, Süßigkeiten, Marmelade, Würzmittel, Zucker, Obst- und Gemüsekonserven, Fertig- und Halbfertiggerichte aus Stärke und Teig – all das sind stark verarbeitete Kohlenhydrate. Im vorangegangenen Kapitel haben wir gesehen, welche Rolle sie bei der Entstehung chronischer Entzündungen und der Atherosklerose spielen. Sie haben jedoch noch andere unmittelbare negative Auswirkungen auf den Körper.

Industriell verarbeitete Kohlenhydrate werden sehr schnell resorbiert und lassen den Blutzuckerspiegel unnatürlich rasch ansteigen.[12] Ein rascher Anstieg des Blutzuckers, **Hyperglykämie** genannt, versetzt den Körper in einen Schockzustand, woraufhin sehr schnell Unmengen an Insulin ausgeschüttet werden, um des Glucoseüberschusses Herr zu werden.[12,13] Infolge dieser Überproduktion an Insulin sinkt der Blutzuckerspiegel etwa eine Stunde später sehr stark ab und das nennt man **Hypoglykämie**. Ist Ihnen schon einmal aufgefallen, dass Sie eine Stunde nach einem zuckerhaltigen Frühstück schon wieder Hunger bekommen? Das ist eine Hypoglykämie. Und womit stillen die Leute um diese Tageszeit gewöhnlich ihren Hunger? Mit einem Keks, einem Schokoriegel, einem Kaffee oder etwas in der Art, und der ganze Zyklus der Hyper-Hypo-Glykämie beginnt von vorn. Dieses achterbahnartige Auf und Ab des Blutzuckerspiegels ist extrem schädlich für jeden Menschen, ob Kind oder Erwachsener. Man hat nachgewiesen, dass Stimmungsschwankungen, Lethargie, Hyperaktivität, Konzentrations- und Lernschwäche, Aggressivität und andere Verhaltensanomalien bei Kindern und Erwachsenen eine direkte Folge dieser Glucose-Achterbahn sind.[14,15,16,17] Die hyperglykämische Phase produziert ein Hochgefühl mit hyperaktiven und manischen Tendenzen, während die hypoglykämische Phase ein Unwohlsein erzeugt, das oftmals mit Kopfschmerzen, einem Stimmungstief, Aggressivität und allgemeiner Müdigkeit einhergeht.

Ein weiterer wichtiger Punkt bei den industriell verarbeiteten Kohlenhydraten ist ihre abträgliche Wirkung auf die Darmflora.[18,19] Industriell verarbeitete Kohlenhydrate nähren pathogene Bakterien und Pilze im Darm und fördern deren Wachstum und Vermehrung. Daneben erzeugen sie ein herrlich klebstoffartiges Milieu im Darm, in dem sich zahlreiche Würmer und Parasiten ansiedeln und entwickeln können.[20,21] Viele dieser Mikroben und Kleinstlebewesen produzieren toxische Substanzen, die in den Blutkreislauf eindringen und den Menschen buchstäblich „vergiften".[22,23] Damit spielen industriell verarbeitete Kohlenhydrate auch eine wichtige Rolle bei der Schädigung des Immunsystems, denn die Darmflora ist ein Hauptregulator des Immunstatus. Und als sei das noch nicht genug, schwächen industriell verarbeitete Lebensmittel (insbesondere Kohlenhydrate und Zucker) auch noch unmittelbar die Funktion der Makrophagen, der natürlichen Killerzellen, und anderer Immunzellen und untergraben damit die systemische Abwehr aller Infektionen.[17,21,22,23,24] Menschen, die täglich zuckerhaltige Getränke, Chips, Süßigkeiten, Frühstücksflocken und andere verarbeitete Lebensmittel zu sich nehmen, schwächen mit dieser Ernährungsweise ihr Immunsystem.

Werfen wir einmal einen Blick auf einige der am meisten verbreiteten verarbeiteten Kohlenhydrate.

Frühstücksflocken

Sie sollen ja so gesund sein, nicht wahr? Das jedenfalls redet uns die Fernsehwerbung ein. Leider ist das Gegenteil wahr.[17,25,26]

- Frühstücksflocken sind industriell stark verarbeitete Kohlenhydrate, voller Zucker, Salz, Transfette und anderer ungesunder Stoffe. Eine Schüssel Frühstücksflocken gibt den Startschuss zur ersten Blutzucker-Achterbahnfahrt des Tages mit all den vertrauten Symptomen, mit denen Sie es dann zu tun bekommen.
- Da sie viele verarbeitete Kohlenhydrate enthalten, nähren Frühstücksflocken die pathogenen Bakterien und Pilze im Darm, sodass diese ihre Gifte produzieren können.
- Und was ist mit den Ballaststoffen? Die Hersteller behaupten, mit einer Schüssel ihres Produkts würden Sie ihrem Körper alle nötigen Ballaststoffe zuführen. Leider sind das für die meisten Menschen die falschen Ballaststoffe. Die Ballaststoffe in Frühstücksflocken stecken voller Phytate. Diese Stoffe binden essenzielle Mineralstoffe und entfernen sie damit aus dem System, was zum Mineralstoffmangel beiträgt, der zu Osteoporose und anderen Beschwerden führen

kann.[27] Getreidefasern enthalten überdies Lektine, die das Verdauungssystem und den übrigen Körper schädigen.[28,29,30]

- In einem Lebensmittellabor wurde ein interessantes Experiment durchgeführt. Man analysierte den Nährwert einiger Frühstücksflockenmarken sowie den der Pappschachteln, in denen diese Flocken verpackt waren. Die Analyse ergab, dass die Schachtel aus Zellstoff mehr nützliche Nährstoffe enthielt als die darin befindlichen Frühstücksflocken.[31] Frühstücksflocken haben in der Tat nur einen ganz geringen Nährwert. Zum Ausgleich reichern die Hersteller sie mit synthetischen Vitaminen an und behaupten, mit der morgendlichen Schüssel ihrer Frühstücksflocken decke man seinen täglichen Bedarf an diesen Vitaminen. So einfach ist der menschliche Körper aber nicht gestrickt: Er ist dazu veranlagt, natürliche Vitamine, die in naturbelassener Nahrung enthalten sind, zu erkennen und zu verwerten. Deshalb haben synthetische Vitamine eine sehr geringe Resorptionsrate, was bedeutet, dass die meisten nur durch unseren Verdauungstrakt hindurchgeschleust werden, ohne etwas Gutes zu bewirken.[32] Die Vitamine, die resorbiert werden, werden vom Körper oft nicht als Nahrung erkannt und deshalb direkt an die Nieren weitergeleitet und mit dem Urin ausgeschieden. Wir haben ein neues Syndrom in unserer „Pilleneinwerf-Gesellschaft“: das Syndrom des „teuren Urins“.

Ganz egal, was die Werbung sagt – es ist nichts Gesundes in Frühstückflocken drin.

Chips, Pommes und andere stärkehaltige Snacks

Chips, Pommes frites und Popcorn, das Rückgrat der heutigen Kinderernährung, sind industriell stark verarbeitete Kohlenhydrate mit nachteiliger Wirkung auf die Darmflora. Doch das ist noch nicht alles: Sie sind getränkt mit Pflanzenöl, das sehr stark erhitzt wurde. Jedes Pflanzenöl, das erhitzt wird, enthält Substanzen, die als Transfettsäuren bezeichnet werden, und das sind ungesättigte Fettsäuren mit einer veränderten chemischen Struktur. Wir haben darüber schon im vorigen

Kapitel gesprochen. Sie ersetzen die lebenswichtigen Omega-3- und Omega-6-Fettsäuren in der Zellstruktur und stören damit die Zellfunktion. Der Verzehr von Transfettsäuren schädigt das Immunsystem unmittelbar. Bei Krebs, Herzkrankheit, Ekzem, Asthma und vielen neurologischen und psychischen Erkrankungen wurde ein Bezug zu den Transfetten in der Nahrung festgestellt.[33]

Seit Kurzem kennen wir ein weiteres überzeugendes Argument gegen den Konsum von Chips, Pommes und anderen verarbeiteten Kohlenhydraten: die Acrylamide.

Die Geschichte der Acrylamide

Im Frühjahr 2002 erschien ein Bericht der schwedischen nationalen Lebensmittelagentur *Livsmedelsverket* und der Universität Stockholm über die Entdeckung äußerst neurotoxischer und karzinogener Substanzen in Kartoffelchips, Pommes frites, Brot und anderen stärkehaltigen Backwaren und Frittiergütern. Diese Substanzen sind Acrylamide.[34,35] Wissenschaftler in Norwegen, Großbritannien und der Schweiz haben diese Entdeckung bestätigt. Sie fanden Acrylamide ebenfalls in Frühstücksflocken und anderen stärkehaltigen Lebensmitteln, die bei hohen Temperaturen frittiert oder gebacken wurden. Kürzlich wurde der Liste der Nahrungs- und Genussmittel, die diese hochgefährlichen Substanzen enthalten, auch Pulverkaffee hinzugefügt. Die Weltgesundheitsorganisation, die Ernährungs- und Landwirtschaftsorganisation der Vereinten Nationen und die amerikanische *Food and Drug Administration* (FDA) haben einen Plan ausgearbeitet, um herauszufinden, wie sich Acrylamide in Lebensmitteln bilden und was man tun kann, um sie zu eliminieren, da sie Krebs, Nervenschäden und Unfruchtbarkeit hervorrufen können. Acrylamide sind so gesundheitsschädlich, dass Höchstgrenzen für deren Gehalt in Lebensmittelverpackungen festgelegt wurden.[34,35] Staatliche Agenturen haben der Kontrolle des Acrylamidgehaltes in Kunststoffverpackungen für Lebensmittel jahrelang viel Aufmerksamkeit gewidmet, doch niemand hat sich je für die darin verpackten Lebensmittel interessiert. Jetzt fand man heraus, dass einige so verpackte Lebensmittel unglaublich hohe Mengen an Acrylamiden enthalten, weit über allen zugelassenen Höchstgrenzen.[35,36] Die Geschichte der Acrylamide liefert uns einen weiteren Grund, Chips, Pommes und andere stärkehaltige Snacks zu meiden.

Weizen

So gut wie niemand kauft Weizen als Getreide und bereitet ihn zu Hause zu – wir kaufen Lebensmittel, die aus Weizenmehl gemacht sind. Weizenmehl ist der Hauptbestandteil der meisten industriell verarbeiteten Kohlenhydrate. Das Mehl wird den Bäckereien in fertig verpackten Mischungen für verschiedene Brotsorten, Kuchen und Gebäck geliefert. Diese Mehlmischungen sind bereits industriell verarbeitet, wobei die besten Nährstoffe verloren gegangen sind. Dann werden sie mit Konservierungsstoffen „angereichert", mit Pestiziden, um die Insekten fernzuhalten, mit chemischen Substanzen, damit sie keine Feuchtigkeit aufsaugen, Farbstoffen und Geschmacksverstärkern und Weichmachern, um nur einige der Zusatzstoffe zu nennen. Die Bäckereien backen aus diesen chemischen Cocktails Brot, Kuchen, Gebäck usw., die wir essen sollen, und geben dabei noch weitere industriell verarbeitete Inhaltsstoffe dazu. Weizenmehl wird sehr schnell verdaut und resorbiert und überfrachtet unser System mit Glucose. Eine Scheibe eines typischen Weizenbrotes zum Beispiel liefert uns das Äquivalent zu etwa 5 Teelöffeln Zucker, der rasch in den Blutstrom aufgenommen wird und zu Hyperinsulinismus und dem Metabolischen Syndrom führt.[37] Weizenmehl ist in den meisten industriell verarbeiteten Nahrungsmitteln enthalten. Es ist in unserer westlichen Kultur inzwischen so allgegenwärtig, dass die meisten von uns gar nicht wissen, wie viel davon wir täglich konsumieren. Wir essen Weizenflocken und Weizentoast zum Frühstück, Sandwiches und Baguettes zur Mittagszeit, Nudeln zum Abendbrot und zwischendurch Kuchen und Gebäck: Zirka 70 bis 85 Prozent von allem, was sich viele Leute täglich in den Mund stecken, ist Weizen.[31] Unsere Physiologie ist nicht dafür gemacht, so große Mengen einer einzigen Substanz auf Kosten aller anderen zu konsumieren! Die Menschen wissen, dass sie mehr Obst und Gemüse essen sollten, das Problem ist jedoch, dass ihre Mägen den ganzen Tag lang so sehr mit

Weizen angefüllt sind, dass dort kein Platz mehr für Obst und Gemüse bleibt. Da fast 100 Prozent der Weizenprodukte industriell stark verarbeitete Lebensmittel sind, macht der Weizen heute den Hauptanteil unserer gesundheitsschädlichen, industriell verarbeiteten Nahrung aus. Es besteht kein Zweifel daran, dass Nahrungsmittel aus Weizenmehl weltweit den größten Beitrag zum Metabolischen Syndrom und zur Atherosklerose leisten wie auch zur Entstehung jeder anderen degenerativen Erkrankung.[31,32]

Zucker und zuckerhaltige Nahrungsmittel

Zucker wurde einst der „weiße Tod" genannt.[37] Diesen Titel verdient er hundertprozentig. Der Weltverbrauch an Zucker hat im letzten Jahrhundert enorme Ausmaße angenommen: 171 Millionen Tonnen.[38] Zucker ist allgegenwärtig und man findet schwerlich noch ein verarbeitetes Nahrungsmittel, das keinen enthält. Abgesehen davon, dass er den Körper mit Glucose überlädt, die Blutzucker-Achterbahn in Gang setzt und die Darmflora schädigt, übt er auch nachweislich eine unmittelbar schädigende Wirkung auf das Immunsystem aus.[24,37] Darüber hinaus muss der Körper, um mit dem Zuckeransturm fertig zu werden, verfügbare Mineralstoffe, Vitamine und Enzyme in erschreckendem Ausmaß verbrauchen, sodass es ihm schließlich an diesen lebenswichtigen Stoffen mangelt.

Wie geht das vor sich?

Um nur ein Molekül Zucker zu verstoffwechseln, braucht der Körper etwa 56 Moleküle Magnesium sowie Dutzende Moleküle von Vitaminen, Enzymen, Mineralstoffen und anderen Nährstoffen.[24,32,37,39] Wenn wir ein Stück frisches Zuckerrohr oder Zuckerrübe in deren natürlichem Zustand im Labor untersuchen, stellen wir fest, dass jedes darin enthaltene Zuckermolekül tatsächlich mit 56 Molekülen Magnesium und allen anderen Nährstoffen ausgestattet ist.[40,41] Wenn wir also Zuckerrohr und Zuckerrüben naturbelassen essen würden, könnte der darin enthaltene Zucker vom Körper gut abgebaut werden und wir würden gesund bleiben. Das tun wir aber nicht. Wir entziehen diesen Pflanzen den Zucker und werfen den Rest weg. Dieser pure Zucker dringt in den Körper wie ein Bösewicht ein, wie ein Straßenräuber, der unseren Knochen, Muskeln, dem Gehirn und anderen Geweben die Nährstoffe entzieht, damit er selbst verarbeitet werden kann.[24,32] Er braucht nun einmal die 56 Magnesiummoleküle! Und woher soll das ganze Magnesium kommen? Aus unseren Knochen, unseren Muskeln und anderen Organen. Der Zuckerkonsum ist eine Hauptursache für den in unserer modernen Gesellschaft weit verbreiteten Magnesiummangel, der zu hohem Blutdruck, Herzinfarkt, Schlaganfall, neurologischen, immunologischen und den vielen anderen Problemen führt, die wir im vorangegangenen Kapitel besprochen haben.[42,43] Und das ist erst einmal nur das Magnesium. Was ist mit all den anderen Nährstoffen, die unserem Körper infolge des Zuckerverzehrs entzogen werden? Ihr Mangel beschert uns noch viele weitere Beschwerden und Probleme.[44]

Kuchen, Süßigkeiten und andere Zuckerwaren werden überwiegend aus Zucker und Weizenmehl hergestellt und dazu aus vielen Chemikalien (Farb-, Konservierungs-, Aromastoffen usw.). Es versteht sich von selbst, dass wir sie aus unserer Ernährung streichen müssen, wenn wir einer Atherosklerose und allen anderen modernen Krankheiten vorbeugen wollen.

Erfrischungsgetränke (Limonade, Limonadensirup, Cola usw.) enthalten den Großteil des Zuckers in unserer heutigen Ernährung, ganz zu schweigen von den chemischen Zusatzstoffen. Eine Dose Limonade kann 5 bis 10 Teelöffel Zucker enthalten.[45] Der Konsum von Erfrischungsgetränken ist einer der Hauptgründe für das Metabolische Syndrom und Adipositas, die vor allem bei Kindern epidemisch um sich greifen. Wenn wir Durst haben, braucht unser Körper Wasser, keine zuckerhaltigen chemischen Cocktails in bunten Flaschen. Die im Handel erhältlichen Fruchtsäfte sind kein bisschen besser: Sie stecken voller industriell verarbeiteter Fruchtzucker und Schimmelpilze.[46] Solange sie nicht frisch gepresst sind, sollten Sie sie ebenfalls aus ihrem Ernährungsplan streichen. Da wir schon über Getränke sprechen, sollten wir das Bier nicht vergessen. Bier wird aus Getreide und Zucker hergestellt und steckt voller teilweise aufgebrochener Stärke. Es liefert unserem Körper die doppelte Portion an industriell stark verarbeiteten Kohlenhydraten in Kombination mit Alkohol. Es erzeugt das Metabolische Syndrom im Körper: Der so genannte „Bierbauch" ist ein Anzeichen für diese Störung. Der Konsum von Bier ist ein zentraler Faktor in der heutigen Epidemie an Adipositas, Diabetes und Herzkrankheit.[37,44,45] Wenn Sie diesen Krankheiten aus dem Weg gehen wollen, müssen Sie sich vom Bier verabschieden oder seinen Konsum nur auf seltene Gelegenheiten beschränken.

Da die Menschen sich der gesundheitsschädlichen Wirkungen des Zuckers zunehmend bewusst werden, entwickelt die Industrie immer neue chemische Süßstoffe für die Lebensmittelproduktion, für die sie kräftig die Werbetrommel rührt. Die Wissenschaftler brauchen zumeist einige Jahre, um herauszufinden, wie gesundheitsschädlich diese Stoffe sind. Ein gutes Beispiel dafür ist Saccharin. Es war jahrzehntelang auf dem Markt, bevor die Wissenschaftler herausfanden, dass es krebserregend ist.[47] Ein weiteres Beispiel liefert Aspartam, ein Zuckerersatz in den so genannten „Diätgetränken". Wie sich herausstellte, ist es karzinogen und neurotoxisch und ist insbesondere an der epidemieartigen Verbreitung der Multiplen Sklerose beteiligt.[48,49,50,51] Ein anderer moderner Süßstoff ist Maissirup. Obwohl nachgewiesen wurde, dass er so gut wie jede chronische Erkrankung auf der Erde hervorrufen kann, wird er weiterhin in großem Umfang von der Nahrungsmittelindustrie bei der Herstellung verarbeiteter Lebensmittel und Erfrischungsgetränke verwendet.[52,53] Am besten meidet man alle künstlich hergestellten Süßstoffe, da sie für unseren Körper Fremdstoffe sind. Die Natur hat uns gute und gesunde Süßstoffe geschenkt, über die wir später sprechen werden.

Industriell verarbeitete Fette

Margarine, Butterersatz, streichfähige Butter, Pflanzenöl, Speiseöl, gehärtetes Öl, Backfett und viele künstliche Fette – all das sind ausnahmslos industriell verarbeitete Fette, die der menschlichen Physiologie fremd sind und nicht konsumiert werden dürfen, wenn man einer Atherosklerose, deren tödlichen Komplikationen und allen anderen modernen degenerativen Erkrankungen vorbeugen möchte.[54,55] Verarbeitete Fette finden sich in den meisten industriell verarbeiteten Lebensmitteln: in Brot und Backwaren, Schokolade, Eiscreme, Kuchen und Gebäck, vorgekochten Mahlzeiten, Kartoffelchips, Snacks, Popcorn, Saucen, Mayonnaise, Würzmitteln, allen frittierten Produkten, Säuglingsnahrung, vegetarischen Lebensmitteln usw.

Die Basis aller industriell verarbeiteten Fette sind Speiseöle und Pflanzenöle.[56] Diese Öle werden aus Pflanzen extrahiert. Alle pflanzlichen Öle enthalten sehr fragile, mehrfach ungesättigte Fettsäuren, die sehr leicht durch Hitze, Licht und Sauerstoff beschädigt werden.[54] Aus diesem Grund hat die Natur sie sorgfältig in der Zellstruktur der Pflanzen versteckt, in deren ölhaltigen Samen, Blättern, Stängeln und Wurzeln. Wenn wir Pflanzen in natürlicher Form essen, nehmen wir diese Öle im unberührten Zustand auf, und dann sind sie sehr gut für uns. Doch wenn wir die Pflanzen in unsere Großbetriebe schaffen und das Öl aus ihnen extrahieren, passiert etwas ganz anderes. Dabei kommen nämlich sehr hohe Temperaturen, Druck und diverse Chemikalien zum Einsatz, die die Struktur der fragilen Fettsäuren in der Pflanzenmasse verändern und eine Fülle unnatürlicher, chemisch verstümmelter und schädlicher Fette erzeugen.[54,56] Dann werden diese chemisch verstümmelten Öle in Flaschen abgefüllt, im Supermarkt als Speiseöl und Pflanzenöl verkauft und allen industriell verarbeiteten Nahrungsmitteln zugesetzt.

Von Anfang an, seit diese Öle in der menschlichen Nahrungskette aufgetaucht sind, sind besorgte wissenschaftliche Studien erschienen, die nachwiesen, dass industriell gefertigte Pflanzenöle Krebs, Koronare Herzkrankheit, Diabetes, Nervenschäden, Immunanomalien und andere gesundheitliche Probleme verursachen.[57,58,59,60,61] Diese Öle stecken voller chemisch veränderter Fettsäuren, für deren Verarbeitung der menschliche Körper nicht ausgerüstet ist!

Viele dieser veränderten Fette in Pflanzenölen wurden noch nicht einmal untersucht, sodass wir nicht wissen, welche Verwüstungen sie im Körper anrichten können. Doch eine Gruppe, Transfette genannt, hat sehr viel Aufmerksamkeit auf sich gezogen.[62,63,64] Das sind ungesättigte Fettsäuren, deren chemische Struktur durch die Verarbeitung verändert wurde. Transfettsäuren sind ihren natürlichen Gegenstücken strukturell sehr ähnlich, nur sind sie in gewisser Weise „spiegelverkehrt" aufgebaut. Aufgrund ihrer Ähnlichkeit nehmen sie den Platz essenzieller Fettsäuren im Körper ein, sind aber nicht in der Lage, deren Aufgaben zu erledigen. Das macht die Zellen gewissermaßen arbeitsunfähig.[54] Davon sind alle Organe und Gewebe im Körper betroffen. Transfette haben beispielsweise ausgeprägte immunsuppressive Fähigkeiten und stören das Immunsystem bei der Ausübung verschiedenster Funktionen.[62] Sie spielen eine Rolle bei der Entstehung von Diabetes, Atherosklerose, Krebs und neurologischen und psychischen Erkrankungen.[62,66] Sie beeinträchtigen Schwangerschaft und Empfängnis, die normale Hormonproduktion, die Fähigkeit des Insulins, auf Glucose zu reagieren, und die Funktionsfähigkeit von Enzymen und anderen aktiven Substanzen.[62] Sie schädigen Leber und Nieren.[62] Eine stillende Mutter hätte nach einer Portion „gesunden" Butterersatzes schon recht bald Transfette in ihrer Milch.[54,62] Das Gehirn eines Säuglings enthält einen sehr hohen Prozentsatz ungesättigter Fettsäuren. Diese würden gegen die Transfette ausgetauscht und diese wiederum würden die Entwicklung des Gehirns stören. Es gibt einfach keine sichere Obergrenze für Transfette in der Nahrung. Und doch liefert uns jedes Päckchen Kartoffelchips etwa 6 Gramm Transfette, eine kleine Schachtel Kekse 7–12 Gramm, eine Portionspackung verarbeiteten Käses (besonders empfohlen für Kinder) 8 Gramm, ein Esslöffel normaler Margarine 4–6 Gramm und eine Portion Pommes frites, in Pflanzenöl frittiert, 8–9 Gramm.[54,64] In Anbetracht ihrer Fähigkeit, die Körperfunktionen auf der tiefsten biochemischen Ebene zu beeinträchtigen, besteht keinerlei Zweifel, dass die Rolle der Transfette in unserer modernen Epidemie an degenerativen Erkrankungen stark unterschätzt wird. Transfette und andere industriell verarbeitete Fette fügen dem Endothel im Körper direkte Verletzungen zu und verursachen Atherosklerose.[65,66]

Um Pflanzen- und Speiseöle zu verfestigen und ihre Haltbarkeit zu verlängern, werden sie gehärtet.[63] Bei der Fetthärtung werden der chemischen Struktur der Öle Wasserstoffmoleküle hinzugefügt. Dies geschieht unter hohem Druck bei sehr hoher Temperatur – 120–210 ^{0}C –

in Anwesenheit von Nickel, Aluminium und manchmal auch anderen Metallen. Reste dieser toxischen Metalle verbleiben in den gehärteten Ölen und erhöhen die ohnehin schon vorhandene toxische Belastung, die der Körper dann mit großer Mühe wieder loswerden muss.[54] Die Härtung von Pflanzenölen erzeugt Produkte, die noch giftiger und gesundheitsschädlicher als die Öle selbst sind.

Der Verzehr großer Mengen an Pflanzen- und Speiseölen stellt den Körper vor ein weiteres Problem: den Überschuss an Omega-6-Fettsäuren.[55,67] Um gesund zu bleiben, braucht unser Körper eine sehr feines Gleichgewicht zwischen den Fettsäuren. Wenn wir Pflanzen im natürlichen Zustand essen, stören die so aufgenommenen Öle dieses Gleichgewicht nicht. Doch wenn wir industriell verarbeitete Nahrungsmittel voller Pflanzenöle essen, nehmen wir zu viele Omega-6-Fettsäuren auf, die ein entzündungsförderndes Milieu im Körper schaffen und uns schließlich krank machen.[54,55,67]

In den folgenden Kapiteln werden wir sehen, welche Fette für uns Menschen gut sind.

Industriell verarbeitetes Salz

Nur ein kleiner Prozentsatz der gesamten industriellen Salzproduktion ist für den Verzehr durch den Menschen bestimmt. Mehr als 90 Prozent werden industriell weiterverwendet: zur Herstellung von Seifen, Reinigungsmitteln, Kunststoffen, Agrochemikalien, PVC usw. usf.[82] Für diese industriellen Anwendungen wird reines Natriumchlorid benötigt. Unverarbeitetes Stein- und Meersalz jedoch enthält noch viele andere Elemente, nämlich alle Mineralstoffe und Spurenelemente, aus denen der menschliche Körper besteht.[84,85] In diesem naturbelassenen Zustand ist Salz nicht nur gut für uns, sondern lebenswichtig. Da die Industrie reines Natriumchlorid benötigt, werden dem Salz alle anderen Elemente und Mineralstoffe entzogen. Wir konsumieren es dann unter dem Namen „Speisesalz“, „Tafelsalz“ oder „Kochsalz“ und selbstredend sind all unsere industriell verarbeiteten Lebensmittel voll davon.[84]

Diese Art Salz dringt in unseren Körper ein wie ein Bösewicht, der unsere Homöostase von Grund auf durcheinanderbringt.[88,91] Unser

Körper ist dazu bestimmt, Natriumchlorid in Kombination mit all den anderen Mineralstoffen und Spurenelementen aufzunehmen, die ein naturbelassenes Salz liefert.[83,84,85] Reines Natriumchlorid zieht Wasser an und führt zu Wassereinlagerungen im Körper mit solchen Konsequenzen, wie Bluthochdruck, Ödemen und Kreislaufschwäche.[87,89] Sobald der Körper versucht, mit dem Überschuss an Natriumchlorid fertigzuwerden, bilden sich verschiedene schädliche Säuren sowie Gallen- und Nierensteine.[86,87] Da Natrium im Körper mit vielen anderen Mineralstoffen und Spurenelementen zusammenarbeitet (Kalium, Calcium, Magnesium, Kupfer, Zink, Mangan usw.), gerät der Spiegel dieser Substanzen aus der Balance.[84,87,90] Die Schäden, die der Verzehr von Tafelsalz hervorrufen kann, sind zahlreich und schwerwiegend. Aus diesem Grund raten uns die meisten Mediziner, einschließlich unserer Hausärzte, kein Tafelsalz zu essen.

Unsere Erde verfügt über Unmengen Salz von guter Qualität, das wir essen können. In der gesamten Menschheitsgeschichte wurde das Salz hoch geschätzt: Man nannte es „weißes Gold" und das Römische Reich bezahlte seine Söldner mit Salz (daher der Begriff „Salär").[83,85] Natürliches Salz ist für unsere Physiologie genauso unverzichtbar wie Wasser.[92,93] Wir müssen Salz in dessen natürlichem Zustand konsumieren: als Kristallsalz aus Salzbergwerken oder als unverarbeitetes Meersalz. Weltweit gibt es eine ganze Reihe Firmen, die naturbelassenes Salz in guter Qualität liefern.

Bitte kein Soja!

Soja ist Big Business, vor allem in den USA. Ein Großteil der Industrie verwendet gentechnisch veränderte Sojabohnen.[68] Die Herstellung von Sojaprodukten ist billig und infolge einiger Forschungsergebnisse, die behaupten, sie könnten gut für Frauen in der Menopause sein, ist der Verkauf dieser Produkte explosionsartig angestiegen. Soja kann in vielen industriell verarbeiteten Lebensmitteln enthalten sein: Margarine, Salatdressings und -saucen, Brot, Gebäck, Pizza, Säuglingsnahrung, Snacks für Kinder, Süßigkeiten, Kuchen, vegetarischen Produkten, Milchersatzprodukten, Flaschenmilch für Babys usw. Ist das ein Problem? Schauen wir uns einige Fakten an.

1. In Japan und anderen asiatischen Kulturen wird Soja von alters her als ganze Bohne verzehrt oder fermentiert als Sojasauce, Tofu, Nattō, Miso und Tempeh.[69] Die Form, in der Soja im Westen verwendet wird, heißt *Sojaproteinisolat*.[70] Wie wird das hergestellt? Nach Entfernung der Faser mithilfe einer basischen Lösung packt man die Sojabohnen in große Aluminiumbehälter mit einer Säurewaschlösung. Die Säure lässt die Sojabohnen das Aluminium absorbieren, das dann auch noch im Endprodukt enthalten ist.[68] Aluminium hat einen Bezug zu Demenz und Alzheimer und in der Tat gab es erst kürzlich ein großes öffentliches Aufsehen, das den Konsum von Sojaprodukten mit geistigen Störungen in Verbindung brachte.[71,72] Nach der Aluminium-Säure-Wäsche werden die Bohnen mit vielen weiteren Chemikalien behandelt, unter anderem mit Nitraten, die eine Rolle bei der Entwicklung von Krebserkrankungen spielen. Das Endprodukt ist ein nahezu geschmackloses Pulver, das problemlos jedem Nahrungsmittel zugefügt werden kann. Die meisten verarbeiteten Lebensmittel enthalten dieses Pulver und natürlich werden Sojamilch, -joghurt und Soja-Säuglingsnahrung ganz aus diesem Pulver hergestellt.[68] Es ist eine industriell stark verarbeitete Substanz mit geringem Nährwert und vielen schädlichen Eigenschaften. Tiere, an die dieses Produkt verfüttert wird, erkranken an Krebs, sind unterernährt und bringen kranke Junge zur Welt.[68,73] Sein Konsum wurde kürzlich mit Krebs, Entzündungen und anderen degenerativen Erkrankungen in Verbindung gebracht.[68,73,74,75]
2. Soja ist ein natürliches Goitrogen. Was heißt das? Es heißt, dass Soja die Schilddrüsenfunktion beeinträchtigen kann. Eine Schilddrüsenunterfunktion hat schwerwiegende Auswirkungen auf die Gesundheit und dazu gehört auch die Entwicklung einer Atherosklerose.[68,73,75,76]
3. Sojabohnen enthalten eine hohe Konzentration an Phytaten. Diese Stoffe finden sich auch in allen Getreidesorten, insbesondere in

deren Kleie. Phytate neigen sehr stark dazu, Mineralstoffe an sich zu binden, sodass diese nicht mehr resorbiert werden können. Das betrifft vor allem Calcium, Magnesium, Eisen und Zink.[68,77,78]

4. Soja hat bei der Behandlung von Problemen in der Menopause Berühmtheit erlangt, weil es pflanzliche Estrogene enthält, die im Körper nicht in derselben Weise wirken wie ihre natürlichen Pendants. Es ist fraglich, ob diese Substanzen Frauen in der Menopause wirklich helfen. Für alle anderen, insbesondere Männer und Kinder, sind sie eindeutig schädlich. Unter Medizinern herrscht zunehmende Besorgnis über die Mengen an pflanzlichen Estrogenen, die Säuglinge und Kleinkinder über Flaschenmilch und Sojamilch aufnehmen könnten.[76,79,80]
5. Die Produzenten in den westlichen Ländern möchten uns glauben machen, dass die Gesundheit der Japaner vom Sojakonsum abhängt. Die Wahrheit sieht ganz anders aus. Soja wird dort hauptsächlich in fermentierter Form und nur in kleinen Mengen verzehrt. Viele gesundheitliche Vorteile der japanischen Küche können den Meeresfrüchten und den Algen zugeschrieben werden, die täglich in ansehnlichen Mengen verzehrt werden. Frische und getrocknete Algen stecken voller Nährstoffe und werden in der Küche Japans und vieler anderer Kulturen der Welt ausgiebig verwendet.[81]

Wenn Sie Soja essen möchten, dann am besten nur in seiner natürlichen, traditionell fermentierten Form als Sojasauce, Nattō, Miso, Tofu und Tempeh. Diese Nahrungsmittel werden nach herkömmlichen Rezepten hergestellt, die den Menschen in Asien jahrhundertelang gute Dienste geleistet haben.

Was sollten wir essen, um der Atherosklerose und deren tödlichen Komplikationen vorzubeugen?

Fangen wir mit dem Einkauf an. Kaufen Sie Ihre Lebensmittel in der Form, in der die Natur sie gemacht hat, und bereiten Sie sie zu Hause selbst mit traditionellen Methoden zu: auf dem Küchenherd, dem Grill oder im Backofen. Verwenden Sie keine Mikrowellen, weil diese die Lebensmittel zerstören und krebserregend machen können.[1,2]

Was sollten Sie kaufen?

1. Frisches oder tiefgefrorenes Fleisch, einschließlich Wild und Innereien

Meiden Sie alle regulär verarbeiteten Fleischsorten: Schinken, Speck, Wurst, Feinkost, Fleisch- und Wurstkonserven usw., denn sie stecken voller Konservierungsstoffe und anderer Chemikalien, die nachweislich Endotheldysfunktion, Krebs und andere Beschwerden hervorrufen.[4,5] Auf herkömmliche Weise mit naturbelassenem Salz und Fermentation zubereitetes Fleisch ist ungefährlich und schmeckt viel besser. Kaufen Sie kein gentechnisch verändertes Fleisch. Unsere Physiologie ist für den Verzehr von Fleisch ausgerüstet, wie die Natur es gemacht hat, ohne Antibiotika, Pestizide und andere Chemikalien. Suchen Sie Fleisch von Tieren aus Weidehaltung, vorzugsweise in Bioqualität. Meiden Sie mageres Fleisch; unsere Physiologie kann Fleischfasern nur verarbeiten, wenn sie von Fett, Kollagen und anderen Substanzen begleitet werden, die ein ordentliches Stück Fleisch gewöhnlich liefert.[3] Wenn Sie Geflügel essen, sollten Sie unbedingt die Haut und das Fett mit dem Fleisch mitessen; die wertvollsten Nährstoffe sind in Keulen, Flügeln und Rumpf des Vogels enthalten, weniger in der Brust.[6] Möchten Sie Wurst essen, suchen Sie sich einen einheimischen Fleischer, der sie für Sie auf Bestellung ausschließlich aus (vollfettem) Hackfleisch, Salz, Pfeffer, Zwiebel und frischen Kräutern Ihrer Wahl anfertigt. Bestellen Sie sie en gros und bewahren Sie sie in der Tiefkühltruhe auf. Wenn Sie diese Würste einmal gekostet haben, werden Sie nie wieder die handelsüblichen (voller Weizen und Chemikalien) essen wollen. Entgegen der gängigen Meinung sind es Fleisch, Fisch und andere Tierprodukte, die die meisten Vitamine, Aminosäuren, Nahrungsfette, Mineralstoffe und andere Nährstoffe enthalten, die der Mensch täglich braucht.[3] All diese Fleisch- und Fischwaren sind für uns Menschen auch am leichtesten verdaulich. Ich halte es für irreführend, wenn Vitamintabellen in manchen Büchern über gesunde Ernährung behaupten, pflanzliche

Nahrungsmittel (Getreide, Gemüse, Obst usw.) würden uns sämtliche Vitamine liefern. Erstens enthalten die Pflanzen diese Vitamine in einer für uns schwer verdaulichen Form. Vergleicht man zweitens die Mengen der in Fleisch, Fisch und anderen tierischen Produkten enthaltenen Vitamine mit denen in pflanzlichen Nahrungsmitteln, dann stehen die tierischen Produkte eindeutig an der Spitze. Schauen wir uns einige dieser Vitamine etwas näher an.[3,7]

Vitamin B1 (Thiamin): am reichlichsten enthalten in Schweinefleisch, Leber, Herzen und Nieren.

Vitamin B2 (Riboflavin): am reichlichsten enthalten in Eiern, Fleisch, Milch, Geflügel und Fisch.

Vitamin B3 (Niacin, Nicotinsäure): am reichlichsten enthalten in Fleisch und Geflügel.

Vitamin B5 (Pantothensäure): am reichlichsten enthalten in Fleisch und Leber.

Vitamin B6 (Pyridoxin): am reichlichsten enthalten in Fleisch, Geflügel, Fisch und Eiern.

Vitamin B7 (Vitamin H, Biotin): am reichlichsten enthalten in Leber und Eigelb.

Vitamin B12 (Cyanocobalamin): am reichlichsten enthalten in Fleisch, Geflügel, Fisch, Eiern und Milch.

Vitamin A: am reichlichsten enthalten in Leber, Fisch, Eigelb und Butter

Wir sprechen hier vom echten Vitamin A, das für den Organismus gebrauchsfertig ist. In vielen Publikationen liest man, dass man Vitamin A auch aus Obst und Gemüse in Form von Karotinoiden bekommen kann. Das Problem ist, dass Karotinoide erst im Körper in echtes Vitamin A umgebaut werden müssen, und viele Menschen sind dazu nicht in der Lage, weil ihr Körper zu stark mit Giften belastet oder von einem Entzündungsprozess befallen ist.[8] Wenn man also keine tierischen Produkte mit echtem Vitamin A verzehrt, kann man trotz des Konsums sehr vieler Möhren Mangelerscheinungen an diesem lebenswichtigen Vitamin entwickeln. Ein Vitamin-A-Mangel beeinträchtigt das Immunsystem und kann zu Atherosklerose führen.[7,8,9]

Vitamin D: am reichlichsten enthalten in Lebertran, Eiern und Fisch.

Vitamin K2 (Menachinon): am reichlichsten enthalten in Innereien, Vollfettkäse, Butter und Sahne (gelb bei Tieren aus Weidehaltung), tierischen Fetten und Eigelb.

Dieses Vitamin ist unverzichtbar für ein gesundes Herz. Ein Mangel daran führt zu Calciumablagerungen in den Arterien und zu Entzündungen.[10] Neben fetthaltigen Nahrungsmitteln ist unsere Darmflora eine wichtige Quelle: Die probiotischen Darmbakterien produzieren Vitamin K2 und setzen es frei. Fermentierte Nahrungsmittel enthalten sehr viel Vitamin K2, da die Bakterien es bei der Fermentation produzieren. Nattō (fermentierte Sojabohnen) ist eines der an Vitamin K2 reichsten Nahrungsmittel in der asiatischen Kultur, während im Westen ein natürlicher, gut gereifter Vollfettkäse ausreichende Mengen dieses Vitamins enthält.[9,10]

All diese Vitamine sind absolut lebenswichtig für uns Menschen. Wir können ohne sie nicht leben, geschweige denn richtig funktionieren. Drei gut erforschte Vitamine, von denen man glaubt, dass sie hauptsächlich aus Pflanzen stammen, sind Vitamin C, Folsäure und Vitamin K1 (Phyllochinon). Doch heute wissen wir, dass Leber große Mengen an Vitamin C und Folsäure enthält.[7,9] Süße Früchte stören zumeist die Fleischverdauung und sollten zwischen den Mahlzeiten gegessen werden. Gemüse hingegen passt gut mit Fleisch und Fisch zusammen und liefert die fehlenden Nährstoffe. Ein weiterer wichtiger Grund für den gemeinsamen Verzehr von Fleisch bzw. Fisch und Gemüse ist die Funktionsweise unseres Stoffwechsels. Nach der Verdauung und Verwertung von Fleisch und Fisch sammeln sich Säuren in unseren Körpergeweben an. Nach der Verdauung der meisten Gemüsearten herrscht im Körper ein alkalisches Milieu. Wenn wir Fleisch und Gemüse in einer Mahlzeit miteinander kombinieren, gleichen wir den Säurehaushalt in unserem Körper aus, was wichtig ist, weil sowohl ein zu saures als auch ein zu alkalisches Milieu ungesund ist.[9,11] Rohes Gemüse wirkt stärker alkalisch als gegartes.

Frische Leber ist ein echtes Kraftpaket für unseren Organismus und sollte regelmäßig verzehrt werden, vor allem von Menschen mit einem Nährstoffmangel. Menschen mit Anämie sollten täglich frische Leber und rotes Fleisch essen (besonders Lamm, Rind, Wild und Innereien), weil diese Lebensmittel die beste Arznei gegen Anämie sind.[3,8] Sie liefern nicht nur Häm-Eisen, das vom Körper am besten resorbiert werden kann, sondern auch die Vitamine der B-Gruppe und andere Nährstoffe, die für die Behandlung einer Anämie notwendig sind. Fleisch fördert auch die bessere Resorption von Nicht-Häm-Eisen aus Gemüse und Obst, während das Vitamin C aus Gemüse und grünem Blattgemüse die Resorption des Eisens aus dem Fleisch fördert.[3,9] Umfangreiche epidemiologische Studien zeigen, dass der Verzehr von rotem Fleisch in verschiedenen Ländern der Welt mit einer wesentlich geringeren Auftretenshäufigkeit von Eisenmangel und Anämie assoziiert ist.[3]

Die Fehlinformationen über Fleisch, insbesondere rotes Fleisch, wurden von Handelsmächten in die Welt gesetzt, die vom Ersatz dieser natürlichen Nahrungsmittel durch deren verarbeitete Alternativen profitieren. Frisches, naturbelassenes Fleisch hat nichts mit Herzkrankheit, Atherosklerose, Krebs oder anderen Erkrankungen zu tun. Wir brauchen es, um unserem Körper alle benötigten Nährstoffe zuzuführen.[12,13]

Selbstgemachte Fleischbrühe ist eine wunderbar nahrhafte und leicht verdauliche Arznei, etwas, was unsere Großmütter täglich kochten. Die beste Brühe ergeben Knochen, Keulen und Reststücke. Sie müssen sie nur bei schwacher Hitze 2–3 Stunden in reichlich Wasser mit etwas Salz und Pfeffer kochen. Beim Kochen von Knochen, Keulen und Fleischstücken gehen deren Nährstoffe ins Wasser über. Die so gewonnene Brühe ist reich an Kollagen, Gelatine, Mineralstoffen, Aminosäuren und vielen anderen Nährstoffen, die eine heilende Wirkung auf Verdauungssystem, Gelenke, Gehirn, Immunsystem und Endothel ausüben.[12,14] Diese Brühe können Sie für Suppen, Eintopfgerichte oder einfach als wärmenden Heiltrunk zu und zwischen den Mahlzeiten verwenden. Hühnerbrühe aus einem ganzen Huhn ist die beste Arznei gegen Erkältung oder Magenverstimmung. Es versteht sich von selbst, dass Sie alle im Handel erhältlichen Instant-Brühen und Brühwürfel meiden sollten. Im Gegensatz zu selbstgemachter Fleischbrühe besitzen sie keinerlei Heileigenschaften, enthalten aber viele schädliche Inhaltsstoffe. Gekochtes Fleisch ist für Menschen mit einem empfindlichen Verdauungssystem leichter verdaulich.[15]

2. Frischen oder tiefgefrorenen Fisch und Meeresfrüchte
Meiden Sie Dosenfisch, gekochte, gefärbte oder anderweitig verarbeitete Fische und Meeresfrüchte. Fisch aus Wildfang ist immer besser als Fisch aus Aquakultur. Ein Problem stellen allerdings das Quecksilber und all die anderen Schadstoffe dar, die wir in unsere Meere und Flüsse pumpen. Aus diesem Grund empfehlen einige öffentliche Gremien, den Fischkonsum einzuschränken.[16] Forschungsergebnisse jedoch zeigen, dass Menschen, die mehr Fisch essen, gesünder sind als Menschen, die sich hier einschränken.[17] Ein gesunder menschlicher Körper ist sehr wohl fähig, mit Schadstoffen umzugehen und sie auszuscheiden. Die erste und beste Barriere, auf die jeder im Essen enthaltene Schadstoff trifft, ist eine gesunde Darmflora.[18] Die nützlichen Darmbakterien sind hervorragend in der Lage, Quecksilber, Blei und andere Schwermetalle und Gifte zu binden, zu neutralisieren und aus dem Körper zu entfernen. Ist die Darmflora jedoch beschädigt, verbleiben die Gifte im Körper. Deshalb ist es so wichtig, eine normale Darmflora wiederherzustellen, besonders nach einer Behandlung mit Antibiotika.[19] Um die Aufnahme von Umweltgiften zu reduzieren, ist es sinnvoll, keine großen fleischfressenden Fische zu essen, wie etwa Thunfisch, Hai oder Schwertfisch, da diese weit mehr Schadstoffe speichern als

kleine Fische.[20,21] Kleinere Fische, wie etwa Fettfische (Sardinen, Makrelen und Heringe) und andere Fische aus Wildfang, jedoch sollten wir regelmäßig essen. Sie liefern uns gute Proteine, Mineralstoffe und essenzielle Fettsäuren. Fischöle sind die besten Entzündungshemmer, die die Natur uns gegeben hat, und sie wirken am besten, wenn sie als Teil des ganzen Fisches verzehrt werden.[22,23]

3. Frische Eier von Freilandhühnern, vorzugsweise vom Biohof
Eier sind eine Wundernahrung, voller leichtverdaulicher Nährstoffe. Ein frisches rohes Eidotter ist der menschlichen Muttermilch vergleichbar: Es wird vom Körper förmlich aufgenommen, ohne verdaut werden zu müssen, und liefert ihm nahezu jeden Nährstoff unter der Sonne in der bestmöglichen biochemischen Form.[24] Wie bereits erwähnt, wurden rohe Eier in früheren Zeiten als Heilmittel gegen Tuberkulose verwendet, weil sie wirksame immunstärkende Nährstoffe liefern.[26] Wer unter Gedächtnisverlust leidet, muss mindestens drei, besser noch fünf bis sechs Eier täglich essen. In zahlreichen klinischen Versuchen wurde nachgewiesen, dass der Verzehr von frischen Eiern die Gedächtnisleistung verbessert.[25] Durch den Verzehr von frischen Eiern können Lernvermögen und Verhalten bei Kindern enorm verbessert werden.[28] Kinder sollten mindestens zwei Eier täglich essen. Die falsche Herz-Diät-Hypothese hat die Leute vom Eierverzehr abgeschreckt mit ihrer Behauptung, sie enthielten Cholesterin. Dieses Thema haben wir bereits besprochen. Die Behauptung, es „verursache" Herzkrankheit, ist ein absoluter Trugschluss – Cholesterin ist ein lebenswichtiger Stoff und der Verzehr von Cholesterin ist nicht gefährlicher als Wassertrinken.[27] Es versteht sich von selbst, dass Sie verarbeitete Eier meiden sollten: Eipulver, Eimischungen usw. Frische Eier, zubereitet ganz nach Geschmack, ergeben ein ausgezeichnetes Frühstück. Angerichtet mit frischem Salat und viel kaltgepresstem, nativem Olivenöl (auch als Jungfern-Öl, *olio vergine*, bezeichnet) normalisieren sie Ihren Blutzucker und die Biochemie Ihres Körpers für den Rest des Tages.

4. Frisches Gemüse, nicht tiefgefroren, in Dosen, gekocht oder anderweitig verarbeitet
Artischocken, Rote Bete, Spargel, Rosenkohl, Kohl, Blumenkohl, Mohrrüben, Gurken, Sellerie, Markkürbis, Zucchini, Auberginen, Knoblauch, Zwiebeln, Grünkohl, Kopfsalat, Pilze, Petersilie, grüne Erbsen, Paprika in allen Farben, Kürbis, Spinat, Tomaten, Kohlrüben, Brunnenkresse und andere stärkearme Gemüsearten sind die beste Wahl.

Es gibt bergeweise Informationen über die Vorzüge des Gemüsekonsums, da es eine Fülle wunderbarer Nährstoffe enthält.[24,28] Wir sollten jeden Tag gegartes und rohes Gemüse essen. Gegartes Gemüse ist leichter verdaulich, es wärmt und nährt den Körper, während rohes Gemüse unseren Körper reinigt, weil es wirksam entgiftende Stoffe und Ballaststoffe bester Qualität enthält.[28] Essen Sie bei kaltem Wetter oder bei einer Erkältung viel wärmende Gemüsesuppen und -eintöpfe! Kalte Salate werden unter diesen Bedingungen nicht gut vertragen. Bei heißem Wetter jedoch sind sie genau das Richtige. Das beste Gemüse kommt aus dem Privatgarten: frisch, der Jahreszeit entsprechend und gewöhnlich biologisch angebaut. Gemüse, das durch die halbe Welt transportiert wird, bis es auf Ihren Tisch kommt, ist damit in keiner Weise vergleichbar.

Versuchen Sie, Weizenprodukte, wie Brot, Nudeln, Gebäck, Kuchen, Kekse usw., durch Gemüse zu ersetzen, und Ihr Körper wird sich schon innerhalb weniger Tage mit besserer Gesundheit, mehr Energie, klarerem Denken und gutem Schlaf erkenntlich zeigen.[24,25,28]

5. Frisches Obst, nicht gekocht, in Dosen, tiefgefroren oder anderweitig verarbeitet
Obst muss reif sein! Unreife Früchte sind schwer verdaulich. Wir müssen begreifen, dass alles, was wir nicht richtig verdauen können, uns nicht gut tut. Leider sind die meisten Früchte im Supermarkt sehr wahrscheinlich unreif.

Süße und tropische Früchte sollten zwischen den Mahlzeiten verzehrt werden, weil sie die Fleischverdauung stören können.[25] Ausnahmen sind Avocado, Tomaten, Zitronen und andere Früchte, die nicht süß schmecken. Menschen mit gestörter Darmflora können verschiedene Früchte nicht verdauen und sollten sie meiden. Sobald Sie damit angefangen haben, Ihre Darmflora aufzubauen, werden sie immer mehr Obst essen können, das sie zuvor nicht vertrugen (über die Darmflora werden wir in den folgenden Kapiteln sprechen). Genau wie Gemüse stammt das beste Obst aus dem privaten Garten: frisch, biologisch angebaut, reif geerntet und voller Nährstoffe. Das im Handel angebotene Obst wurde aller Wahrscheinlichkeit nach mit Chemikalien besprüht, unreif geerntet und auf ausgelaugten Böden angebaut. Deshalb sind solche Früchte schwer verdaulich und enthalten kaum noch Nährstoffe.

Bio-Obst ist immer besser als nicht biologisch angebautes. Ich kenne eine Menge Leute, die verschiedene Obst- und Gemüsearten nicht vertrugen, bis sie auf Bio-Obst und -Gemüse umstiegen.

Beerenobst ist eine wunderbare Frucht, vollgepackt mit lebenswichtigen Nährstoffen.[24,25] Himbeeren, schwarze, rote und weiße Johannisbeeren, Stachelbeeren, Holunderbeeren, Brombeeren, Erdbeeren usw. stecken voller Vitamine, Antioxidanzien, Mineralstoffe und vieler anderer Substanzen, die den Blutzuckerspiegel regulieren und den Körper innerlich rein halten. Der regelmäßige Konsum ungekochter, frischer oder tiefgefrorener Beeren beugt Endotheldysfunktion, Atherosklerose, Krebs und vielen anderen Krankheiten vor.[28,29] Nutzen Sie jede Gelegenheit, selbst der Jahreszeit entsprechende Beeren zu pflücken, und frieren Sie sie für den Winter ein. Wenn Sie Marmelade brauchen, tauen Sie einfach ein paar Beeren auf und vermischen Sie sie nach Geschmack mit Honig. Rühren Sie gerade so viel davon an, wie sie in ein paar Tagen essen werden, denn diese Marmelade hält nicht lange.

6. Natürliche, biologisch erzeugte Milchprodukte

Unverarbeitete Milch, unverarbeitete Sahne, frische Naturbutter (keine streichfähige und kein Buttterersatz), natürliches Butterschmalz (Ghee), Naturjoghurt mit lebenden Kulturen, Kefir und Naturkäse, hergestellt nach traditionellen Verfahrensweisen. Meiden Sie alle industriell verarbeiteten Käsesorten, Trockenmilchprodukte, H-Milch, haltbare Sahne und andere ultrahocherhitzte oder industriell verarbeitete Molkereiwaren.

Eine Verarbeitungsweise, der die meisten industriellen Milchprodukte heutzutage ausgesetzt werden, ist die Homogenisierung, wobei die Milch durch ein feines Netz gepresst wird, um die Fettkügelchen aufzubrechen. Das geschieht aus rein kosmetischen Gründen und entfernt die Milch noch einen Schritt weiter von ihrem natürlichen Zustand, sodass sie noch stärker verarbeitet ist.[32,33] Hier ist es besonders wichtig, sich an Bio-Produkte zu halten, weil die meisten Chemikalien, denen nicht biologisch gehaltene Kühe ausgesetzt sind, sich in der Milch anreichern.[31]

Molkereiwaren sind äußerst nahrhaft und ein wichtiger Bestandteil unserer Ernährung.[24] Viele Menschen jedoch vertragen keine Milch. Das liegt daran, dass die landläufig erhältliche Milch pasteurisiert wird. Pasteurisierung zerstört die Milch: Sie verändert die chemische Struktur ihrer Proteine, Fette und Kohlenhydrate, tötet nützliche Bakterien ab und zerstört Enzyme und Vitamine.[30,36] Pasteurisierte Milch ist für die meisten von uns schwer zu verdauen, vor allem für Säuglinge und Kinder. Aus diesem Grund sind Milchallergie und Milchunverträglichkeit so verbreitet. Unverarbeitete, unpasteurisierte Milch direkt von der Kuh ist sehr leicht verdaulich, da sie Enzyme enthält, die die Milch bereits bis zu einem gewissen Grad vorverdauen.[34,35] Doch es muss Bio-Milch sein! Nicht biologisch gehaltene Kühe haben oft Mastitis, sodass sich in der Milch eine Menge Eiter und Krankheitserreger anreichern. Diese Milch muss natürlich pasteurisiert werden.[31] Biologisch gehaltene Kühe aus Weidehaltung sind gesund, und ihre Milch ist frei von Krankheitserregern, sodass sie auch nicht pasteurisiert werden muss. In der ganzen Welt gibt es immer mehr Bauern, die unverarbeitete, unpasteurisierte Bio-Milch von Kühen aus Weidehaltung herstellen.[31,61] Wenn Sie in Ihrer Region solch einen Bauernhof suchen, werden Sie überrascht sein, wie schnell sie einen finden.

Milch enthält Zucker, Laktose genannt. Es gibt Menschen, bei denen eine Laktoseintoleranz diagnostiziert wurde. Nun, nach Abschluss des Säuglingsalters sind wir alle „laktoseintolerant", da der menschliche Darm kein Enzym mehr produziert, das Laktose verdauen kann, die so genannte Laktase.[37] Wieso können dann viele von uns Milch überhaupt verdauen? Weil wir eine bestimmte Art probiotischer Bakterien im Darm haben, die diese Arbeit für uns leisten. Einige der am besten untersuchten laktoseverdauenden Arten sind physiologische Stämme von Escherichia coli.[38] Menschen, die keine Laktose verdauen können, haben eine gestörte Darmflora, es fehlt ihnen an diesen probiotischen Bakterien. Anstatt sich dazu zu verurteilen, nur noch hochverarbeitete laktosefreie Milchprodukte zu verzehren, sollten Sie besser Ihre Darmflora sanieren, indem Sie fermentierte Lebensmittel essen und qualitativ hochwertige Probiotika konsumieren (mehr dazu im nächsten Kapitel). Fermentierte Milchprodukte, wie Joghurt mit lebenden Kulturen, Kefir, traditionell hergestellter Naturkäse und Butter, enthalten sehr wenig Laktose und werden in der Regel von laktoseintoleranten Menschen gut vertragen.[39] Pasteurisierte Milch trägt die Hauptschuld an der Laktoseintoleranz unserer Mitmenschen. Nicht abgekochte Frischmilch enthält das aktive Enzym Laktase, das die Laktose für uns verdaut, doch dieses Enzym wird bei der Pasteurisierung zerstört. Viele laktoseintolerante Menschen stellen fest, dass sie Rohmilch sehr gut vertragen, während pasteurisierte Milch all die üblichen unangenehmen Symptome einer Laktoseintoleranz erzeugt (Blähungen, Verdauungsstörungen, Bauchschmerzen und Durchfall)[34,36,37]

7. Unverarbeitete Nüsse und Ölsaaten

Walnüsse, Mandeln, Paranüsse, Pekannüsse, Haselnüsse, Cashewkerne, Maronen, Erdnüsse, Sonnenblumenkerne, Kürbiskerne, Sesamsamen usw. Sie sollten nicht gekocht, geröstet, gesalzen, überzogen oder anderweitig verarbeitet sein; kaufen Sie sie am besten geschält oder mit Schale. Nüsse, Sonnenblumenkerne, Sesamsamen und Kürbiskerne können zu Hause gemahlen und zum Brot- und Kuchenbacken verwendet werden (siehe Kapitel Rezepte). Nüsse, Samen und Kerne stecken voller lebenswichtiger Nährstoffe und sind ein sehr wichtiger Ernährungsbestandteil. Es gibt Unmengen von Forschungsergebnissen, die zeigen, dass der regelmäßige Verzehr dieser Nahrungsmittel Herzkrankheit,

Atherosklerose, Krebs, Autoimmunerkrankungen und vielen anderen gesundheitlichen Problemen vorbeugt.[40,41,42,43]

Es ist nicht schwer, Nüsse zum normalen Bestandteil der Ernährung zu machen: Schütten Sie einfach eine Mischung aus Nüssen, Samen, Kernen und Trockenfrüchten in eine hübsche Schüssel und stellen sie diese auf den Couchtisch vor dem Fernseher. Sie werden überrascht sein, wie schnell Ihre Familie sich daran gewöhnt, diese gesunden Sachen zu knabbern, anstatt schädlicher, industriell verarbeiteter Snacks.

Denken Sie daran, dass Nüsse, Samen und Kerne sehr ballaststoffreich und eventuell schwer zu verdauen sind. Wenn Sie Verdauungsprobleme haben, befassen Sie sich bitte mit der GAPS-Diät in meinem Buch „Gut and Psychology Syndrome: Wie Darm und Psyche sich beeinflussen".[44]

8. Biologisch angebaute Hülsenfrüchte

Kaufen Sie ganze und naturbelassene Hülsenfrüchte und kochen Sie sie zu Hause selbst. Lassen Sie die Finger von den handelsüblichen Konserven, weil sie industriell verarbeitet und voller Zucker und anderer Zusatzstoffe sind. Vor dem Kochen müssen alle Hülsenfrüchte mindestens 12 Stunden lang in Wasser eingeweicht werden, um ihnen die Lektine und andere schädliche Substanzen zu entziehen.[45,46] Nach dem Einweichen werden sie gründlich unter laufendem Wasser abgespült. Gekocht können sie in vielen Rezepten verwendet werden, auch beim Brot- und Kuchenbacken. Meiden Sie handelsübliches Mehl aus Hülsenfrüchten, denn die wurden vor dem Mahlen nicht eingeweicht. Es gibt viele wunderbare alte Rezepte für die Zubereitung von Hülsenfrüchten. Sollten Sie jedoch Verdauungsprobleme haben, kann es sein, dass sie für Sie schwer verdaulich sind. Aus diesem Grund lassen viele traditionelle Kulturen der Welt ihre Hülsenfrüchte fermentieren, denn das macht sie leicht verdaulich, sogar für Säuglinge.[45]

9. Natürliche Fette

Wir sprechen von den Fetten, die die Natur uns liefert und die die traditionellen Kulturen in der ganzen Welt Jahrtausende lang genutzt haben:

tierische Fette, Fett am Fleisch, Butter und Butterschmalz, Kokos- und Palmöl, *kaltgepresstes jungfräuliches* Olivenöl und andere *kaltgepresste jungfräuliche* Öle (Leinöl, Hanföl, Avocadoöl, Nachtkerzenöl, Walnussöl, Sonnenblumenöl usw.).

Kaltgepresste Öle sind schwer herzustellen und daher teuer. Sie stecken voller sehr empfindlicher gesunder Inhaltsstoffe und dürfen nicht zum Kochen verwendet werden, weil die Hitze diese Inhaltsstoffe zerstört. Auch Sauerstoff und Licht schaden ihnen, weshalb sie bei der Extraktion so wenig Luft wie möglich ausgesetzt werden dürfen und in dunklen Glasflaschen an einem kühlen Ort aufbewahrt werden müssen.[47] Verwenden Sie diese kaltgepressten Öle nur in kleinen Mengen als Dressing für fertige Mahlzeiten oder als Nahrungsergänzung. Sie versorgen Sie mit essenziellen Fettsäuren, Antioxidanzien und vielen anderen guten Dingen. Die meisten von uns jedoch müssen diese Öle gar nicht kaufen. Es genügt, frische Nüsse, Samen und Kerne (besonders gekeimte), grünes Blattgemüse und anderes frisches Gemüse, Beerenobst und anderes frisches Obst zu essen, um genügend **essenzielle Fettsäuren** aufzunehmen: Alpha-Linolensäure (ALA, Omega-3-Fettsäure) und Linolsäure (Omega-6-Fettsäure). Wir können ohne diese Fettsäuren nicht leben und unser Körper kann sie nicht selbst produzieren (jedenfalls soweit wir im Moment wissen), also müssen wir sie mit der Nahrung aufnehmen. Deshalb heißen sie nämlich essenzielle Fettsäuren.[47] In einem gesunden Organismus werden diese Ursprungsöle in ihre Derivate umgewandelt, ohne die der Körper ebenfalls nicht leben kann. Das Problem ist, dass viele von uns diese Umwandlung nicht bewerkstelligen können, weil wir unseren Körper mit künstlichen Giften verseuchen, die diesen Prozess behindern. Gleichzeitig mangelt es uns aufgrund unserer modernen Ernährungsweise an Vitaminen, Mineralstoffen und anderen Nährstoffen, die für diese Umwandlung benötigt werden.[48] Daher müssen wir gebrauchsfertige Derivate zu uns nehmen, die als **bedingt essenzielle Fettsäuren** bezeichnet werden. Dazu gehören EPA (Eicosapentaensäure, Omega-3-Fettsäure), DHA (Docosahexaensäure, Omega-3-Fettsäure), GLA (Gamma-Linolensäure, Omega-6-Fettsäure) und AA (Arachidonsäure, Omega-6-Fettsäure). Menschen mit Entzündungen im Körper, wie Atherosklerose oder Herzkrankheit, mit Immunproblemen, wie Arthritis, Asthma und Allergien, mit neurologischen und psychischen Krankheiten oder einer anderen chronisch-degenerativen Erkrankung können die Ursprungsöle normalerweise nicht umwandeln. Deshalb müssen sie zusammen mit den ursprünglichen diese bedingt essenziellen Fettsäuren täglich mit der Nahrung aufnehmen.[49]

EPA und DHA kommen in frischem Fisch vor, insbesondere in Fettfisch, und auf dem Markt sind viele qualitativ hochwertige Fischölpräparate erhältlich.

GLA kommt in Samen, Kernen und Nüssen vor. Besonders reich daran sind Borretschöl (24 Prozent), Schwarzes Johannisbeersamenöl (18 Prozent), Nachtkerzenöl (9 Prozent) und Hanföl (2 Prozent).[47]

AA kommt in tierischen Produkten vor: Butter, Sahne, Eiern und dem Fett am Fleisch. Es macht etwa 12 Prozent des Gehirnfetts aus und muss täglich mit der Nahrung aufgenommen werden, vor allem von Menschen mit Gedächtnisproblemen und neurologischen oder psychischen Erkrankungen.[50] AA ist ein wichtiger Bestandteil unseres Immunsystems sowie vieler anderer Körperorgane und -systeme.[51] Leider sind viele falsche Informationen über AA im Umlauf, weil es aus tierischen Fetten stammt. Einige bekannte Autoren von Gesundheitsratgebern empfehlen, Arachidonsäuren zu meiden, indem man das Eidotter wegwirft und nur das Eiweiß isst, und predigen den Verzicht auf sämtliche tierische Fette, auch die in Milchprodukten. Diese Propaganda entbehrt jeder wissenschaftlichen Grundlage und ergibt keinen Sinn: Wenn AA uns schadet, warum hat die Natur diese Säure dann in so viele Nahrungsmittel gepackt, mit denen es uns jahrtausendelang gut gegangen ist? Eine grob vereinfachte Theorie besagt, dass AA so genannte „schlechte Eicosanoide" im Körper erzeuge. Eicosanoide sind ein noch sehr junges Forschungsgebiet und längst noch nicht vollständig erforscht, daher wäre es unklug, die eigene Ernährung unter Berufung auf solche Aussagen zu verändern.[52] In meiner klinischen Praxis habe ich festgestellt, dass bei **all** meinen Patienten große Mengen natürlicher, AA-reicher Nahrungsmittel wesentlich für deren Genesung waren.

Verzichten Sie auf alle Pflanzen- und Speiseöle aus dem Supermarkt. Das sind extrem verarbeitete Substanzen voller Transfette, Lösungsmittel und anderer schädlicher Chemikalien. Der Verzehr dieser Öle und Margarinen ist eine der Hauptursachen für die epidemisch um sich greifende Koronare Herzkrankheit.[53,54,55,56,57,58]

Welche Fette sollten wir denn nun zum Kochen, Braten und Backen verwenden?

Nehmen Sie dazu nur tierische Fette, wie Schweineschmalz, Lammfett, Rinderfett, Gänseschmalz, Entenschmalz usw. Richten Sie sich nach dem Beispiel unserer Großmütter und sammeln Sie die Fette, die bei der Fleischzubereitung anfallen. In einem Glasgefäß im Kühlschrank bleiben sie lange Zeit haltbar und eignen sich hervorragend zum Kochen, Braten und Backen. Die Zubereitung eines Entenbratens liefert eine Tasse voll mit ausgezeichnetem Fett, das nachgewiesenermaßen das Herz schützt.[47,59] Die Zubereitung eines großen Gänsebratens liefert Nachschub an Brat- und Backfett für fast ein halbes Jahr. Einige dieser Fette erhalten sie in traditionellen Fleischereien. Sie können aber auch mit Butter, Butterschmalz, natürlichem Kokosöl und Palmöl braten und backen. All diese Fette sind gesund für uns und sehr stabil: Beim Erhitzen bleibt ihre chemische Struktur in der Regel unverändert und sie können sogar wiederverwendet werden.[47]

Ich kann hier geradezu einige sehr geläufige Fragen hören: „Was ist mit den ‚tödlich' gesättigten Fettsäuren? Verursachen die nicht Herzkrankheit? Sind tierische Fettsäuren nicht alle gesättigt?"

Das ist das Ergebnis des unermüdlichen Konkurrenzkampfes der Lebensmittelindustrie. Was ist deren Konkurrenz? Selbstverständlich die natürlichen Fette. Mit natürlichen Fetten lässt sich nicht viel Profit machen, ganz im Gegenteil zu industriell verarbeiteten Ölen und Fetten.[53] Es liegt also im Interesse der Lebensmittelindustrie, alle davon zu überzeugen, dass natürliche Fette gesundheitsschädlich seien, während industriell verarbeitete Fette, gehärtete Öle und Speiseöle angeblich gut für uns seien.[55] Dieser Propaganda sind wir mittlerweile seit fast einem Jahrhundert ausgesetzt – kein Wunder, dass ihr viele erlegen sind.

Dabei hat die Lebensmittelindustrie besonders die gesättigten Fettsäuren herausgepickt. Wie kommt das? Dr. Mary Enig, zu ihren Lebzeiten eine internationale Expertin für Lipidbiochemie, erläuterte: „In den späten 1950er Jahren verkündete ein amerikanischer Forscher, Ancel Keys, dass die epidemisch um sich greifende Koronare Herzkrankheit durch gehärtete Pflanzenfette verursacht werde. Derselbe Forscher hatte zuvor behauptet, der Übeltäter seien gesättigte Fettsäuren. Die Speisefettindustrie reagierte rasch auf diese vermeintliche Bedrohung ihrer Produkte, indem sie eine Medienkampagne startete, die die Theorie unterstützte, die Ursache des Problems sei nur der Anteil an gesättigten Fettsäuren in den gehärteten Ölen… Seitdem vertritt die Speisefettindustrie die doppelte Theorie, dass gesättigte, also in Fleisch- und Milchprodukten enthaltene, Fettsäuren schädlich und mehrfach ungesättigte Fettsäuren (hauptsächlich Maisöl, später auch Sojaöl) gesund seien.“[47]

Die reichen Nahrungsmittelgiganten geben Milliarden für eine Armee an „Forschern“ aus, die ihnen den „wissenschaftlichen Beweis“ für ihre Behauptungen liefern. Derweil zeigte und zeigt uns die wahre Wissenschaft die Wahrheit. Doch es sind die Nahrungsmittelgiganten, die über das Geld verfügen, um ihre „Forschungen“ in allen Massenmedien bekannt zu machen. Die wahre Wissenschaft ist zu arm, um Geld dafür ausgeben zu können. In der Folge hört die Bevölkerung nur, was die Handelsmächte sie hören lassen wollen.

Was aber ist nun die Wahrheit? Was sagt uns die wahre Wissenschaft?

1. Industriell verarbeitete Fette, gehärtete Fette und pflanzliche Speiseöle verursachen Atherosklerose, Herzkrankheit und Krebs.[55] Das ist eine Tatsache, die mit überwältigender Mehrheit von der wahren, ehrlichen Forschung bewiesen wurde. Alle Tierversuche, die die Herz-Diät-Hypothese „beweisen“ sollten, wurden mit industriell verarbeiteten Fetten und verarbeitetem oxidiertem Cholesterin durchgeführt, was sie vollkommen wertlos macht.[47,59]

2. Tierische Fette haben nichts mit Herzkrankheit, Atherosklerose und Krebs zu tun. Der menschliche Körper braucht diese Fette und wir müssen sie täglich zu uns nehmen.[59]
3. Gesättigte Fettsäuren schützen das Herz: Sie senken den Lp(a)-Spiegel im Blut, reduzieren die Calciumablagerung in den Arterien und sind die bevorzugte Energiequelle des Herzmuskels.[47] Gesättigte Fettsäuren stärken unser Immunsystem, schützen uns vor Infektionen und versetzen den Körper in die Lage, die ungesättigten Omega-3- und Omega-6-Fettsäuren zu verwerten.[47,59] Eine der am stärksten gesättigten Fettsäuren, das die Natur produziert, ist Kokosöl. Es hat sich als wunderbar heilend und wohltuend bei den meisten degenerativen Erkrankungen erwiesen.[47]
4. Tierische Fette enthalten eine Vielzahl verschiedener Fettsäuren, nicht nur gesättigte.[60] Schweinefett ist zu 45 Prozent einfach ungesättigt, zu 11 Prozent mehrfach ungesättigt und zu 44 Prozent gesättigt. Lammfett ist zu 38 Prozent einfach ungesättigt, zu 2 Prozent mehrfach ungesättigt und zu 58 Prozent gesättigt. Rinderfett ist zu 47 Prozent einfach ungesättigt, zu 4 Prozent mehrfach ungesättigt und zu 49 Prozent gesättigt. Butter ist zu 30 Prozent einfach ungesättigt, zu 4 Prozent mehrfach ungesättigt und zu 52 Prozent gesättigt. Das ist die natürliche Zusammensetzung tierischer Fette und unser Körper verwertet alles davon, einschließlich der gesättigten Fettsäuren. Wenn Sie wissen wollen, wie wichtig jedes bisschen tierisches Fett für uns ist, schauen wir uns einmal die Zusammensetzung der menschlichen Muttermilch an: Der Fettanteil der Muttermilch besteht zu 48 Prozent aus gesättigten, zu 33 Prozent aus einfach ungesättigten und zu 16 Prozent aus mehrfach ungesättigten Fettsäuren.[47,60] Unsere Babys gedeihen damit wunderbar und der Großteil davon sind gesättigte Fettsäuren.
5. Wir brauchen alle natürlichen Fette in natürlichen Nahrungsmitteln, und die gesättigten und einfach ungesättigten Fettsäuren müssen den Großteil unseres Fettkonsums ausmachen.
6. Die simplifizierende Vorstellung, dass Fett fett macht, ist völlig falsch. Adipositas entsteht durch den Verzehr industriell verarbeiteter Koh-

lenhydrate.[48,49,60] Nahrungsfette gehen in die Körperstruktur ein: in Gehirn, Knochen, Muskeln, Immunsystem usw. Jede Körperzelle besteht zu einem großen Teil aus Fett.[60]

Das sind die Tatsachen, die uns die ehrliche Wissenschaft liefert. Wie bereits erwähnt, hören die meisten von uns leider nichts von deren Entdeckungen. Die Informationsverbreitung in dieser Welt kostet Geld und so bekommt die Allgemeinheit hauptsächlich die Informationen vorgesetzt, die jemandem mit einem dicken Portemonnaie dienen. Um wahre Informationen zu irgendeinem Thema zu erhalten, müssen wir danach suchen und dürfen uns nicht auf die „Neuigkeiten" und „wissenschaftlichen Durchbrüche" verlassen, die die Massenmedien auf uns loslassen.

10. Unverarbeitetes Vollkorngetreide, richtig zubereitet
Buchweizen, Hirse, Quinoa, Hafer, Gerste, brauner Reis usw., zu Hause nach traditionellen Rezepten zubereitet. Kaufen Sie kein industriell verarbeitetes Getreide oder Produkte, die aus Mehl hergestellt werden. Das am stärksten verarbeitete Getreide, das Sie kaufen können, sind Frühstücksflocken.

Vollkorngetreide sollte vor dem Verzehr richtig zubereitet werden, da es viele schädliche Substanzen enthält. Es enthält Lektine, die die Darmwand und viele andere Gewebe und Organe verletzen können.[61,62] Es enthält Phytate, die die Resorption von Mineralstoffen beeinträchtigen und zu schwerem Mineralstoffmangel und Knochenabbau führen können. Insbesondere der regelmäßige Verzehr von Kleie wird mit Osteoporose in Verbindung gebracht.[63] Es enthält schwerverdauliche Proteine und Stärke. Weizen, Roggen, Hafer und Gerste enthalten das Protein Gluten, das für die meisten von uns sehr schwer verdaulich und für Menschen mit Verdauungsproblemen absolut gefährlich ist.[64,65] Der populäre Rat, Vollkornprodukte zu essen, ist irreführend, weil diese Produkte für den Menschen im Allgemeinen unverdaulich sind, und im Körper großen Schaden anrichten können. Pflanzenfressende Tiere, zu deren Speiseplan auch ganze Körner gehören, haben mehrere

Mägen voller Bakterien, die das Pflanzenmaterial für sie verdauen.[66] Wir Menschen haben nur einen Magen, der, wenn er gesund ist, sehr wenig Bakterien enthält und nicht dafür ausgerüstet ist, Getreide ohne vorherige Zubereitung zu verdauen. Traditionelle Kulturen in der ganzen Welt wissen das seit Jahrtausenden und haben das Getreide vor dem Kochen immer fermentieren oder keimen lassen. Die Fermentation verringert den Gehalt an Lektinen und Phytaten, verdaut das Gluten und die Stärke vor und setzt die Nährstoffe frei.[67] Dazu braucht das Getreide nur für mehrere Tage in Wasser eingeweicht zu werden. Um den Prozess zu beschleunigen, kann man einige Löffel Joghurt mit lebenden Kulturen, Kefir oder Molke ins Wasser geben. Wenn das Getreide fermentiert ist, wird es in der üblichen Weise zubereitet. Eine weitere ausgezeichnete Methode, Getreide verdaulicher zu machen, ist das Keimen. Es geht ganz einfach: Weichen Sie das Getreide 12 bis 24 Stunden lang in Wasser ein und bewahren Sie es einige Tage lang an einem warmen Ort auf. Da Getreidekörner Samen sind, werden sie kleine Keime austreiben. In dieser Form sind sie viel nahrhafter und roh oder gekocht leichter verdaulich.

Beim Getreide, ob Vollkorn oder nicht, gibt es einen sehr wichtigen Punkt zu beachten. Getreide wurde schon immer zusammen mit reichlich Fett verzehrt: Butter, Butterschmalz, Olivenöl, Kokos- oder Palmöl, Gänseschmalz, Entenschmalz, Schweineschmalz usw.[68,69] Darin steckt eine Menge Weisheit: Getreide enthält Kohlenhydrate in hoher Konzentration und solange deren Verdauung nicht durch Fett verlangsamt wird, werden sie sehr schnell resorbiert, sodass der Blutzuckerspiegel in die Höhe schnellt mit all den schädlichen Folgen, die wir bereits im vorhergehenden Kapitel besprochen haben. Daher ist fettfreies Getreide das Letzte, was Sie essen sollten. Dasselbe gilt für Kartoffeln, Süßkartoffeln, Yamswurzeln, Topinambur, Pastinaken und andere stärkehaltige Gemüsearten. Sie alle enthalten sehr viele konzentrierte Kohlenhydrate, sodass ihre Verdauung durch Beigabe ordentlicher Mengen an natürlichen Fetten gebremst werden muss.

Wenn Sie abnehmen müssen, an Diabetes leiden oder Verdauungsprobleme haben, meiden Sie Getreide und stärkehaltiges Gemüse ganz (und natürlich alles, was daraus hergestellt wird). Menschen mit Verdauungsproblemen jeder Art müssen so lange darauf verzichten, bis ihre Verdauung sich bessert.[70]

Wie sieht es mit **Brot** aus? Den meisten Menschen fällt es sehr schwer, gar kein Brot zu essen. Es herrscht die allgemeine Überzeugung, dass Brot gut sein müsse, weil der Mensch es seit mehreren Tausend Jahren isst. Das Problem ist nur, dass das, was wir heute Brot nennen, etwas ganz anderes ist als das, was die Menschen noch vor hundert Jahren gegessen haben. Wann haben Sie sich zum letzten Mal die Liste der Inhaltsstoffe Ihres gekauften Brotes angeschaut? Wenn Sie das tun, werden Sie feststellen, dass die meisten Brote in unseren Supermarktregalen und Bäckereien extrem stark verarbeitete Produkte sind, voll mit Dutzenden an Chemikalien, Sojaproteinisolat, Margarine, schädlichen Pflanzenölen, modifizierter Stärke, gehärteten Ölen usw. usf. Brot enthält vermutlich die meisten industriell verarbeiteten Lebensmittel, die ein Großteil der Menschheit heute konsumiert.

Wenn Sie Brot essen wollen, backen Sie ihr eigenes nach bewährten traditionellen Rezepten. Und das sind nicht die Rezepte, die Ihrem Brotbackautomaten beigefügt waren! Ich empfehle Ihnen aus ganzem Herzen das wunderbare Rezeptbuch von Sally Fallon, „Das Vermächtnis unserer Nahrung", das traditionelle Rezepte verschiedener Kulturen aus der ganzen Welt enthält.[69] Sollten Sie in einer Gegend leben, in der Ihr Bäcker traditionelles Sauerteigbrot bäckt, dann können Sie sich äußerst glücklich schätzen.

Doch denken Sie daran: Wenn Sie abnehmen müssen, an Diabetes leiden oder Verdauungsprobleme haben, dann essen Sie bitte gar kein Getreide und stärkehaltiges Gemüse und auch keine Produkte, die dies enthalten. Brot, das aus Getreide hergestellt wird (üblicherweise aus Weizen- oder Roggenmehl), ist dann nicht gut für Sie. Wenn Sie jedoch Brot aus gemahlenen Nüssen und Ölsaaten backen, werden Sie Ihrem Körper viel Gutes tun. Sie können Mandelmehl (gemahlene Mandeln) kaufen oder Nüsse, Sonnenblumen- und Kürbiskerne mahlen, bis sie eine mehlartige Konsistenz aufweisen. Einige Brotrezepte finden Sie im Rezeptteil dieses Buches.

11. Und wo bleibt die Süße?

Die Natur hat uns mit vorzüglichen Süßstoffen versorgt: unverarbeitetem Naturhonig und getrockneten Früchten (achten Sie darauf, dass die Früchte naturbelassen sind, nicht dragiert oder sonst etwas). Diese Süßigkeiten stecken voller lebensspendender Nährstoffe und fügen dem Körper keinen Schaden zu.[69,70,72] Verzichten Sie auf Zucker und alle künstlichen Süßstoffe. Wenn Sie einen Kuchen backen, verleihen ihm Trockenfrüchte, wie Datteln, Feigen und Rosinen, die richtige Süße und machen ihn zudem noch nährstoffreicher.

Vor der Einführung des Zuckers im 17. Jahrhundert war Honig der einzige Süßstoff, den die Menschen nutzten. Seit dem Ende des 17. Jahrhunderts ersetzten sie ihn durch Zucker, weil dieser billiger und leichter erhältlich war, und damit begann das Zeitalter der zuckerbedingten Gesundheitsprobleme. Honig entspricht unserer Physiologie und ist alles andere als gesundheitsschädlich, im Gegenteil: Er hat eine Menge gesundheitsfördernder Eigenschaften. Er wird schon seit Jahrtausenden als Nahrungs- und Heilmittel genutzt. In der griechischen Mythologie galt er als „Trank der Götter". Es gibt Dutzende Bücher, in denen die gesundheitsfördernden Eigenschaften von Naturhonig beschrieben werden.[72] Honig ist ein Antiseptikum, das reich an Vitaminen, Mineralstoffen, Aminosäuren und vielen anderen bioaktiven Substanzen ist.[72,73,74] Sein Geschmack und die Zusammensetzung der Nährstoffe und bioaktiven Substanzen sind von der Vielfalt der Blüten abhängig, aus denen ein bestimmter Honig gesammelt wird. Honig kam von jeher bei der Behandlung von Verdauungsstörungen, Brust- und Halsentzündungen, Arthritis, Anämie, Schlafstörungen, Kopfschmerzen, Schwächezuständen und Krebs zum Einsatz.[72,73,76,77,78,79] Er kann therapeutisch auf offene Wunden, Ekzeme, Hautausschläge, Haut- und Mundgeschwüre und -erosionen aufgetragen werden.[71,72,73,74,75]

Trockenfrüchte liefern alle Vitamine, Mineralstoffe und sonstigen nützlichen Substanzen, die auch in den frischen Früchten enthalten sind, nur in konzentrierter Form. Aus diesem Grund wurden sie in allen traditionellen Kulturen der Welt als Heilmittel für die verschiedensten gesundheitlichen Probleme verwendet. Man verabreichte sie insbesondere Schwangeren und Paaren mit Kinderwunsch, Menschen mit Tuberkulose und anderen chronischen Infektionen, Menschen mit neurologischen und psychischen Beschwerden sowie Patienten in der Rekonvaleszenz nach einer schweren Krankheit.[80,81,82,83,84] Der regelmäßige Verzehr getrockneter Datteln, Rosinen, Feigen, Korinthen, Beeren, Pflaumen usw. tut Ihrer Gesundheit mehr Gutes als die meisten teuren Nahrungsergänzungsmittel der Welt. Davon abgesehen, sind das die natürlichen Süßigkeiten, die die Natur uns gegeben hat. Anstatt also handelsübliche Süßigkeiten zu kaufen, die die Zähne Ihrer Kinder schädigen, bringen Sie Ihnen besser bei, Trockenfrüchte zu essen.

12. Nach traditionellen Methoden fermentierte Nahrungsmittel

Bei der Fermentation werden nützliche Mikroben eingesetzt, um Nahrungsmittel für längere Zeiträume zu konservieren. Wir haben bereits Naturjoghurt mit lebenden Kulturen, Kefir und Käse erwähnt – das sind fermentierte Nahrungsmittel. Sauerkraut (fermentierter Weißkohl) und andere fermentierte Gemüsearten sind wunderbare Lebensmittel, die viele nützliche Bakterien enthalten. Qualitativ hochwertiger Wein, natürlicher Kwass und natürlich hergestelltes Bier ohne Zusatzstoffe sind vergorene (fermentierte) Getränke, die uns, wenn maßvoll genossen, gut tun.

Alle Kulturen der Welt haben schon immer Nahrungsmittel fermentiert – Milch, Getreide, Fleisch, Fisch, Hülsenfrüchte, Gemüse und Obst –, denn das war die einzige Möglichkeit, sie für längere Zeit haltbar zu machen.[85] Die Verfügbarkeit der Nahrung war von der Jahreszeit abhängig, und es gab keine Supermärkte, wo man das ganze Jahr über alles kaufen kann. Sobald also der Weißkohl erntebereit war, musste man etwas damit machen, sonst wäre er verdorben und man hätte für den Rest des Jahres keinen Weißkohl mehr essen können. Deshalb machten die Menschen Sauerkraut daraus, von dem sie bis zur nächsten Ernte leben konnten, womit sie bei jedem Bissen nützliche probiotische Bakterien, aktive Enzyme und andere gute Substanzen aufnahmen, die nur ein fermentiertes Nahrungsmittel liefern kann.[69,85] Im Prozess der Fermentation wird die Nahrung vorverdaut und dabei werden ihre Nährstoffe freigesetzt, sodass sie für unseren Körper leichter verwertbar sind. Sauerkraut zum Beispiel enthält fast 20 Mal mehr bioverfügbares Vitamin C als dieselbe Menge frischer Weißkohl.[69] Der berühmte britische Entdecker James Cook, der Australien und Neuseeland entdeckte, hatte sein Schiff mit Fässern voll Sauerkraut beladen, um Skorbut in der Mannschaft vorzubeugen.[68,69] Unser Körper hat sich im Laufe der Jahrhunderte an den täglichen Verzehr fermentierter Nahrung gewöhnt; sie ist für unsere Gesundheit unerlässlich geworden. Seit wir die Kältetechnik erfunden haben, haben wir fast gänzlich aufgehört, solche Lebensmittel zu essen. In der Folge berauben wir uns selbst all der Wohltaten, die fermentierte Nahrungsmittel liefern: probiotische Bakterien, die unsere Darmflora gesund erhalten, leicht verdauliche Nährstoffe, aktive Enzyme, die uns jung und energiegeladen bleiben lassen, und viele andere gute Dinge.

Es gibt eine Menge einfacher Rezepte, nach denen man zu Hause Lebensmittel fermentieren kann. Man findet sie in vielen guten Büchern über Ernährungskunde und einige ausgewählte Rezepte wurden auch in das entsprechende Kapitel dieses Buches aufgenommen.

13. Frisch gepresste Frucht- und Gemüsesäfte

Schaffen Sie sich einen guten Entsafter an und kaufen Sie frisches, biologisch angebautes Obst und Gemüse zum Entsaften. Es ist ganz wichtig, hier nur Bioprodukte zu verwenden, denn sonst wird Ihr Saft konzentrierte Mengen an Pestiziden und anderen Agrochemikalien enthalten. Tausende Menschen in der ganzen Welt haben sich mit selbst gepressten Säften von den tödlichsten Erkrankungen befreit und es wurden Dutzende Bücher zum Thema veröffentlicht, die Gutachten und Hunderte hervorragender Rezepte enthalten.[86,87] Einige bekannte Vertreter der Naturmedizin, wie etwa Dr. Max Gerson oder Dr. Norman Walker, sind eifrige Befürworter des Entsaftens und haben es aktiv in der Behandlung ihrer Patienten eingesetzt. Über den gesundheitlichen Nutzen des Verzehrs von frischem, rohem Obst und Gemüse wurden Hunderte wissenschaftlicher Studien veröffentlicht. Säfte liefern alle wertvollen Inhaltsstoffe dieser Obst- und Gemüsearten in konzentrierter Form und in großen Mengen. Für ein Glas Möhrensaft zum Beispiel brauchen Sie ein Pfund Möhren. Niemand kann ein Pfund Möhren auf einmal essen, doch wenn Sie den Saft trinken, erhalten Sie all ihre Nährstoffe. Das Verdauungssystem hat praktisch keine Arbeit mit frisch gepressten Säften; sie werden innerhalb von 20–25 Minuten resorbiert und liefern dem Körper dabei eine konzentrierte Menge an Nährstoffen. In Gestalt von Säften können Sie jeden Tag große Mengen frisches Gemüse und Obst in der am leichtesten verdaulichen und angenehmsten Form konsumieren.

Viele Kinder in unserer modernen Welt essen kein Obst und Gemüse, und ich kenne einige Erwachsene, die das ebenfalls nicht tun. Säfte, die schließlich so schmackhaft sind, könnten eine ausgezeichnete Lösung für dieses Problem sein. Frisch gepresster Saft liefert Ihnen und Ihrem Kind viele wichtige Vitamine, Magnesium, Selen, Zink und andere Mineralstoffe, Aminosäuren und eine Menge weiterer Nährstoffe.[88,89] Eine Kombination aus Ananas, Möhren und ein wenig roter Bete am Morgen bereitet das Verdauungssystem auf die kommenden Mahlzeiten vor, denn sie regt die Produktion von Magensäure und Bauchspeicheldrüsenenzymen an. Eine Mischung aus Möhren, Äpfeln, Sellerie und roter Bete hat wunderbar leberreinigende Eigenschaften. Grüne Säfte aus Blattgemüse (Spinat, Kopfsalat, Koriander, Petersilie, Dill, Möhren und den Blättern roter Bete) mit etwas Tomate und Zitrone sind eine großartige Magnesium- und Eisenquelle, die toxische Metalle aus dem Körper beseitigen kann. Saft aus Weißkohl, Äpfeln und Sellerie stimuliert die Produktion der Verdauungsenzyme und ist ein hervorragendes Nierenreinigungsmittel. Es gibt eine unendliche Anzahl gesunder und schmackhafter Varianten, die Sie aus allen verfügbaren biologisch angebauten Gemüse- und Obstarten pressen können.[88,89,90] Damit der Saft auch gut schmeckt, vor allem Kindern, versuchen Sie grundsätzlich, weniger schmackhafte, aber sehr gesunde Zutaten – Möhren, kleine Mengen roter Bete (nicht mehr als 5 Prozent der Saftmischung), Sellerie, Weißkohl, Kopfsalat, grünes Blattgemüse und Kräuter, wie Spinat, Petersilie, Basilikum, frische Brennnesselblätter, Blätter der roten Bete, Möhrengrün – mit wohlschmeckenden

Zutaten – Ananas, Äpfeln, Orangen, Grapefruit, Weintrauben, Mango usw. – im Verhältnis 1:1 zu mischen.

Jeder Mensch mit einer degenerativen Erkrankung, einschließlich Atherosklerose und Koronarer Herzkrankheit, mit Immunproblemen oder neurologischen und psychischen Störungen, jeder Mensch, der unter starkem Stress steht, jeder Mensch, der sich vom Jetlag oder einem Infekt erholt, und jeder Mensch, der erschöpft oder einfach müde ist, profitiert enorm von frisch gepressten Säften.[88,89]

Was ist mit den Ballaststoffen? Wenn man Säfte trinkt, heißt das nicht, dass man aufhören kann, frisches Obst und Gemüse zu essen. Das sollten Sie weiterhin wie gewohnt tun. Behandeln Sie die Säfte einfach wie eine Extrazufuhr an konzentrierten Nährstoffen im Glas. Sie sollten sie 20–25 Minuten vor und 2–2,5 Stunden nach jeder Mahlzeit auf leeren Magen trinken. Frisch gepresste Säfte sind leicht verderblich; sie müssen innerhalb weniger Minuten (max. 30 Minuten) nach dem Pressen getrunken werden. Pressen Sie deshalb immer nur so viel, wie Sie sofort verzehren wollen. Was übrig bleibt, kann als Eislutscher für Kinder oder Eiswürfel für spätere Kaltgetränke eingefroren werden. Besonders Kinder lieben frisch gepresste Säfte. Sie können Smoothies für sie mixen, indem Sie pürierte Avocado oder Banane zufügen, oder das Ganze unter Joghurt, selbstgemachte Eiscreme oder Sorbet mischen.

Aber kann man denn nicht einfach Säfte im Laden kaufen? Die Antwort ist ein klares NEIN! Die Säfte im Laden wurden industriell verarbeitet und pasteurisiert, was alle Enzyme und die meisten Vitamine und Phytonährstoffe zerstört. Sie sind voll mit verarbeitetem Zucker, der schädliche Bakterien und Pilze im Darm nährt und den Blutzuckerspiegel in die Höhe treibt.[90] In frisch gepresstem Saft wird der Zucker durch aktive Enzyme, Mineralstoffe und andere Nährstoffe ausbalanciert, die ihn zur Nahrung und zur Energiequelle für den Körper machen. Wenn Sie Ihren Saft zu Hause herstellen, wissen Sie, was drin ist, Sie wissen, dass er frisch ist und nicht verunreinigt oder oxidiert, und es kann großen Spaß machen, verschiedene Obst- und Gemüsearten zu schmackhaften Kombinationen zusammenzumischen. Es gibt sehr viele Bücher über das Entsaften mit wunderbaren Rezepten für jedes gesundheitliche Problem und jeden Anlass.[86,87]

14. Getränke

Wir haben bereits fermentierte Getränke erwähnt, wie etwa qualitativ hochwertigen Wein und selbstgemachten Kwass. Wir haben ebenfalls frisch gepresste Säfte besprochen. All diese Getränke sind, in vernünftigen Mengen genossen, gut für uns.

Davon abgesehen, ist es ganz wichtig, viel Wasser zu trinken. Was für Wasser? So natürliches und sauberes Wasser wie möglich und dazu gehört an vielen Orten der Welt leider kein Leitungswasser. Leitungswasser enthält viele Zusatzstoffe, die in den Blutkreislauf aufgenommen werden und zu einer endothelialen Dysfunktion führen: Chlor, Fluorid, Nitrate und Agrochemikalien, um nur einige zu nennen. Deshalb ist es wichtig, das Leitungswasser zu filtern.

Viele im Handel erhältliche Tafelwässer sind nicht besser als Leitungswasser. Wenn Sie Wasser kaufen, suchen Sie nach natürlichem Mineralwasser von einem bekannten Hersteller, und zwar möglichst in Glasflaschen, da Plastik viele Chemikalien ans Wasser abgibt.[91,92,93,94,95] Glück hat, wer in der Nähe eines sauberen Brunnens oder einer sauberen Quelle lebt – er kann natürliches Wasser ohne alle Zusatzstoffe trinken. Es ist ratsam, dem Glas Wasser eine Zitronenscheibe oder einen Teelöffel Bio-Apfelessig zuzufügen, denn das reichert es mit alkalisierenden Mineralstoffen und anderen wertvollen Eigenschaften an.

Viele von uns mögen Heißgetränke, wie Tee oder Kaffee. Diese Getränke sind Stimulanzien und viele Menschen werden von ihnen abhängig, ohne es zu wissen. Ob das auch auf Sie zutrifft, finden Sie heraus, wenn Sie ein paar Tage lang einmal weder Tee noch Kaffee trinken. Wer abhängig ist, wird dann heftige Kopfschmerzen bekommen und ein starkes Verlangen nach diesen Getränken entwickeln. Wenn Sie nicht abhängig sind, schadet es nichts, wenn Sie gelegentlich einmal eine Tasse Tee oder Kaffee trinken. Trinken Sie jedoch nur qualitativ hochwertigen Tee und Kaffee, frisch zubereitet aus biologisch angebauten Zutaten, keine löslichen oder industriell verarbeiteten Getränke.[96]

Sie sollten allerdings wissen, dass Kaffee und Tee den Körper entwässern. Das bedeutet, dass sie ihn übersäuern und durstig machen. Sorgen Sie also dafür, ihm zu anderen Tageszeiten mit viel Wasser, Frucht- und Gemüsesäften wieder genügend Flüssigkeit zuzuführen. Es hilft auch schon, wenn Sie Ihren Tee statt mit Milch mit einer Scheibe Zitrone trinken und zum Kaffee ein ordentliches Stück saftiges Obst essen. Süßen Sie mit Honig statt mit Zucker und wenn Sie einen Imbiss zu Ihrem Heißgetränk brauchen, wird eine Portion naturbelassener Nüsse und Trockenfrüchte viele negative Einflüsse beseitigen, die Kaffee oder Tee auf Ihren Körper haben könnten. Auch Käse und Honig ergeben einen guten Imbiss zur Tasse Tee oder Kaffee. Nur sollte der Käse natürlich und nach traditionellen Methoden hergestellt sein. Es versteht sich von selbst, dass Sie keine Kekse oder Kuchen zu Ihrem Heißgetränk essen sollten, was leider genau das ist, was üblicherweise dazu angeboten wird.

Im Handel gibt es viele Kräutertees in steigender Vielfalt. Die meisten Kräuter sind Arzneien, was bedeutet, dass sie eine besondere Wirkung auf unsere Physiologie ausüben. Aus diesem Grund eignen sie sich nicht für jedermann. Wenn Sie einen Kräutertee finden, der Ihnen bekommt, dann kaufen Sie ihn nur in Bio-Qualität, denn alle anderen Kräutertees können Schwermetalle und andere Schadstoffe enthalten.[97,98]

Es versteht sich von selbst, dass Sie, um Atherosklerose und Herzkrankheit vorzubeugen, alle Softdrinks und andere kohlensäurehaltigen und aromatisierten Erfrischungsgetränke, einschließlich Getränkesirup, meiden sollten. Sie bestehen aus Zucker und Chemikalien – ein doppelter Giftangriff auf Ihren Körper.[99.100] Die „zuckerfreien" Softdrinks sind sogar noch schlimmer: Sie enthalten künstliche Süßstoffe, die noch giftiger sein können als Zucker.[101,102]

Starke alkoholische Getränke sollten Sie nur bei seltenen Gelegenheiten und in sehr kleinen Mengen genießen. Sie bürden Ihrer Leber eine Menge Arbeit auf, sodass sie die anderen Gifte im Blut nicht mehr abbauen kann, was letzteren freie Bahn zum Angriff auf das Endothel gibt. Große Mengen Alkohol und dessen toxische Nebenprodukte führen auch direkt zu endothelialer Verletzung und Dysfunktion.[103]

Eine Warnung zum Bier: Es wird aus Getreide hergestellt und im Prozess der Gärung wird die Stärke aus dem Getreide in verschiedene Kohlenhydrate aufgespalten. Bier enthält verarbeitete Kohlenhydrate in hoher Konzentration, die sehr schnell in den Blutkreislauf aufgenommen werden, und sowohl den Blutzucker- als auch den Insulinspiegel in die Höhe treiben. Beides ist gefährlich, da es den Boden für Gewichtszunahme, Diabetes und Herzkrankheit bereitet.[104] Sollten Sie bereits eine Veranlagung für diese gesundheitlichen Probleme mitbringen, ist es ratsam, Ihren Bierkonsum einzuschränken oder am besten ganz darauf zu verzichten.

Zum Abschluss

Nun haben wir den ersten Schritt besprochen, den wir machen müssen, um degenerative Erkrankungen, wie Atherosklerose und deren Komplikationen sowie viele andere zu vermeiden. Das ist wahrscheinlich der wichtigste Schritt, da 80–90 Prozent aller Gifte, die in unserem Blutkreislauf zirkulieren, aus dem Verdauungssystem kommen!

Bei der Ernährung Ihrer selbst oder Ihrer Familie halten Sie sich bitte an folgende einfache Regeln:

Sparen Sie nie am Essen!
Machen Sie beim Essen keine Kompromisse!
Denn wenn Sie nicht gut essen, werden Sie nicht gesund sein und
ohne Gesundheit haben Sie kein gutes Leben!

Sparen und Kompromisse machen können Sie beim Kauf von Kleidung, Autos, Elektronik, Spielzeug usw. usf., doch nie beim Essen. Kaufen Sie nur qualitativ hochwertige und frische Lebensmittel. Bio-Qualität ist immer die beste Wahl. Lokale Produkte sind besser als exotische, die um die halbe Welt geschifft werden müssen. Obst und Gemüse aus dem eigenen Garten sind besser als Obst und Gemüse aus jedem Supermarkt. Tiere aus Weidehaltung sind besser als solche, die mit Getreide oder kommerziellem Tierfutter gemästet werden. Traditionell angebautes und zubereitetes Essen ist besser als moderne Erfindungen. Pflücken Sie selbst Beeren, Obst und Gemüse, wann immer Sie die Gelegenheit dazu haben. Bereiten Sie Ihr Essen mit Liebe und Sorgfalt zu, lassen Sie es nicht anbrennen oder zerkochen. Greifen Sie auf traditionelle Garmethoden zurück, verwenden Sie keine Mikrowellengeräte. Wer diese einfachen Veränderungen vornimmt, wird unendlich davon profitieren.

Häufig auswärts essen zu gehen, ist eine sehr ungesunde Angewohnheit (das betrifft auch Gerichte zum Mitnehmen), weil Sie nie wissen, welche Zutaten und Garmethoden bei der Zubereitung Ihrer Mahlzeit benutzt wurden. Sorgen Sie also dafür, dass der Großteil Ihres Essens zu Hause zubereitet wird.

Viele Menschen in den Industriestaaten haben in Bezug auf das Essen ihren Instinkt verloren. Ich gebe Ihnen ein Beispiel. Ich lebe in einer ländlichen Kleinstadt in Großbritannien. Viele Häuser hier haben ausgewachsene Apfelbäume in ihren Gärten, die eine ergiebige Ernte herrlicher Äpfel bringen, voller Mineralstoffe, Vitamine, Antioxidanzien, Anti-Krebs-Wirkstoffe und weiterer vorzüglicher Nährstoffe. Doch die Leute ernten sie nicht, weil es ihnen zu anstrengend ist. So fallen diese wundervollen Gaben der Natur einfach zu Boden und verfaulen, während die Eigentümer ihre Äpfel im Supermarkt kaufen – Äpfel ohne Nährstoffgehalt und voller Agrochemikalien. Ihre Kinder wachsen mit der Überzeugung auf, dass es in Ordnung sei, derart wertvolle Nahrung zu verschwenden und stattdessen eine Packung Chips zu essen. Das ist nur ein Beispiel dafür, wie weit wir uns bis heute von einer natürlichen Lebensweise entfernt haben, der einzigen Lebensweise, die uns gesund erhält!

Schritt 2: Hören Sie auf, Ihren Körper zu verschmutzen!

Gehen Sie nie zu einem Arzt, in dessen Praxis welke Pflanzen stehen.
Erma Bombeck

Wir leben in einer verschmutzten Welt. Jeden Tag atmen wir Autoabgase und Industrieabfälle ein. Wir essen Lebensmittel, die Pestizide, Herbizide und andere Agrochemikalien enthalten. Wir trinken Milch und essen Fleisch von Tieren, die regelmäßig Antibiotika, Steroide und andere Medikamente erhalten. Wir nehmen unzählige Chemikalien in industriell verarbeiteten Lebensmitteln zu uns. Wir benutzen Kosmetikartikel voller Chemikalien, die nachweislich krebserregend und grundsätzlich giftig für den Menschen sind. Unsere modernen energiesparenden Wohnungen und Büros sind zu Giftmülldeponien geworden. Moderne Baumaterialien, Dämmstoffe, Anstriche, Reinigungsmittel und Brandschutzmittel strömen alle toxische Substanzen aus, die wir tagein, tagaus einatmen. Eine chemische Ausgasanalyse gebräuchlicher Teppichböden und Teppichkleber in modernen Haushalten hat beträchtliche Mengen an toxischen Substanzen gefunden, darunter Formaldehyd, Toluol, Xylol, Benzol, Methacrylat, Tetrachlorethen, Methylnaphthalin, Phthalate und Styrol.[1,2] All diese Chemikalien sind bekanntermaßen giftig für Menschen und doch atmen wir sie die ganze Zeit zu Hause in großen Mengen ein. Die Luft in Krankenhäusern und Einkaufszentren enthält sogar noch größere Mengen toxischer Substanzen, was der Grund dafür ist, dass viele Menschen sich nach einer Einkaufstour oder einem längeren Krankenhausbesuch so müde und ausgelaugt fühlen.[3] Und als sei das alles nicht schon genug, nehmen wir noch regelmäßig verschreibungspflichtige Medikamente ein, trinken Alkohol und rauchen Tabak.

Man ist schnell entmutigt, wenn man sich anschaut, welche toxische Gesamtbelastung unsere Körper in der heutigen Welt zu ertragen haben. Und doch können wir eine Menge tun, um diese Belastung drastisch zu senken.

Es steht in unserer Macht, unsere Wohnungen so chemikalienfrei wie möglich zu halten, wenn wir nur minimale Mengen an Reinigungsmitteln, Anstrichfarben, pestizidbehandelten Teppichböden und anderen toxischen Substanzen verwenden. Alle weithin erhältlichen Haushaltschemikalien sind giftig.[4,5,16] Badreinigungsmittel, Fußbodenreiniger, Polituren usw. – all das verbleibt in der Luft und an den Oberflächen, wo es zur allgemeinen toxischen Belastung unseres Systems beiträgt. Toxische Haushaltschemikalien können durch ungefährlichere, biologisch abbaubare Alternativen von diversen umweltbewussten Herstellern ersetzt werden. Verwenden Sie trotzdem so wenige Chemikalien wie möglich. Sehr vieles im Haus lässt sich mit Wasser und ein wenig Essig oder Zitronensaft, Natron und Olivenöl reinigen. Ihre Holzfußböden können Sie mit starkem schwarzem Tee säubern. Ihre Möbel können Sie mit einer Mixtur aus 1 Tasse Olivenöl und ¼ Tasse weißem Essig polieren. Rotweinflecken im Teppich lassen sich mit Weißwein beseitigen. Es gibt viele herkömmliche natürliche Reinigungsmethoden, wenn Sie nur danach suchen.[6]

Wenn Sie krank sind oder sich von einer Krankheit erholen, ist es ratsam, die Wohnung **nicht** zu renovieren oder neue Teppichböden zu verlegen. Anstrichfarben, viele Baumaterialien, neue Teppichböden und neue Möbel geben eine Fülle an extrem toxischen Chemikalien ab, die wir durch unsere Lunge, Haut und Schleimhäute aufnehmen.[1,7,8,15,33,34] Ein neuer Teppich kann mehrere Jahre lang beträchtliche Mengen äußerst krebserregender Formaldehyde ausgasen. Neue Möbel stecken voller Brandschutzmittel, die viel Antimon (ein giftiges Schwermetall) in unserem System anreichern. Frische Wandfarben setzen mindestens sechs Monate lang Dutzende extrem toxischer Chemikalien frei. Wenn Sie sich diesen Giften aussetzen, untergraben Sie Ihre Genesung und die Krankheit kann sich sogar wieder verschlimmern.

Einen wichtigen Beitrag zur toxischen Belastung des Körpers leisten *Kosmetika, Parfums und andere Körperpflegeprodukte.*[9,10] Die Kosmetikindustrie nutzt für die Rezeptur von Shampoos, Seifen, Zahnpasta, Schminke, Parfums, Cremes, Deodorants, Haarfärbemitteln usw. mehr als tausend krebserregender und toxischer Chemikalien. Die alte

Ansicht, dass unsere Haut eine Barriere darstelle, die keine Gifte in den Körper lässt, hat sich als komplett falsch erwiesen. Die menschliche Haut absorbiert die meisten Stoffe aus der Umwelt sehr effizient – in einigen Fällen sogar besser als unser Verdauungssystem.[9] Der weitverbreitete Gebrauch von Körperpflegeprodukten trägt wesentlich zu unserer Krebsepidemie bei.[10] Kinder, Frauen und Männer setzen sich unwissentlich riesigen Mengen an karzinogenen Substanzen aus, die sie auf ihre Haut auftragen. Ein gutes Beispiel ist Brustkrebs. Zellen, die einer kanzerösen Brust entnommen werden, sind in vielen Fällen voller Aluminium – ein toxisches Metall.[11] Woher kommt all dieses Aluminium? Wahrscheinlich aus Deodorants, die über die Haut in den Achselhöhlen der Frau aufgenommen wurden.

Viele Chemikalien in Körperpflegeprodukten und Haushaltsreinigern sind synthetische Estrogene, die die echten Estrogene im Körper nachahmen. Sie führen bei Frauen zu Krebserkrankungen der Brust, der Eierstöcke und anderer Organe und bei Männern zu Unfruchtbarkeit, Impotenz und anderen sexuelle Störungen.[12,13,14] Neueste Forschungen zu toxischen Metallen und anderen Chemikalien haben gezeigt, dass ein trächtiges Tier bei entsprechender Exposition große Mengen davon im Fetus anreichert.[15,16] Deshalb ist es besonders wichtig, dass eine schwangere oder stillende Frau sehr genau darauf achtet, welche Körperpflegemittel und Kosmetika sie für Haut, Gesicht und Haare verwendet – am besten gar keine! Insbesondere Kinder und Säuglinge reagieren besonders empfindlich auf die toxischen Wirkungen dieser Chemikalien. Und doch gibt man jungen Müttern, die gerade in einer Geburtsklinik im Vereinigten Königreich ihr Baby entbunden haben, kostenlose Tüten voller Shampoos, Schaumbäder, Babylotionen und anderer Toilettenartikel für das Baby mit nach Hause. All diese Produkte stecken voller Gifte. An die Haut eines Neugeborenen und eines Säuglings darf man nichts anderes als klares Wasser lassen! Das Beste, was man auf die Nabelregion auftragen kann, ist Naturjoghurt mit lebenden Kulturen, Sauerrahm oder kaltgepresstes Naturöl, wie Olivenöl, Kokosöl, Hanföl usw. Es ist kein Wunder, dass die Krebserkrankungen bei unseren Kindern in epidemischem Ausmaß zunehmen. Abgesehen davon, dass sie die Kinder krebserregenden Giften aussetzen, waschen Seifen die schützende Fettschicht von ihrer Haut ab, was zu Ekzemen und anderen Erkrankungen einer trockenen Haut führt.[17]

In diesem Buch können wir nicht auf alle einzelnen Gifte in unseren Toilettenartikeln und Kosmetika eingehen. Lassen Sie uns jedoch einige der gebräuchlichsten auflisten.

- Talkum oder Talkumpuder kann Eierstockkrebs verursachen.[18] Verwenden Sie es nicht, schon gar nicht für Babys!
- Natriumlaurylethersulfat (SLES) ist ein hochtoxisches Tensid, das in den meisten Shampoos, Seifen und Zahnpasten enthalten ist. Es ist ein billiges Schäummittel, das von der Kosmetikindustrie in großem Umfang eingesetzt wird. Es wird sehr effektiv von den Schleimhäuten und der Haut absorbiert und verursacht neben anderen schädlichen Wirkungen auf den Körper auch endotheliale Verletzungen.[19,20]
- Fluorid ist für jedes System im Körper ein entsetzliches Gift. Es ist weitverbreitet in Zahnpasta und anderen Zahnpflegeprodukten. Hier und da wird es auch dem Leitungswasser zugesetzt und Babys in Form von Tropfen verabreicht. Wenn Sie mit seiner Toxizität nicht vertraut sind, würde ich ihnen dringend raten, sich darüber zu informieren und es wie die Pest zu meiden. Fluorid reichert sich in den Knochen und Zähnen an und untergräbt deren Struktur. Wenn Sie genau hinschauen, werden Sie bemerken, dass viele Leute weiße Flecken auf den Zähnen haben (Schmelzflecken oder Fluorose). Das ist angereichertes Fluorid, das in der Regel aus der Zahnpasta stammt.[21]
- Titandioxid ist krebserregend. Es ist in vielen verschreibungspflichtigen Medikamenten und in Körperpflegeprodukten enthalten.[22]
- Triethanolamin (TEA) und Diethanolamin (DEA) bilden karzinogene Nitrosamine in Shampoos, Make-ups, Seifen und einigen Zahnpasten. Es ist bekannt, dass sie Leber- und Nierenkrebs verursachen, aber auch Krebs anderer Organe.[23]
- Lanolin (Wollwachs), selbst ein ungiftiges Naturprodukt, ist oft mit DDT und anderen karzinogenen Pestiziden kontaminiert.[24]

- Dioxane werden eingeatmet und über die Haut absorbiert. Sie wirken äußerst krebserregend und toxisch auf unser Immunsystem.[24]
- Saccharin – krebserregend.[25]
- Formaldehyd in Teppichkleber, Leim und Haushaltsprodukten ist eine toxische und krebserregende Substanz. Neben Krebs erzeugt es Augenprobleme, Hautausschläge, Allergien und Atembeschwerden.[24,33]
- Propylenglykol – extrem toxisch und krebserregend.[26]
- Blei, Aluminium und andere toxische Metalle sind in vielen Körperpflegeprodukten enthalten, vor allem in Deodorants und Make-ups.[27]
- Haarfärbemittel, besonders schwarze und braune, enthalten DEA, TEA, ethoxylierte Alkohole, Formaldehyd und andere Chemikalien. Der regelmäßige Gebrauch von Haarfärbemitteln erhöht das Risiko einer Erkrankung an Leukämie, Multiplem Myelom, Hodgkin- und Non-Hodgkin-Lymphom.[24]
- Die Duftstoffe in Parfums, Toilettenartikeln und Reinigungsprodukten sind sehr toxisch und wurden als ernst zu nehmende Quelle der Luftverschmutzung in Innenräumen ausgemacht. Sie werden durch die Lunge und die Haut in den Blutkreislauf aufgenommen und können Atherosklerose, Krebs, neurologische und psychische Beschwerden, Allergien, Sensibilisierung und viele andere gesundheitliche Probleme hervorrufen.[28]
- Sonnenschutzmittel enthalten Chemikalien, die Hautkrebs hervorrufen können. Davon abgesehen, enthalten viele davon auch synthetische Estrogene, wie etwa Benzophenon-3 (Oxybenzon), Homomethylsalicylat (Homosalat), 4-MBC (Enzacamen), Octyl Dimethyl PABA und viele andere. Sie werden durch die Haut absorbiert und können Brust-, Eierstock- und Gebärmutterkrebs, Unfruchtbarkeit bei Männern und Frauen sowie eine vorzeitige und gestörte Pubertät bei Kindern auslösen.[29]

Eine vollständige Liste schädlicher Chemikalien in Toilettenartikeln und anderen Körperpflegeprodukten finden Sie in dem sehr guten Buch „Das untragbare Risiko“ von Dr. Samuel Epstein.[24]

Wenn wir nicht der Koronaren Herzkrankheit, Atherosklerose, Krebs und vielen anderen Leiden zum Opfer fallen wollen, sollten wir unseren Gebrauch von Körperpflegeprodukten auf ein absolutes Minimum reduzieren. Ihr Körper muss nicht mit Seife, Duschgel oder Schaumbädern gewaschen werden. Diese tragen nicht nur zur allgemeinen toxischen Belastung bei, sondern waschen auch wichtige Fettfilme ab, die die Haut vor dem Austrocknen und vor Infektionen schützen. Uns Menschen genügt es vollkommen, uns mit Wasser und einem Schwamm abzuwaschen.

Abgesehen von natürlicher Zahnpasta, braucht ein Kind überhaupt keine Körperpflegeprodukte. Es gibt eine Anzahl Hersteller, die ungefährliche Pflegeprodukte ohne die oben aufgeführten schädlichen Substanzen produzieren.

Schwimmbäder sind stark mit Giften belastet.[29] Die meisten Menschen gehen davon aus, dass der Besuch im Schwimmbad ein gesunder Sport sei. Nichts könnte der Wahrheit ferner liegen. Mit Ausnahme einiger weniger Bäder, die mit Ozon desinfiziert werden, benutzt der Rest auf Chlor basierende Chemikalien zur Wasseraufbereitung. Chlor ist ein Gift, das jedes System im Körper angreift, insbesondere aber das Immunsystem und die Leber.[29,30] Es wird recht gut von der Haut absorbiert. Davon abgesehen, schwebt immer eine dicke Schicht Chlorgas über dem Wasser im Becken, das von Kindern und Erwachsenen beim Schwimmen eingeatmet wird. Eingeatmetes Chlor aber wird äußerst leicht über die Lunge in den Blutkreislauf aufgenommen. Die Natur hat uns dafür gemacht, in Seen, Flüssen und Meeren zu schwimmen, nicht in der chemischen Giftsuppe von Schwimmbädern. Natürliche Gewässer sind voller Leben, voll biologischer Energie von Pflanzen und verschiedensten Lebewesen, Mineralien, Enzymen und vielen anderen wohltätigen Substanzen. Das Schwimmen in natürlichen, lebenden Gewässern wurde Jahrhunderte lang als Therapie für viele gesundheitliche Probleme gepriesen.[31] Es versteht sich von selbst, dass sie darauf achten sollten, dass das Wasser, in dem Sie baden, so weit wie möglich von jeder Quelle industrieller Verschmutzung entfernt liegt.

Waschpulver und Flüssigwaschmittel bleiben alle im Stoff der Kleidungsstücke, Bettwäsche und Handtücher hängen und tragen ebenfalls zu unserer toxischen Belastung bei.[32] Schauen Sie sich nach ungefährlicheren und umweltfreundlichen Alternativen um.

Zimmerpflanzen sind unsere besten Freunde, wenn es darum geht, unsere Wohnungen giftfrei zu halten. Sie nehmen die giftigen Gase auf und ersetzen sie durch Sauerstoff und andere zuträgliche Substanzen.

Versuchen Sie, elektromagnetische Verschmutzung und Strahlung zu vermeiden. Laufen Sie nicht ständig mit dem Handy am Ohr umher; benutzen Sie es nur, wenn es wirklich nötig ist. Uns liegen noch keine verlässlichen Daten darüber vor, was die Strahlung von Funktelefonen uns antun kann, doch vorläufige Daten weisen darauf hin, dass sie das Risiko für Gehirntumoren erhöhen könnte.[32,37] Verbannen Sie Fernsehgeräte, Computer und andere elektronische Geräte aus Ihrem Schlafzimmer. Wenn wir schlafen, arbeitet unser Körper auf Hochtouren, um uns zu entgiften, um unser Blut und unsere Gewebe zu reinigen. Geben Sie ihm die Chance dazu, ohne weitere Verschmutzungen hinzuzufügen. Versuchen Sie, so wenig Zeit wie möglich an Bildschirmen und elektronischen Geräten zu verbringen; gehen Sie stattdessen lieber an die frische Luft. Wenn Ihr Haus unter einer Hochspannungsleitung oder in der Nähe einer Strahlenquelle oder einer Quelle industrieller Verschmutzung steht, ziehen Sie in eine andere Gegend um.

Wir haben hier nur ein paar Dinge besprochen, die Sie tun können, um von Menschenhand gemachter Verschmutzung zu entgehen. Zu diesem Thema gibt es bergeweise Informationen. Bitte recherchieren Sie und nehmen Sie die entsprechenden Veränderungen in Ihrem Leben und dem Ihrer Familie vor, um Ihre und deren Gesundheit zu schützen und zu verbessern.

Was Sie noch beachten sollten

Ein ernst zu nehmender Risikofaktor für Herzkrankheit und andere Komplikationen einer Atherosklerose ist unsere Einstellung. Menschen, die stets angespannt sind und alles negativ sehen, werden häufiger krank als Menschen mit einer entspannteren und zufriedenen Einstellung zum Leben.[35] Wie kommt das? Weil jedes Gefühl eine bestimmte biochemische Konstellation im Körper erzeugt und das nicht nur im Gehirn, sondern überall. Negative Gefühle erzeugen eine negative biochemische Konstellation, die krank macht. Positive Gefühle erzeugen eine positive biochemische Konstellation, die bei der Genesung hilft und heilt.

Einige wenige einfache Regeln helfen Ihnen, optimistisch zu bleiben und damit eine positive biochemische Konstellation in Ihrem Körper zu erzeugen.

1. Leben Sie nicht, um zu arbeiten, sondern arbeiten Sie, um zu leben! Workaholics sind viel anfälliger für Herzinfarkte als Menschen, die ihre Arbeit nüchtern betrachten. Es gibt Wichtigeres im Leben, als Geld zu verdienen.
2. Erinnern Sie sich, was Klopfer, der kleine Hase im Disney-Film „Bambi", sagt? „Wenn man nichts Nettes zu sagen hat, soll man den Mund halten." Wenn Sie andere Menschen kritisieren und schlecht über sie reden, verändert das Ihre eigene Biochemie und schadet Ihrer Gesundheit.
3. Bewahren Sie sich eine positive Einstellung! Konzentrieren Sie sich auf das Gute im Leben, auf seine Gaben, auf Ihre Träume, auf die guten Eigenschaften Ihrer Mitmenschen wie auch Ihre eigenen – und Sie werden viel glücklicher sein. Das erzeugt eine gute biochemische Konstellation in Ihrem Körper. Wer sich nur auf Probleme und alles Schlechte im Leben konzentriert, vergiftet sich und seine Biochemie und macht sich selbst krank.
4. Lachen kann bei der Behandlung aller Krankheiten eine wirksame Medizin sein. Erzeugen Sie aktiv Situationen, in denen Sie lachen können, und meiden sie Situationen, die Sie trübsinnig machen.

Suchen Sie Menschen auf, in deren Gesellschaft Sie sich wohl und glücklich fühlen, und meiden Sie Menschen, in deren Gesellschaft Sie sich unwohl und niedergeschlagen fühlen. Das Leben ist zu kurz, um es in schlechter Gesellschaft zu verbringen! Wenn Sie sich am wohlsten mit sich selbst fühlen, dann nehmen Sie sich die Zeit, genau das zu tun und es zu genießen.

5. Unterdrücken Sie Ihre Gefühle nicht! Finden Sie ein gefahrloses Ventil für Ärger, Frust und andere destruktive Gefühle. Verbergen Sie Ihren Kummer nicht; je mehr Sie ihn mit anderen teilen, umso schneller wird er vergehen. Angestaute negative Gefühle zerstören uns von innen heraus.
6. Seien Sie ehrlich zu sich selbst und anderen. Wenn Sie kein reines Gewissen haben, gerät ihre Biochemie in einen selbstzerstörerischen Modus und Ihr Körper wird aus heiterem Himmel krank.
7. Nehmen Sie sich an jedem einzelnen Tag Zeit für etwas, was Ihnen wirklich Spaß macht. Tun Sie das einfach nur für sich selbst. Sie erweisen sich damit selbst Respekt und Liebe und das erzeugt eine sehr positive, heilsame biochemische Konstellation in Ihrem Körper.

Ich möchte mit den Worten von Professor Christiaan Barnard enden, des angesehensten Herzchirurgen der Welt, der die weltweit erste Herztransplantation durchführte: „Ich verspreche Ihnen: Kümmern Sie sich um Ihre Seele, und Sie werden das Risiko eines Herzinfarkts verringern.“[35]

Ist Sport gesund?

Jedermann weiß, dass körperliche Bewegung gut für uns ist. Trotzdem führen die meisten von uns ein physisch sehr inaktives Leben: Wir sitzen den ganzen Tag im Büro, fahren überall mit dem Auto hin, sitzen zu Hause vor dem Fernseher oder dem Computer. Die meiste Zeit sind wir viel zu beschäftigt oder zu müde, um Sport zu treiben. Dann erinnern wir uns eines Tages daran und joggen gleich mehrere

Kilometer oder spielen ein Ballspiel bis zur Erschöpfung. Die üblichen Resultate dieser Art von Sport sind Muskelkater, Gelenkschmerzen und Verletzungen. Anschließend kehren wir zu unserem inaktiven Lebensstil zurück. Klingt das vertraut?

Welche Art Sport ist denn gut für das Herz? Die Antwort lautet: jede Art, solange sie uns Spaß macht und wir sie regelmäßig jeden Tag ausüben. *Mäßige, aber regelmäßige körperliche Betätigung ist das Beste* für Ihr Herz und Ihre allgemeine Gesundheit. Wenn Sie ein bestimmtes Ziel erreichen wollen, zum Beispiel eine Ballsportart ausüben, wie Sie es als junger Erwachsener gewohnt waren, dann beginnen Sie allmählich und steigern Sie sich nach und nach. Gleich ins kalte Wasser zu springen, ist das Schlimmste, was Sie Ihrem Herzen antun können.

Der häufigste Grund dafür, keinen Sport zu treiben, ist Zeitmangel. Doch mit ein wenig Planung kann jeder, selbst die arbeitsmäßig eingespannteste Person, ein gewisses Maß an körperlicher Bewegung in seine tägliche Routine einbauen. So können Sie zum Beispiel zu Fuß gehen oder mit dem Fahrrad ins Büro oder ins Geschäft fahren anstatt mit dem Auto. Wo auch immer Sie hingehen – Sie können ein Stück weiter weg von Ihrem Zielort parken und hinlaufen: Selbst ein paar hundert Meter Fußmarsch tun Ihnen gut. Anstatt den Aufzug zu nehmen, können Sie Treppen steigen. Eines der besten Dinge, die Sie für Ihr Herz tun können, ist, sich einen Hund anzuschaffen: Ihr Hund zwingt Sie täglich zum Spazierengehen, ob Sie mögen oder nicht. Spaziergänge an der frischen Luft sind die beste und natürlichste Sportart für uns Menschen.

Die Wissenschaft hat festgestellt, dass Aerobic-Übungen das Beste für unser Herz sind.[36] Aerobic vertieft und beschleunigt den Atem, führt dem Körper mehr Sauerstoff zu, verbessert die Zirkulation und ist grundsätzlich sehr gesund. Ein ganz wichtiger Punkt dabei ist jedoch, dass wir *beim Training saubere, frische Luft atmen müssen.* Daran mangelt es leider vielen Fitnessstudios und Sporthallen, deren Luft mit Reinigungsmitteln, Parfums, Desinfektionsmitteln und anderen Giften gesättigt ist. Beim Trainieren atmen Sie ein größeres Luftvolumen ein als üblich und wenn die Luft mit Giften versetzt ist, nehmen Sie davon große Mengen auf. Am besten trainiert man an der frischen Luft und an Orten, die weit von menschengemachten Verschmutzungen entfernt sind. Ein klinisches Beispiel illustriert das sehr gut: Eine 30 Jahre alte Marathonläuferin erkrankte an Lungenkrebs. Sie hatte nie geraucht, immer Sport getrieben und versucht, sich gesund zu ernähren. Doch in den letzten Jahren hatte sie in London gelebt und war zur Vorbereitung ihrer Marathonläufe jeden Tag viele Kilometer auf den belebten Londoner Straßen gelaufen. Wahrscheinlich hat der ganze Schmutz, den sie dabei in ihre Lungen pumpte, den Lungenkrebs hervorgerufen.

Menschen mit Übergewicht und Adipositas sollten vorsichtig sein, wenn sie Sport treiben wollen. Stellen Sie sich vor, Sie laden sich einen großen Sack Kartoffeln auf den Rücken und versuchen damit zu joggen. Ihr Herz und die anderen Organe und Systeme dürften das nicht lange überleben. Genauso ist es, wenn ein schwer übergewichtiger Mensch Sport treibt, und für eine adipositöse Person ist energisches Training definitiv gefährlich. Diese Menschen sollten das nicht tun, sondern zuerst ihre Ernährung umstellen und abnehmen. Sobald der Körper dafür bereit ist, wird er von selbst danach verlangen, Sport zu treiben.

Finden Sie eine Sportart, die Ihnen liegt, die in Ihren geschäftigen Alltag hineinpasst und die Ihnen wirklich Spaß macht. *Der Spaß ist beim Sport ganz wichtig!* Das gängige Fitness-Mantra „Ohne Schmerz kein Gewinn“ wird Ihnen nur Schmerzen bereiten. Wenn es unangenehm und schmerzhaft ist und Sie nicht besonders gut darin sind, dann tun Sie es nicht! Diese Art Sport wird Ihnen nicht guttun. Wir alle haben schon Leute gesehen, die mit schmerzverzerrter, leidender Miene die Straßen entlang joggen. Das ist nichts anderes als eine Strafarbeit, die viele negative biochemische Konstellationen im Körper erzeugt. Finden Sie etwas, was Ihnen Vergnügen bereitet, wobei Sie sich wohl fühlen, lachen können und neue Freunde finden. Das wird Ihr Leben erfüllter und glücklicher machen.

Teil 4

Wichtige Zusammenhänge

1 Alle Krankheiten beginnen im Darm!

Hippokrates (460–370 v. Chr.)

Je mehr wir mit all unserer modernen Wissenschaft entdecken und je mehr wir über die Gesundheit des Menschen erfahren, umso klarer wird uns, wie recht Hippokrates hatte! Die Wurzeln unserer Gesundheit befinden sich im Verdauungssystem.[1,2] Wenn wir Atherosklerose, Herzkrankheit und allen anderen neumodischen Leiden vorbeugen oder sie rückgängig machen wollen, müssen wir auf eine gesunde Verdauung achten! Und dazu müssen wir uns um unsere Darmflora kümmern.

Was ist die Darmflora?

Unser Planet ist überwiegend von Mikroben besiedelt. Sie sind überall, sowohl außerhalb als auch innerhalb unseres Körpers. Die große Mehrheit der Mikroben ist nicht nur harmlos für uns Menschen, sondern geradezu nützlich.[1,2,3] Im Verlauf der Evolution hat sich eine symbiotische Beziehung zwischen ihnen und dem menschlichen Körper herausgebildet. Symbiotisch heißt, dass wir nicht ohne einander leben können! Wir brauchen Mikroben, um lebendig und gesund zu bleiben. Sie leben auf unserer Haut, unseren Augen und unseren Schleimhäuten, aber auch in unserem Körper.[4,5] Die größte Mikrobenkolonie lebt im Inneren unseres Verdauungssystems: Ein durchschnittlicher Erwachsener beherbergt 1,5–2,5 kg Bakterien in seinen Därmen.[4] Diese Bakterien sind nicht einfach eine chaotische Masse, sondern bilden eine hochorganisierte mikrobielle Welt. In einem gesunden Verdauungssystem herrscht eine bestimmte Bakterienart vor und erfüllt dort eine ganze

Anzahl von Funktionen, die für den Darm und den Rest des Körpers lebenswichtig sind.

Wir erwerben unsere Körperflora, einschließlich der Darmflora, bei der Geburt von unseren Eltern, hauptsächlich von der Mutter.[6] Wenn das Baby unter der Geburt durch den Geburtskanal gedrückt wird, schluckt es seine ersten Bakterien. Sie siedeln sich im sterilen Verdauungssystem des Babys an und bilden seine Darmflora. Zur gleichen Zeit besiedeln Mikroben auch die Haut und die Schleimhäute des Kindes. Die mikrobielle Flora im Geburtskanal stammt aus der Körperflora von Mutter und Vater (hauptsächlich aus der Darmflora). Das heißt, alles, was im Verdauungssystem der Eltern lebt, wird auch das Verdauungssystem des Kindes besiedeln.[7] Babys, die von ihren Eltern eine gesunde Darmflora mitbekommen, sind in der Regel gesunde Babys. Solange nicht Antibiotika und andere Einflüsse die Zusammensetzung ihrer Darmflora verändern, werden sie zu Erwachsenen mit einer kräftigen körperlichen Konstitution heranwachsen.[7,8]

Alle Mikroben im Darm können in drei Gruppen unterteilt werden:

1. **Essenzielle oder nützliche Darmflora.** Das sind die gutartigen, die so genannten probiotischen Bakterien (probiotisch = „für das Leben"), sowie nützliche Hefepilze und Viren und andere für uns vorteilhafte Lebewesen. Sie erfüllen im Körper unzählige lebenswichtige Funktionen.[7,8] Bei einem gesunden Menschen überwiegen die nützlichen Bakterien und Hefepilze im Darm und halten alle anderen Mikroben unter Kontrolle. Leider reagieren sie sehr empfindlich auf moderne Medikamente, insbesondere Antibiotika.[9,10] Antibiotika beschädigen die nützlichen Bakterien und diese brauchen durchschnittlich einen bis zwei Monate, um sich wieder zu erholen. Das gibt den anderen Mikroben ein ausreichendes Zeitfenster, um zu wachsen und einen Teil des Verdauungssystems zu besetzen. Sobald das geschehen ist, ist es sehr schwer, sie wieder von dort zu vertreiben. Auch die meisten anderen Medikamente (Schmerzmittel, Kontrazeptiva, Steroide, Schlaftabletten, Neuroleptika, Cholinolytika, zytotoxische Medikamente usw.) schädigen

die nützlichen Bakterien, vor allem wenn sie über lange Zeiträume eingenommen werden.[6,11,12,13] Arzneimittelinduzierte Schäden sind gewöhnlich die schlimmsten, doch auch andere neuzeitliche Einflüsse können die nützlichen Darmbakterien schädigen: industriell verarbeitete Lebensmittel, Infektionskrankheiten, anhaltender Stress, Alkoholismus, künstlich hergestellte Chemikalien, Strahlung, Umweltverschmutzung usw.[13]

2. **Opportunistische Darmflora**. Das sind verschiedene Bakterien, Pilze, Viren und andere Mikroben, die ernstliche Gesundheitsprobleme verursachen können. Ihre Anzahl und ihre Eigenschaften unterscheiden sich von Person zu Person. In einem gesunden Darm sind nur wenige davon vorhanden und die werden streng von den gutartigen Bakterien kontrolliert, damit sie uns keinen Schaden zufügen können.[7,23,24] Werden die gutartigen Bakterien jedoch durch Antibiotika, Steroide oder andere Medikamente und Einflüsse beschädigt oder ausgerottet, gewinnen die opportunistischen Bakterien die Oberhand und rufen Krankheiten hervor, nicht nur im Darm, sondern überall im Körper.[7,14,15] In der Tat tragen wir viele unserer späteren gesundheitlichen Probleme bereits zu Beginn unseres Lebens im Verdauungssystem in uns, weil wir von unseren Eltern viel mehr übernehmen als nur die Erbanlagen. Viele Krankheiten werden von einer Generation zur anderen über die mikrobielle Flora des Körpers weitergegeben, da jedes Kind sie von seinen Eltern übernimmt. Autoimmunerkrankungen, Gicht, Anfälligkeit für Allergien, Verdauungsbeschwerden, Krebs und natürlich Atherosklerose und Herzkrankheit können auf bestimmte Spezies opportunistischer Mikroben zurückgeführt werden, die wir bei der Geburt von Mutter und Vater erhalten haben.[16,17,18,19,20,21] Doch solange wir unsere nützlichen Bakterien pfleglich behandeln, müssen diese opportunistischen Bakterien nicht unbedingt in Erscheinung treten.
3. **Transiente oder passagere Darmflora**. Das sind diverse Mikroben aus der Umwelt, die wir täglich mit der Nahrung aufnehmen. Wenn der Darm von der gutartigen Darmflora gut geschützt wird, fügen

uns diese Mikroben zumeist keinen Schaden zu. Ist die gutartige Darmflora jedoch beschädigt, kann uns alles, was in unseren Darm eindringt, krank machen.
Was tut die Darmflora nun für uns und wozu brauchen wir sie?

Die bislang bekannten gutartigen Darmmikroben haben vielfältige und weitreichende Funktionen. Schauen wir uns einige davon an. Bisher haben die Wissenschaftler größtenteils nur die gutartigen Bakterien und deren Funktionen erforscht (es bleibt zu hoffen, dass die Erforschung der gutartigen Hefepilze und Viren folgen wird).

1. *Probiotische Bakterien sind die Haushälter unseres Verdauungssystems.* Ohne sie kann der Darm nicht gesund sein. Diese Bakterien bedecken die gesamte Fläche der Darmwände (vom Mund bis zum äußersten Ende) und bilden dort eine physische Barriere für alle schädlichen Einflüsse. Sie produzieren antibiotische, antimykotische und antivirale Substanzen, die jeden Eindringling vernichten und die opportunistischen Bakterien in Schach halten.[6,7,8] Sie chelatieren (d. h. binden) Quecksilber, Blei, Aluminium und andere toxische Metalle, Karzinogene und sonstige Gifte und halten sie davon ab, uns Schaden zuzufügen. Die probiotischen Bakterien können viele dieser Schadstoffe zerstören und neutralisieren; wo das nicht möglich ist, halten sie sie fest, bis sie aus dem System ausgeschieden werden können.[22] Gleichzeitig wandeln diese Bakterien die Nahrung in Nährstoffe für die Darmschleimhaut um, die sie auf diese Weise gesund erhalten.[25,26,27] Wer eine stabile und gesunde Darmflora hat, wird nie an Verdauungsstörungen erkranken, ebenso wenig wie an Krebs des Verdauungstraktes. Werden die gutartigen Bakterien jedoch geschädigt, verfallen die Darmwände und werden porös und undicht.[28] Stoffe, die normalerweise die Darmwände nicht durchdringen sollten, geraten in den Blutkreislauf und können Hunderte von Problemen im Körper verursachen. Unverdaute Nahrungsanteile rufen Autoimmunerkrankungen und Allergien hervor, Toxine erzeugen Kopfschmerzen und blockieren Leber und Nieren, diverse

Mikroben und Parasiten gelangen aus dem Darm ins Blut.[29,30,31] Sobald sie einmal im Blut sind, kann jeder dieser Schadstoffe das Endothel verletzen, eine Entzündung hervorrufen und die Bildung atherosklerotischer Plaques in Gang setzen.[19,20]

2. *Probiotische Mikroben sind unerlässlich für die richtige Ernährung unseres Körpers.* Ohne sie kann keine normale Verdauung und Resorption der Nahrung stattfinden. Sie sorgen nicht nur für einen gesunden Darm, der in der Lage ist, die Nahrung gut zu verdauen, sondern spielen auch eine aktive Rolle im Verdauungsprozess.[32,33]. Sie produzieren eine Fülle von Enzymen, die Proteine, Kohlenhydrate, Ballaststoffe und Fette aufspalten. Sie produzieren Substanzen, die Mineralstoffe, Vitamine und andere Nährstoffe durch die Darmwand transportieren. Und als sei das noch nicht genug, synthetisieren sie aktiv etliche Nährstoffe, die für uns essenziell sind: Vitamin K2 (Menachinon), Pantothensäure, Folsäure, Thiamin (Vitamin B1), Riboflavin (Vitamin B2), Niacin (Vitamin B3), Pyridoxin (Vitamin B6), Cyanocobalamin (Vitamin B12), verschiedene Aminosäuren und andere aktive Substanzen.[32,33] Im Verlauf der Evolution hat die Natur sichergestellt, dass der Mensch bei Nahrungsknappheit nicht an Vitamin- und Aminosäuremangel stirbt. Sie hat uns eine eigene Fabrik gegeben, in der wir diese Stoffe selbst herstellen können: unsere gesunde Darmflora. Ist diese Darmflora aber beschädigt, erkranken wir trotz angemessener Ernährung an Vitaminmangel. Wieso? Weil viele Vitamine im Körper nur ein recht kurzes Leben haben. Solange also jemand diese Vitamine nicht stündlich zu sich nimmt (vorausgesetzt, sie können ohne gesunde Darmflora überhaupt resorbiert werden), wird es Zeiten am Tag geben, in denen es dem Körper daran mangelt.[33] Vergessen Sie nicht, dass Homocystein, einer der schädlichsten chemischen Stoffe für das Endothel, immer dann im Körper auftritt, wenn es uns an Vitamin B6, B12 und Folsäure mangelt.[34] Ein Mangel an Vitamin K2 führt zu Calciumablagerungen in den Arterienwänden und zu Atherosklerose.[35] Das passiert Menschen mit einer gestörten Darmflora, die nicht mehr in der Lage ist, dem Körper eine konstante Zufuhr dieser

Vitamine zu gewährleisten. Die Wiederherstellung der nützlichen Darmbakterien ist der beste Weg, mit diesen Mangelerscheinungen fertig zu werden.
Nach jeder Verletzung muss das Endothel in den Blutgefäßen sich selbst heilen. Der Heilprozess erfordert eine Fülle an Nährstoffen: Vitamine, Mineralstoffe, Aminosäuren, Fette usw. Ohne gut funktionierende Darmflora fehlt es dem Körper an diesen Nährstoffen, sodass er nicht in der Lage ist, irgendeinen Schaden wirksam zu beheben. Wenn wir uns um unsere Darmflora kümmern, kümmern wir uns somit auch um unser Endothel und beugen einer Atherosklerose vor (sowie vielen anderen neuzeitlichen Erkrankungen).

3. *Die Darmflora ist die rechte Hand unseres Immunsystems.* Fast 85 Prozent unserer gesamten Abwehrkräfte sitzen in der Darmwand und die Bakterien, die dort leben, spielen eine entscheidende Rolle für die Funktionstüchtigkeit unseres Immunsystems.[36,37] Die Darmflora kann unsere Immunabwehr auf vielerlei Weise beeinflussen. Das Erste jedoch, was Menschen, die nützliche Bakterien im Darm verloren haben, entwickeln, sind Allergien. Wieso? Weil unsere Darmflora zwei Hauptarme des Immunsystems in der rechten Balance erhält (Th1 und Th2). Der Th1-Arm ist für eine normale Reaktion auf Umwelteinflüsse verantwortlich: Staub, Pollen, Tierhaare, Nahrung, Chemikalien usw. Wenn die Darmflora beschädigt ist, wird dieser Arm blockiert. Daraufhin versucht der Th2-Arm, die Th1-Blockade zu kompensieren, indem er hyperaktiv wird. Da der Th2-Arm für Reaktionen vom allergischen (atopischen) Typ verantwortlich ist, beginnt die Person nun auf alles in ihrer Umwelt allergisch zu reagieren und bekommt Heuschnupfen, Lebensmittel-, Tierhaar- und Hausstauballergien usw.[38,39] Allergien fügen dem Körper eine Menge Schaden zu, unter anderem endotheliale Verletzungen. Da das Immunsystem nicht mehr in der Balance ist, kann es mit diesen Schäden nicht angemessen umgehen und es bilden sich atherosklerotische Plaques. Die Pflege Ihrer Darmflora ist das Wichtigste, was Sie für Ihr Immunsystem tun können!

Wie können wir unsere Darmflora gesund erhalten?

Interessant ist, dass wir Menschen unsere Darmflora über Jahrtausende hinweg täglich gesund erhalten haben, ohne es zu wissen: Wir haben unsere Nahrung fermentieren lassen. Bis zur Erfindung des Kühlschranks war die beste Methode, Lebensmittel für längere Zeit zu konservieren, die Fermentation. Das ganze Jahr über konsumierten alle Kulturen der Welt Milliarden an probiotischen Mikroben in vergorenen Nahrungsmitteln: Joghurt und Käse, Sauerkraut, traditionelle (fermentierte) Obst- und Gemüsekonserven, fermentierter Fisch und fermentiertes Fleisch, fermentiertes Getreide und Hülsenfrüchte, vergorene Getränke und Würzmittel.[40,41,42] Die Menschen in den Industriestaaten haben diese Tradition weitgehend vergessen und das beraubt uns der probiotischen Mikroben. Es gibt hervorragende Bücher mit einschlägigen Rezepten, die zu Hause leicht umzusetzen sind. Ein paar ausgewählte Rezepte wurden in dieses Buch aufgenommen. Sie werden Ihnen helfen, Ihre Darmflora gesund zu erhalten.

Neben dem Verzehr fermentierter Lebensmittel können Sie probiotische Bakterien auch in Form von Nahrungsergänzungsmitteln zu sich nehmen. Auf dem Markt ist eine Fülle an Probiotika in unterschiedlicher Darreichungsform erhältlich: als Pulver, Tropfen, Tabletten und Kapseln. Die Nahrungsmittelindustrie produziert immer mehr Lebensmittel, denen probiotische Bakterien zugesetzt werden – Getränke, Snacks usw. –, die aber gewöhnlich nicht so wirksam sind wie die reinen Probiotika. Die meisten Nahrungsergänzungsmittel im Laden wirken prophylaktisch, sind also für gesunde Menschen bestimmt, die ihre Darmflora pflegen wollen. Wenn Sie unter Verdauungsstörungen oder Allergien leiden, brauchen Sie ein therapeutisches Probiotikum mit wirksamen Spezies gutartiger Bakterien.[43,44,45,46,47] Dazu sollten Sie einen qualifizierten Ernährungsberater konsultieren.

Wofür auch immer Sie sich entscheiden – probiotische Nahrungsergänzungsmittel oder fermentierte Speisen – tun Sie es regelmäßig. Die Pflege Ihrer Darmflora wird Sie vor allen modernen Krankheiten und Beschwerden bewahren.

Ganz klar ist, dass Sie Ihrer Darmflora keinen Schaden zufügen sollten. Das heißt: Meiden Sie Antibiotika und andere Medikamente, insbesondere solche, die für längere Zeiträume verschrieben werden. Natürlich gibt es Situationen, in denen Medikamente unverzichtbar sind, ein Großteil der Rezepte fällt jedoch leider nicht in diese Kategorie. Wenn Sie Antibiotika nehmen müssen, essen Sie täglich fermentierte Lebensmittel, wie etwa Joghurt mit *lebenden* Kulturen und Sauerkraut, und nehmen Sie therapeutische Probiotika von guter Qualität ein. Das sollte über die Dauer der antibiotischen Behandlung hinweg erfolgen und noch einige Wochen danach fortgesetzt werden. Neben Medikamenten gibt es noch andere Einflüsse, die Ihrer Darmflora schaden können (wir haben sie bereits besprochen). Der Verzicht auf industriell verarbeitete Lebensmittel, künstliche Chemikalien, Strahlung, Umweltverschmutzung und andere schädliche Einflüsse wird Ihnen nicht nur helfen, Ihre Darmflora gesund zu erhalten, sondern auch vielen neuzeitlichen Erkrankungen vorbeugen.

Unser Körper funktioniert als ein Ganzes. Alles in ihm ist miteinander verbunden, interagiert miteinander und beeinflusst sich gegenseitig. Ein gut funktionierender Darm mit einer gesunden Darmflora ist die Wurzel der Gesundheit. Wie ein Baum mit kranken Wurzeln nicht gedeihen wird, so kann auch unser Körper nicht ohne ein funktionierendes Verdauungssystem gedeihen. Die mikrobielle Besiedelung des Darms – die Darmflora – gleicht dem Boden um diese Wurzeln, der ihnen einen Lebensraum, Schutz und Nahrung zur Verfügung stellt. Menschen mit beschädigter Darmflora gleichen Pflanzen, denen der Boden entzogen wurde: Sie werden blass, schlaff und krank. Daher kümmern Sie sich um Ihre Wurzeln! (Mehr über die Darmflora erfahren Sie aus meinem Buch „GAPS Gut And Psychology Syndrome: Wie Darm und Psyche sich beeinflussen").[48]

2 Nichts ist so blind wie die Doppelblindstudie!

Wir leben im Zeitalter der „evidenzbasierten“ Medizin. Was heißt das? Das heißt, dass wir Mediziner nicht den kleinsten Schritt nach rechts, links, vorn oder hinten ohne einen Stapel placebokontrollierter Doppelblindstudien tun können, die diesen Schritt rechtfertigen. Die Wahrheit mag uns ins Gesicht starren, unser klinisches Wissen und unsere Instinkte mögen uns sagen, was zu tun ist, doch wir müssen all dem widerstehen und den berühmten Satz sagen: „Es gibt keinen Beweis!“ Keinen Beweis, solange Ihre Majestät, die Wissenschaft, ihn uns nicht liefert. Werfen wir einmal einen Blick auf Ihre Majestät und darauf, wie sehr wir uns auf ihren Beweis verlassen können.

Die zynischsten Menschen, die an nichts glauben, habe ich unter den Wissenschaftlern gefunden. Sie haben einen guten Grund dafür. Sie sind Insider, die all die Hunderte an Fallstricken in den wissenschaftlichen Studien kennen. Sie kennen auch all die Hunderte an politischen Schlingen, in die unsere moderne Wissenschaft verstrickt ist. Wissenschaft ist ein teures Geschäft. Zahlreiche Studien werden von Unternehmen und Organisationen finanziert und die erwarten von den Wissenschaftlern dann auch bestimmte Ergebnisse, die ihren Absichten entsprechen.[1,2] Es gibt viele Möglichkeiten, eine wissenschaftliche Studie so zu planen und durchzuführen, dass sie ein bestimmtes Ergebnis gewährleistet.[1,3,4] Am Ende jeder Studie, wenn alle Daten vorliegen, müssen sie statistisch ausgewertet werden. Jeder, der mit der Statistik vertraut ist, wird Ihnen erzählen, dass es viele statistische Methoden zur Auswertung derselben Daten gibt, deren jede ein ganz anderes Ergebnis auswirft.[3,4] Große Unternehmen, die Forschungen zur Stützung ihrer Produkte in Auftrag geben, beschäftigen zumeist eine ganze Armee von Statistikern, die genau dies tun.[2,4] Wenn die Studie fertig ist, erhält die Öffentlichkeit eine Zusammenfassung, in der die Forschungsergebnisse so interpretiert werden, wie der jeweilige Auftraggeber sie präsentieren möchte.[4,5] Die Öffentlichkeit erhält in der Regel gar keine Gelegenheit, die Studie selbst nachzuprüfen, einen Blick auf die Zahlen zu werfen und sie für sich selbst zu interpretieren. Natürlich gibt es auch viele korrekt durchgeführte Studien, doch woher wissen wir welche? Den meisten Menschen fehlt es an der Ausbildung, der Zeit oder der Fähigkeit, sie zu analysieren. So werden die Menschen mit „wissenschaftlichen Beweisen" versorgt, basierend auf Studien, die oftmals politisch manipuliert, statistisch verzerrt oder einfach fehlerhaft durchgeführt wurden.

Keine andere Wissenschaft ist so durch und durch verwirrt und verwirrend wie die Ernährungswissenschaft. Interessanterweise begegnen mir gerade unter den Ernährungswissenschaftlern sehr viele sehr ungesunde Menschen. Das sind Leute, die uns sagen, was wir essen und was wir nicht essen sollen, und die sollten doch wohl selbst gesund sein, oder nicht?

Der Großteil der ernährungswissenschaftlichen Studien wird von der Lebensmittelindustrie in Auftrag gegeben.[1,4,5] Überrascht es uns da noch, dass all die farbenfroh verpackten Lebensmittel, die uns diese Industrie anbietet, voll und ganz von der Ernährungswissenschaft gebilligt werden? Lebensmittel mit praktisch keinerlei Nährwert, dafür voller E-Nummern, Geschmacksverstärker, Farbstoffe, Konservierungsmittel, chemisch veränderter Proteine, chemisch veränderter Fette und Kohlenhydrate, vollgepumpt mit Zucker und Salz. Noch niemals in der Geschichte der menschlichen Zivilisation hat sich unsere Ernährungsweise so drastisch verändert wie in den letzten 60–70 Jahren. Wem – abgesehen von der Lebensmittelindustrie – verdanken wir diese Veränderung? Der bescheidenen Ernährungswissenschaft natürlich, die uns mit Unmengen Verwirrung und Fehlinformationen zugeschüttet hat. Infolge ihrer „wissenschaftlichen Beweise" haben wir die Lebensmittel aufgegeben, die wir seit Tausenden Jahren gegessen haben, und sie durch hübsch verpackte chemische Cocktails ersetzt, die wir heute „Lebensmittel" nennen. Es besteht kein Zweifel, dass diese dramatischen Veränderungen in unserer Ernährungsweise zum größten Teil für die Epidemie an Adipositas, Diabetes, Herzkrankheit, Krebs und vielen anderen gesundheitlichen Problemen, die die Menschheit heute plagen, verantwortlich sind.

Für jeden Stapel an ernährungswissenschaftlichen Studien, die behaupten, ein bestimmtes Lebensmittel oder ein bestimmter Nährstoff sei gesundheitsschädlich, findet sich ein gleich großer Stapel an Studien, die genau das Gegenteil behaupten. Ich würde mit Sicherheit nie eine Schlussfolgerung ziehen, die nur auf einer Studie basiert. Doch leider geschieht genau das.[3,4]

Nie werde ich den Vortrag des leitenden Ernährungsberaters einer der führenden Kliniken für Nephrologie in Großbritannien vergessen. Nachdem sie eine Stunde lang alle verfügbaren wissenschaftlichen Beweise zum Thema hatten über sich ergehen lassen, wussten die Zuhörer überhaupt nicht mehr, wie das richtige Ernährungsmanagement für Patienten mit Nierenversagen eigentlich aussehen sollte. Es war nicht zu übersehen, dass der Ernährungsberater, dem diese Patienten anvertraut wurden, selbst durch und durch verwirrt war. Die Zuhörer kehrten voller Mitgefühl mit den Patienten dieser Nierenklinik nach Hause zurück.

Besonders amüsant ist es, wenn Wissenschaftler verkünden, was wir essen oder nicht essen sollten, nachdem sie einen einzigen gesonderten Aspekt der menschlichen Biologie studiert haben. Einmal meldeten sich viele besorgte Eltern autistischer Kinder bei mir, weil ein Wissenschaftler in einem Seminar ihnen erzählt hatte, dass Olivenöl schlecht für ihre Kinder sei. Dieser weltbewegende Ratschlag basierte auf der Studie einer einzelnen chemischen Reaktion im Körper, die offenbar von einem Inhaltsstoff des Olivenöls gestört werden kann. Nun, der menschlicher Körper lässt sich nicht mit einer einzelnen chemischen Reaktion gleichsetzen; in ihm laufen gleichzeitig zigtausend chemischer Reaktionen ab, die miteinander interagieren und sich als Reaktion auf das, was der Körper gerade tut, sowie auf viele andere Faktoren entsprechend verändern. Auch Olivenöl besteht nicht nur aus einem Inhaltsstoff. Es hat Dutzende verschiedener Inhaltsstoffe und ist als Ganzes ein bewährtes gesundes Lebensmittel, das die Menschen seit Tausenden von Jahren verwenden. Doch dieser Wissenschaftler hatte jahrelang nur die eine chemische Reaktion erforscht und so war sie für ihn natürlich das wichtigste Einzelthema im ganzen menschlichen Körper. Wenn man lange genug ein Loch im Boden gräbt, wird das Loch für einen irgendwann zur ganzen Welt.

In unserer modernen Welt ist es sehr leicht, zum Opfer „wissenschaftlicher Beweise“ zu werden. Die Wissenschaftler haben doch Laboratorien und hochkomplizierte teure Geräte, die sollten es wohl wissen! Mir begegnen reihenweise Patienten, die von all den sich widersprechenden Informationsbrocken, die sie aus verschiedenen wissenschaftlichen Quellen erhalten, verwirrt und verunsichert sind. Am Ende wissen sie gar nicht mehr, was genau sie essen sollten und was nicht.

Es ist absolut richtig, dass die Menschen versuchen, so viel wie möglich zu lernen. Je mehr man weiß, umso besser kann man sich selbst helfen. Doch bevor Sie sich einen wissenschaftlichen Beweis anschauen, sollten Sie ein paar wichtige Hinweise beachten.

- Wissenschaftliche Beweise stecken oft voller widersprüchlicher Informationen, die einander aufheben. Versuchen Sie daher, sich aller Schlussfolgerungen zu enthalten, solange Sie nicht jede verfügbare Studie zum Thema durchgearbeitet haben.
- Die Wissenschaft ist eng an politische und kommerzielle Interessen gebunden. Nehmen Sie daher nie eine einzelne Studie für bare Münze.
- Ein erstaunlich hoher Prozentsatz an Studien wird fehlerhaft durchgeführt oder interpretiert.
- Die Forscher können Ihnen nur das präsentieren, was sie untersucht haben. Sie können Ihnen nichts über Dinge erzählen, die zu erforschen sie noch keine Gelegenheit hatten. Das wenige Wissen jedoch, über das sie verfügen, kann uns ein völlig verkehrtes Bild des ganzen Problems liefern. Ein bisschen Wissen ist viel gefährlicher als gar kein Wissen.
- Ein wissenschaftlicher Beweis darf nur im Kontext einer sachgerechten klinischen Beurteilung des Patienten verwendet und nie unbesehen als Evangelium genommen werden.

Der wissenschaftliche Beweis gleicht einem riesigen Puzzle, das sich aus lauter einzelnen Studien zusammensetzt. Da noch nicht alle Aspekte eines Problems untersucht wurden, fehlt eine uns unbekannte Anzahl an Puzzleteilen. Zudem können viele bereits vorhandene Puzzleteile falsch oder irreführend sein. Gott helfe jedem, der seine Gesundheit auf der Basis dieses Puzzles zu erhalten versucht!

Was also sollen wir tun?

Ich führe keinen Kreuzzug gegen die Wissenschaft! Immerhin haben wir Menschen ihr unser hohes Entwicklungsniveau zu verdanken – weil wir die Wissenschaft für uns arbeiten ließen! Es sind unsere Ideen, unsere Ethik, unsere Instinkte, unser empirisches Wissen und unsere Erfahrungen, die die Wissenschaft in ihren Dienst gestellt und sie zu unserem Vorteil genutzt haben – nicht andersherum! Heute jedoch sind wir so weit, dass wir Angst haben, eigene Gedanken zu denken oder auf unsere Instinkte oder Erfahrungen zu hören, solange die Wissenschaft es uns nicht erlaubt. Damit hat sie sich von unserem Diener zu unserem Herrn entwickelt. Denken Sie immer daran, dass es unser Verstand ist, der alle Teile des wissenschaftlichen Puzzles an den richtigen Platz setzen muss. Ohne ihn bleiben sie bedeutungslos.

Es ist unser Verstand, der Erfahrungen, empirisches Wissen, Gedanken und verfügbare wissenschaftliche Daten für sich arbeiten lässt und damit Fortschritt schafft. In der Vergangenheit hat es immer wieder Ärzte und andere Heiler gegeben, deren klinische Erfahrung und deren Wissen sie gegen die zu ihrer Zeit verfügbaren wissenschaftlichen Beweise angehen ließen. Angehörige der Gesundheitsberufe, die täglich mit echten Patienten arbeiten und sich mit deren echten gesundheitlichen Problemen beschäftigen, häufen automatisch ein empirisches klinisches Wissen darüber an, was funktioniert und was nicht. Diese Menschen arbeiten nicht mit vom Patienten losgelöster Labortechnik. Ihre klinische Erfahrung steht oft im Gegensatz zu den vermeintlichen wissenschaftlichen Beweisen. Doch in den meisten Fällen bestätigt die Wissenschaft schließlich, was diese Menschen die ganze Zeit schon wussten. Leider passt diese Art der Medizin nicht in die Zwangsjacke der „evidenzbasierten“ offiziellen Medizin.[4] In der Folge wird sie von der letzteren in vielen Fällen als Quacksalberei und „alternativ“ gebrandmarkt. Es ist kein Geheimnis, dass die offizielle Medizin in den Industriestaaten von der Pharmaindustrie angeführt wird, in der Geld und Profit das Sagen haben.[4,6] Die alternative Medizin heilt den Patienten mit gesunder Ernährung und natürlichen Methoden. Da das der mächtigen Pharmaindustrie keinen Profit bringt, mag sie die alternative Medizin nicht.

Und wo bleibt bei all dem der Patient? Millionen Patienten in der ganzen Welt haben inzwischen herausgefunden, dass ihnen nach all den teuren Tests und evidenzbasierten wissenschaftlichen Behandlungsmethoden der Schulmedizin nur eine gesunde Ernährung und natürliche Heilmethoden wahre Hilfe bringen. Es gibt ein jahrhundertealtes Wissen, das bei der Behandlung von Krankheiten mit natürlichen Mitteln angehäuft wurde. Viele moderne wissenschaftliche Erkenntnisse haben dieses Wissen bestätigt und ergänzt. Das ist ein Gebiet, wo die Wissenschaft ihren Platz kennt.

Zusammenfassend lässt sich sagen, dass wir uns nicht von wissenschaftlichen Beweisen einschüchtern lassen sollten und nie versuchen sollten, unsere Lebensweise nur aufgrund dieser Beweise zu ändern. Die Wissenschaft ist nur ein Instrument im Werkzeugkasten des Menschen. Lassen wir sie an dem Platz, der ihr zusteht!

3 Zusammenfassung

Die Natur hat uns vollkommene Körper gegeben – wundersame Gebilde, die wir wahrscheinlich nie vollständig verstehen werden. Unsere Körper haben die Kraft, sich selbst gesund zu erhalten, jeden Schaden zu beheben und sich selbst zu heilen. Es ist Ihr eigener Körper, der Sie heilt, nicht Ihr Arzt! Er tut das im Stillen ohne Ihr Wissen, solange Sie es ihm gestatten.

Jedes Mal, wenn Sie industriell verarbeitete Lebensmittel in den Mund nehmen und sich Schadstoffen aussetzen, senden Sie Ihrem Körper eine Botschaft:

- Ich respektiere dich nicht!
- Ich liebe dich nicht und
- du bist mir egal!

Diese Botschaft hat weitreichende Folgen für Ihre Gesundheit, sowohl körperlich als auch psychisch!

Leider sendet der Großteil der westlichen Bevölkerung seinem Körper Tag für Tag genau diese Botschaft. Wir verschmutzen unsere Körper mit industriell verarbeiteten Lebensmitteln und unzähligen Chemikalien und wir gebrauchen und missbrauchen sie durch einen ausschweifenden Lebensstil, der kein Maß kennt. Wenn der Körper von diesem Missbrauch krank wird, beginnt er um Hilfe zu rufen: Sie bekommen Schmerzen, Versteifungen, Entzündungen und andere Beschwerden. Das ist die einzige Möglichkeit des Körpers, Ihnen mitzuteilen, dass er in Gefahr ist, dass Sie ihm etwas Schlimmes antun. Doch anstatt auf ihn zu hören, gehen wir zum Arzt und bekommen Medikamente, die die Schmerzen, Entzündungen und anderen Beschwerden unterbinden. All diese Medikamente sagen dem Körper nichts anderes als: „Hör auf, um Hilfe zu rufen, und leide stumm!" – damit wir unsere Gesundheit weiter zerstören können, ohne es zu merken.

Ein kluger Mensch sagte einst: „Wenn wir unsere Körper zerstören – wo werden wir dann leben?"

Die Natur wird immer gewinnen. Nachdem der Mensch Epidemien an infektiösen Erkrankungen überwunden hatte, ersetzte er sie durch Epidemien an selbstgemachten degenerativen Erkrankungen. Koronare Herzkrankheit, Atherosklerose, Krebs und andere Leiden bringen jedes Jahr mehr Menschen um als jede bisherige Infektion. Diese Epidemien haben wir selbst erschaffen, indem wir unser Essen verfälscht und unsere Körper mit selbstgemachten Giften verseucht haben.

Doch lassen Sie uns positiv bleiben. Wir leben in einer wunderbaren Welt mit frei verfügbaren Informationen und einer Fülle an Wahlmöglichkeiten. Gesundheit ist unser Geburtsrecht! Lassen Sie uns dieses Recht fest in der eigenen Hand halten, indem wir uns gut informieren und die richtigen Entscheidungen treffen!

4 Ausgewählte Rezepte

Die Rezepte in diesem Kapitel sind nicht auf Glamour aus, sondern sollen Sie mit einer gesunden und bekömmlichen Art der Zubereitung im Alltag vertraut machen. Sie können auch problemlos Ihre Lieblingsrezepte an die in diesem Buch besprochenen Prinzipien anpassen, indem Sie industriell verarbeitete Zutaten durch naturbelassene ersetzen. Die meisten Rezepte in diesem Buch sind für ungefähr vier Personen ausgelegt.

Fermentierte Nahrungsmittel

Vergorene Milchprodukte

Joghurt, Kefir und Sauerrahm (Crème fraiche)

Fermentierte Mehlspeisen

Bliny

Sauerteigbrot

Fermentierte probiotische Getränke

Kefir-Molke

Rote-Bete-Kwas

Kwas aus anderem Obst und Gemüse

Probiotischer Tomatensaft

Fermentiertes Gemüse

Sauerkraut

Mit Kefir oder Joghurtkulturen fermentiertes Gemüse

Gemüse-Potpourri

Fermentierter Fisch

Fermentierter Hering oder Makrele

Fermentierte Sardinen

Bratfette

Ghee (Butterschmalz)

Gänse- oder Entenschmalz

Schweineschmalz, Lamm- oder Rinderfett

Kokosöl

Suppen

Wie man eine Fleischbrühe kocht: Lamm-, Schweine-, Rinder- oder Wildbrühe

Hühnerbrühe

Fischbrühe

Suppen-Grundrezept

Brennnesselsuppe

Borschtsch

Fischsuppe
Fleischklößchensuppe
Winterkürbissuppe
Sülze (Aspik)

Salate

Rote-Bete-Salat
Thunfischsalat
Krautsalat mit Äpfeln
Tomaten-Gurken-Salat
Russischer Salat
Möhrensalat

Hauptgerichte

Italienische Fleischpfanne
Gefüllte Paprikaschoten
Fleischbällchen
Fleischfrikadellen
Fischfrikadellen
Marinierter Wildlachs
Graved Lachs
Baked Beans oder Cassoulet
Leberpastete
Leber im Römertopf
Schnelles Leberrezept
Backgemüse

Selbstgebackenes

Grundrezept für Brot und Kuchen

Desserts

Bratäpfel
Crème caramel
Apfel-Crumble
Apfelkuchen
Winterkürbiskuchen
Pinocchio-Torte
Erdnussbutterkuchen
Russische Eiercreme
Apfelsauce
Geburtstagstorte

Fermentierte Nahrungsmittel

Vergorene Milchprodukte: Joghurt, Kefir und Sauerrahm (Crème fraiche)

Joghurt und Kefir mit lebenden Kulturen oder Sauerrahm bekommen Sie in vielen Geschäften. Wenn Sie ihn jedoch selbst machen möchten – hier sind die Rezepte.

Ich empfehle dringend, nur Bio-Milch zu verwenden: Kuh-, Ziegen- oder Schafmilch, was immer sie mögen. Die meiste Milch in den Supermarktregalen wurde nicht nur pasteurisiert, sondern auch einem Prozess ausgesetzt, der Homogenisierung genannt wird und verhindern soll, dass die Milch in der Flasche aufrahmt. In diesem Prozess werden die Fettkügelchen zerkleinert und die Struktur der Milch noch mehr verändert, was sie für unseren Körper schädlich macht. Kaufen Sie besser unbehandelte Bio-Milch. Wenn Sie keine Rohmilch bekommen, versuchen Sie wenigstens, Milch zu kaufen, die nur pasteurisiert wurde.

Ziegenmilchjoghurt ist viel dünnflüssiger als Kuhmilchjoghurt. Sie können ihn trinken oder auch verdicken, indem Sie ihn auf einem Mulltuch abtropfen lassen.

Um Joghurt herzustellen, muss die Milch mit Bakterien versetzt werden. In vielen Naturkostläden oder kleinen Lieferbetrieben sind handelsübliche Starterkulturen erhältlich. Wahlweise können Sie auch handelsüblichen Joghurt mit Lebendkulturen als Starter verwenden. Nach der Herstellung der ersten Portion Joghurt verwenden viele Leute erfolgreich ihren eigenen Joghurt als Starterkultur für die nächste Portion. Sie können auch die Flüssigkeit, die sich beim Abtropfen des Joghurts sammelt, die Molke, in einem sauberen, trockenen Behälter im Kühlschrank aufbewahren und sie als Starter für die nächste Portion Joghurt verwenden. Sollte Ihr selbstgemachter Joghurt oder die Molke nicht wirken, müssen Sie ihn von Neuem mit einer handelsüblichen Starterkultur oder Joghurt mit Lebendkulturen ansetzen.

Vielen Patienten empfehle ich eine Joghurt-Sorte, die Kefir genannt wird. Neben gutartigen Bakterien ist ein gesunder Körper mit nützlichen

Hefepilzen besiedelt, die den Menschen normalerweise vor pathogenen (schlechten) Hefepilzen, wie die aus der Candida-Familie, schützen. Kefir enthält diese nützlichen Hefepilze (und natürlich auch nützliche Bakterien), was ihn zu einer sehr wirksamen Arznei für Menschen mit einer Hefepilzinfektion macht.

› *Anleitung zur Herstellung von Kefir und Joghurt*

1. Wenn Sie pasteurisierte Milch verwenden, bringen sie 1 Liter Milch (Ziegen- oder Kuhmilch) in einem Edelstahltopf unter gelegentlichem Umrühren fast bis zum Kochen. Sie müssen die Milch fast bis zum Siedepunkt erhitzen, um alle Bakterien abzutöten, die sich noch darin aufhalten und die Fermentation behindern könnten. Lassen Sie sie aber nicht aufkochen, denn das würde ihren Geschmack verändern. Nehmen Sie den Topf von der Kochstelle und verschließen Sie ihn mit dem Deckel. Stellen Sie ihn zum Abkühlen in kaltes Wasser, bis die Milch eine Temperatur von ca. 38–45 °C hat. Wenn Sie kein passendes Thermometer besitzen, prüfen Sie die Temperatur mit der Hand. Dazu entnehmen Sie etwas Milch mit einem (sauberen und trockenen) Teelöffel und geben Sie sie auf die Innenseite Ihres Handgelenks. Die Temperatur ist richtig, wenn die Milch sich nur noch lauwarm anfühlt. Wenn Sie rohe Bio-Milch verwenden, die nicht pasteurisiert oder anderweitig behandelt wurde, brauchen Sie sie nicht zu erhitzen und können diesen Schritt überspringen.
2. Wenn Sie eine handelsübliche Starterkultur in Pulverform verwenden, müssen Sie das Pulver in etwas Milch auflösen, bevor Sie es in den Topf geben. Wenn Sie Ihren eigenen Kefir, Joghurt oder handelsüblichen Kefir oder Joghurt mit Lebendkulturen verwenden, geben Sie ⅓ Tasse davon in die Milch. Rühren Sie das Ganze gut um, verschließen Sie den Topf und stellen Sie ihn an einen warmen Platz, vorzugsweise bei 38–45 °C. Sie können zu diesem Zweck auch eine saubere, trockene Thermoskanne oder einen Joghurtbereiter nutzen, eine Kochplatte, die Oberseite Ihres Heißwasserspeichers oder Ihren Wäschetrockenschrank (wenn er warm genug ist). Lassen

Sie den Kefir oder Joghurt 12–24 Stunden lang fermentieren oder so lange, bis er die richtige Konsistenz hat.

3. Wenn er fertig ist, geben Sie den Kefir oder Joghurt in einen sauberen und trockenen Glasbehälter, verschließen Sie ihn und stellen Sie ihn in den Kühlschrank.
4. Zum Abtropfen legen Sie ein großes Sieb mit einer Schicht aus Mulltüchern aus. Platzieren Sie das Sieb in einer großen Schüssel und schütten Sie den Joghurt hinein. Decken Sie das Ganze mit einem Geschirrtuch ab und lassen Sie den Joghurt mehrere Stunden lang abtropfen. **Molke** ist die klare, gelbe Flüssigkeit, die durch das Tuch abtropft. In Wasser oder frisch gepresstem Fruchtsaft aufgelöst, ergibt sie ein ausgezeichnetes probiotisches Getränk. Sie können Sie auch als Starterkultur zur Fermentation anderer Lebensmittel verwenden (wenn Sie allergisch gegen Milchprodukte sind, nehmen Sie stattdessen Sauerkrautsaft oder den Saft des Gemüse-Potpourris). Geben Sie die Molke in einen sauberen und trockenen Glasbehälter und bewahren Sie sie im Kühlschrank auf. Sie ist sehr lange haltbar, ohne ihre Wirksamkeit zu verlieren (bis zu einem Jahr). Je nachdem, wie lange Sie Ihren Joghurt abtropfen lassen, können Sie daraus einen weichen Hüttenkäse oder einen dickeren Joghurt machen. Beides kann ebenso wie der Kefir zum Backen, als Zutat für Salate und Suppen und mit Honig und Obst als Dessert verwendet werden.

› *Anleitung zur Herstellung von Sauerrahm (Crème fraiche)*

Zur Herstellung von Crème fraiche oder Sauerrahm verwenden Sie Rahm anstelle von Milch. Für 1 Liter Rahm brauchen Sie ein Päckchen handelsübliche Starterkultur oder 1 Tasse Kefir oder Joghurt mit Lebendkulturen.

1. Bringen Sie den Rahm unter ständigem Rühren bis fast zum Kochen, aber lassen Sie ihn nicht aufkochen. Wenn Sie rohen Bio-Rahm (nicht pasteurisiert oder anderweitig behandelt) verwenden, überspringen Sie diesen Schritt.

2. Stellen Sie den Topf zum Abkühlen in kaltes Wasser. Halten Sie ihn die ganze Zeit verschlossen.
3. Prüfen Sie die Temperatur; sie sollte 38–45 °C betragen.
4. Fügen Sie die Starterkultur hinzu und lassen Sie das Ganze mindestens 24 Stunden lang fermentieren.

Dieser Sauerrahm oder Crème fraiche lässt sich sehr gut für Salate, Suppen und Eintöpfe, zum Backen oder mit etwas Honig und Beerenobst als Dessert verwenden. Vermischt mit ein wenig Honig und tiefgefrorenem Obst oder Beerenobst können Sie auch eine schnelle Eiscreme daraus zubereiten.

Fermentierte Mehlspeisen

Bevor unsere Lebensmittelindustrie vor 70–80 Jahren unsere Esskultur veränderte, haben die Menschen Jahrtausende lang Mehlprodukte nur in fermentierter Form verzehrt, weil sie wussten, dass das aus Getreide hergestellte Mehl schwer verdaulich ist. Getreide enthält Phytate, Lektine und andere schädliche Substanzen, während die Nährstoffe in den Körnern so eingeschlossen sind, dass das menschliche Verdauungssystem nicht darauf zugreifen kann. Der Fermentationsprozess verdaut das Mehl vor, setzt Vitamine, Mineralstoffe und andere Nährstoffe frei und fügt dem Endprodukt Enzyme und probiotische Bakterien hinzu. Speisen aus fermentiertem Mehl sind für Kinder und ältere Menschen leicht verdaulich und sogar für Menschen mit einer Weizenallergie. Selbstgebackenes Brot, das mit Milchsäurebakterien und Hefe gesäuert wurde, schmeckt viel besser und ist lange haltbar, ja es reift sogar im Laufe der Zeit. Die heutige Praxis, Brot aus Backhefe herzustellen, ergibt ein Brot, das schnell schimmelt und nicht dieselben Nährwerte aufweist. Frauen in Europa, Russland und Amerika hatten immer einen Topf mit Sauerteig in ihrer Küche stehen, damit sie zu jeder Zeit Brot und Kekse backen konnten. Sauerteig entsteht aus einer natürlichen Mischung aus Milchsäurebakterien (probiotischen Bakterien) und nützlichen Hefepilzen. Jeder natürliche Fermentationsprozess wird nämlich durch Hefepilze in Gang gesetzt, die die schwerverdaulichen

Substanzen in den Getreidekörnern aufspalten. Sobald die Hefe ihre Aufgabe erfüllt hat, greifen die Milchsäurebakterien ein und führen die Fermentation zu Ende.

› *Bliny (traditionelle russische Pfannkuchen)*

500 g steingemahlenes Bio-Weißmehl (Weizenmehl)
2 Tassen (500 ml) Molke
6 Eier
1 TL Meersalz
3–4 EL Ghee (oder Kokosöl, Butter, Gänseschmalz, Entenschmalz, Schweineschmalz usw.)
ein Stückchen hochwertige, ungesalzene Butter (für die fertigen Pfannkuchen)

Mehl und Molke in einer großen Glasschüssel gründlich miteinander vermengen. Wenn der Teig zu fest ist, verdünnen Sie ihn mit Wasser, bis er eine dickflüssige Konsistenz aufweist. Bleiben Klumpen, streichen Sie die Mischung durch ein Sieb. Die Schüssel mit einem Baumwolltuch abdecken und 24–36 Stunden an einem warmen Platz zum Gehen stehen lassen.

Bei den Eiern vorsichtig das Eigelb vom Eiklar trennen und beides in zwei getrennte Schüsseln geben. Das Eigelb schlagen, bis es dick und blass wird. Das Eiklar steif schlagen.

Eigelb und Salz vorsichtig unter den Teig mischen. Dann ebenso vorsichtig den Eischnee darunterheben. Zum Schluss das geschmolzene Ghee zugeben und alles gut verrühren.

Zum Braten verwenden Sie eine Bratpfanne (Edelstahl mit dickem Boden) oder eine Gusspfanne. Zu Beginn müssen Sie die Pfanne mit Ghee (oder einem anderen der genannten Fette) ausstreichen. Nach dem Braten des ersten Pfannkuchens sorgt das Ghee im Teig dafür, dass die Pfannkuchen nicht anbacken. Machen Sie die Pfannkuchen so dünn wie möglich.

Die Butter in einem Topf bei schwacher Hitze schmelzen lassen. Jeden fertigen Pfannkuchen auf einen Teller legen und mit reichlich ausgelassener Butter bestreichen. Die Butter zieht in den Pfannkuchen ein (solange er heiß ist) und macht ihn weich und saftig, sodass er heiß oder kalt immer köstlich schmeckt.

Die Bliny können Sie mit Marmelade oder Honig essen. In Russland werden sie traditionell mit Honig bestrichen, zusammengerollt und vor jedem Biss in ausgelassene Butter gestippt. Reichen Sie dazu Tee.

Sie können die Bliny auch mit pikanten Füllungen anrichten, wie angebratenem Hackfleisch, Räucherlachs, Thunfischsalat (Thunfisch aus der Dose mit Zwiebel und Mayonnaise), gehackten hartgekochten Eiern, Chutney, gebratenen Fleischstücken, gebratenem Fisch usw. In Russland werden sie traditionell mit Kaviar gefüllt.

› *Sauerteigbrot*

(Rezept aus „Das Vermächtnis unserer Nahrung" von Sally Fallon)
Vor dem Brotbacken müssen Sie den Sauerteig ansetzen.

Sauerteig-Anstellgut

ergibt ca. 3,5 Liter
2 Tassen (240 g) frisch gemahlenes Roggenmehl
2 Tassen (500 ml) gefiltertes kaltes Wasser
Mulltuch
6 Tassen (720 g) frisch gemahlenes Roggenmehl
gefiltertes kaltes Wasser

Das Anstellgut gelingt am besten aus Roggenmehl, wahrscheinlich weil Roggen weniger Phytate enthält als Weizen. Sie brauchen zwei Schüsseln mit je 4,5 Liter Fassungsvermögen. Insgesamt braucht der Ansatz 1 Woche, bis er fertig ist.

2 Tassen Mehl mahlen und für eine Weile kühl stellen. Das Mehl in einer der Schüsseln mit 2 Tassen kaltem Wasser verrühren. Die Mischung sollte recht flüssig sein. Mit einer Doppelschicht Mulltuch abdecken und das Tuch mit Gummiband befestigen – so können Hefepilze und Bakterien eindringen, aber keine Insekten. Bei warmem Wetter können Sie die Schüssel ins Freie in den Schatten stellen, wenn Sie in einer sauberen

Gegend wohnen und im Garten keine Pestizide verwenden. Ansonsten stellen Sie sie an einen warmen Ort im Haus oder in der Veranda.

Von nun ab lagern Sie den Teig 7 Tage lang jeden Tag in die andere saubere Schüssel um und fügen 1 Tasse frisch gemahlenes Roggenmehl hinzu sowie genügend kaltes Wasser, um wieder eine halbflüssige Mischung zu erhalten. Abdecken und stehen lassen. Nach einigen Tagen beginnt der Ansatz, Blasen zu treiben, und entwickelt ein weinartiges Aroma. Er sollte eine „Aufschäumphase“ durchlaufen, die sich nach einiger Zeit wieder legt. Nach 7 Tagen ist das Anstellgut fertig fürs Brotbacken. Zweigen Sie 3 Liter davon für eine Portion Sauerteigbrot ab und lassen Sie 1,5 Liter für das nächste Anstellgut übrig. Wenn Sie es nicht sofort brauchen, können Sie es in luftdichten Behältern im Kühlschrank oder Gefrierfach aufbewahren.

Lassen Sie sich nicht in Versuchung bringen, Honig zum Anstellgut hinzuzufügen, wie es manche Rezepte verlangen. Honig fördert das Wachstum der Hefepilze auf Kosten der Milchsäurebakterien und kann eine alkoholische Gärung in Gang setzen.

Um einen neuen Sauerteig anzusetzen, geben Sie die 1,5 Liter des restlichen Ansatzes in eine saubere Schüssel, die Sie täglich wechseln und mit je 1 Tasse frisch gemahlenem Roggenmehl und Wasser auffüllen, bis wieder 3,5 Liter erreicht sind.

› *Sauerteigbrot*

ergibt 3 große oder 5–6 kleinere Laibe

3 l Sauerteig-Anstellgut

13 (480 g) Tassen frisch gemahlener Dinkel, Khorasan-Weizen (Kamut) oder Winterhartweizen (Winterdurum)

2,5 EL grobes Meersalz

ca. 1,5 (375 ml) Tassen gefiltertes kaltes Wasser

Traditionelles Sauerteigbrot, das mit Anstellgut anstatt mit Hefe zubereitet wird, ist sehr wohlschmeckend, doch für den modernen Gaumen oft zu kräftig. Dinkel ergibt in dieser Hinsicht das beste Brot.

Das Anstellgut sollte Raumtemperatur haben und die Aufschäumphase muss bereits vorbei sein.

Anstellgut, Salz und 1 (250 ml) Tasse Wasser in einer große Schüssel geben und den Teig mit einem Holzlöffel rühren, bis die Salzkristalle sich aufgelöst haben. Langsam das Mehl untermengen. Gegen Ende lässt sich der Teig leichter mit den Händen kneten. Wenn er zu dick wird, könnten Sie die restliche halbe Tasse Wasser zugießen. Der Teig sollte eher weich und leicht zu bearbeiten sein. Geknetet wird, indem Sie den Teig 10 bis 15 Minuten lang immer wieder mit dem Handballen nach vorn drücken und in der Mitte umfalten, oder Sie lassen ihn portionsweise von der Küchenmaschine kneten.

Ohne den Teig niederzudrücken, schneiden oder formen Sie nun die gewünschten Brotlaibe oder verteilen den Teig auf 3 gut gefettete große oder 5–6 kleinere Kastenformen. Mehrmals die Oberfläche mit dem Messer anritzen, zudecken und je nach Temperatur 4 bis 12 Stunden gehen lassen. Bei 180 °C etwa 1 Stunde lang backen. Vor dem Anschneiden abkühlen lassen.

Das Brot hält sich ohne Kühlung bis zu einer Woche lang.

Abwandlung: Kräuter-Nuss-Brot aus Sauerteig
Kneten zum Schluss Sie unter jeden Brotlaib 1 EL Rosmarin oder 1 EL Dill und ¼ (40 g) Tasse gehackte knusprige Pekannüsse oder Walnüsse.

Abwandlung: Sauerteigbrot aus Weizenmehl
Für ein leichteres Brot nehmen Sie 3 Tassen (360 g) ungebleichtes Weißmehl und 10 (1200 g) Tassen Weizenvollkornmehl.
(Rezept mit freundlicher Genehmigung von Sally Fallon)

Fermentierte probiotische Getränke

Mit Molke als Ansatz können Sie köstliche fermentierte Getränke für die ganze Familie zubereiten. Sie versorgen Sie mit nützlichen Bakterien, Enzymen und vielen Nährstoffen, die die Fermentation aus dem Obst und dem Gemüse freisetzt. **Wenn Sie allergisch gegen Milchprodukte sind, nehmen Sie handelsüblichen Joghurt oder Kefir als Starterkultur oder aber Sauerkrautsaft oder den Saft des Gemüse-Potpourris** (s. Rezept).

› *Joghurt- oder Kefir-Molke*

Die klare gelbe Flüssigkeit, die nach dem Abtropfen von Joghurt oder Kefir übrig bleibt, heißt Molke. Es ist ein sehr nahrhaftes Getränk und eine ausgezeichneter Lieferant probiotischer Bakterien. Man kann sie zu frisch gepressten Säften, Suppen und Eintöpfen hinzugeben. Mit Salz und Gewürzen kann man sie auch so oder mit etwas Wasser verdünnt trinken. Außerdem ist es eine gute Starterkultur für die Fermentation von Gemüse, Obst, Fisch und Getreide.

› *Rote-Bete-Kwas*

Eine mittelgroße Rote Bete in dünne Scheiben schneiden. Reiben oder schneiden Sie sie nicht in der Küchenmaschine, weil das die Knolle zerstört und sie zu schnell fermentieren lässt, sodass Alkohol entsteht. Die Rote-Bete-Scheiben in ein 2-Liter-Gefäß legen, 1–2 EL qualitativ hochwertiges Salz, 1 Tasse (250 ml) Molke, 5 Knoblauchzehen und 1 TL frisch geriebenen Ingwer (optional) zufügen und mit Wasser auffüllen. 2–5 Tage an einem warmen Platz fermentieren lassen. Anschließend im Kühlschrank aufbewahren. Zum Trinken mit Wasser verdünnen. Füllen Sie den Kwas immer wieder mit Wasser auf, damit er lange Zeit hält. Sobald er blass wird, ist die Rote Bete aufgebraucht. Nehmen Sie sie heraus und ersetzen Sie sie durch eine frische.

› *Kwas aus anderem Obst und Gemüse*

Kwas können Sie aus allen Kombinationen von Früchten, Beeren und Gemüse herstellen – experimentieren Sie einfach. Einen guten Kwas ergeben Äpfel, Ingwer und Himbeeren. Schneiden Sie dazu einen ganzen Apfel, einschließlich Kerngehäuse, in Scheiben, reiben Sie eine Ingwerwurzel (etwa einen Teelöffel voll) und geben Sie eine Handvoll frische Himbeeren dazu. Packen Sie alles in ein 1-Liter-Gefäß, fügen Sie ½ Tasse (125 ml) Molke hinzu und füllen Sie das Ganze mit Wasser auf. Lassen Sie den Kwas einige Tage lang bei Raumtemperatur gären und bewahren Sie ihn anschließend im Kühlschrank auf. Zum Trinken verdünnen Sie ihn mit Wasser. Füllen Sie ihn immer wieder mit Wasser auf, bis die Früchte aufgebraucht sind; dann setzen Sie neue an.

› *Probiotischer Tomatensaft*

1 Tasse (250 ml) Molke, 1–2 EL Tomatenmark, 1 Tasse (250ml) Wasser und etwas Salz nach Geschmack gut miteinander vermixen.

Fermentiertes Gemüse

› *Sauerkraut*

Sauerkraut ist vergorener Weiß- oder Rotkohl und ein beliebtes Nahrungsmittel in Deutschland, Russland und Osteuropa. Es ist ein wunderbares Heilmittel für den Verdauungstrakt, voller Verdauungsenzyme, probiotischer Bakterien, Vitamine und Mineralstoffe. Wenn man es zusammen mit Fleisch isst, hilft es bei dessen Verdauung, weil es die Magensaftproduktion sehr stark anregt. Menschen mit zu wenig Magensäure empfehle ich, 10–15 Minuten vor den Mahlzeiten einige Esslöffel Sauerkraut (oder Sauerkrautsaft) zu verzehren. Kindern sollten Sie zunächst 1–3 Esslöffel Sauerkrautsaft unter die Mahlzeiten mischen.

Einen mittelgroßen Weißkohl fein schneiden und 2 geraspelte Möhren zugeben. Sie können auch Rotkohl oder eine Mischung aus Weiß- und Rotkohl nehmen. Nach Geschmack salzen: ca. 1–2 gehäufte EL pro mittelgroßem Kohlkopf. Die Mischung gründlich mit den Händen durchkneten, bis reichlich Saft austritt. Alles in eine passende Glasschüssel geben und fest zusammendrücken, um die eingeschlossene Luft herauszupressen, bis der Kohl im eigenen Saft schwimmt. Das Kraut mit einem Teller abdecken, der einen etwa 1 cm geringeren Durchmesser hat als die Schüssel. Durch die so entstehende Lücke können die Gärgase entweichen. Beschweren Sie den Teller so, dass das Kraut immer von Saft bedeckt bleibt. Die Schüssel mit einem Geschirrtuch abdecken, damit die Mischung dunkel steht. In einer warmen Wohnung sollte das Sauerkraut innerhalb von 7–14 Tagen fertig sein; an einem kühlen Ort, zum Beispiel in der Garage, braucht es zwei Wochen. Wenn das Sauerkraut fertig ist, schöpfen Sie alle ausgetrockneten Krautschnitzel von der Oberfläche ab und werfen Sie sie weg. Der Rest des Krautes hat einen würzigen, gesunden Geruch und Geschmack. Verstauen Sie das Sauerkraut in Glasbehältern, sodass es vom eigenen Saft bedeckt ist, und verschließen Sie die Behälter fest. Bewahren Sie sie an einem kalten Ort auf. Im Kühlschrank oder an einem anderen kalten Platz hält es sich mindestens ein Jahr lang. Sauerkraut schmeckt köstlich zu jeder Mahlzeit und kann selbstgekochten Suppen und Eintöpfen zugefügt werden.

Auf dieselbe Weise können Sie jedes Gemüse oder auch Gemüsemischungen fermentieren lassen. Vergessen Sie nur nicht, gleich zu Beginn Salz zuzugeben, und kneten Sie es gründlich mit den Händen durch, damit viel Saft austritt. Der Grund dafür ist, dass das Gemüse während der Fermentation vollständig vom eigenen Saft bedeckt sein muss, denn wenn es trocken wird, verfault es. Sollte Ihr Gemüse nicht sonderlich saftig sein, können Sie ein wenig Wasser zugießen, bis es vollständig von Flüssigkeit bedeckt ist. Die Salzzugabe gleich zu Beginn ist so wichtig, weil das Salz alle schlechten Bakterien am Wachstum hindert, bis die guten anfangen, Milchsäure zu produzieren, die nun anstelle des Salzes Fäulnis verhindert. Experimentieren Sie mit Ihren eigenen Mischungen und Kombinationen, geben Sie natürliche Gewürze und aromatische Samen hinzu (Koriander, Kreuzkümmel, Dill, Fenchelsamen usw.), Preiselbeeren und frische Kräuter.

› *Mit Kefir- oder Joghurtkulturen fermentiertes Gemüse*

Gemüse lässt sich auch mit Kefir- oder Joghurt-Molke oder handelsüblichen Starterkulturen fermentieren. Schneiden Sie etwas Kohlgemüse (Weißkohl, Rotkohl oder irgendeine andere Art), Rote Bete, Knoblauch, Blumenkohl und Möhren in mundgerechte Stücke oder hobeln Sie alles grob. Salzen Sie die Mischung nach Geschmack und packen Sie sie locker in einen 1-Liter-Glasbehälter. Lösen Sie den Inhalt des Starterpäckchens in ½ Liter kaltem Wasser auf bzw. geben Sie ½ Tasse Ihrer Kefir- oder Joghurt-Molke ins Wasser. Mit diesem Wasser füllen Sie das Gefäß auf, bis das Gemüse vollständig bedeckt ist. Das ist wichtig, denn was oben trocken bleibt, beginnt zu schimmeln. Verschließen Sie den Behälter fest und lassen Sie den Inhalt bei Raumtemperatur eine Woche lang fermentieren. Dieses Gemüse und die Flüssigkeit, in der es fermentiert, sind ein hervorragendes probiotisches Lebensmittel, das die Verdauung fördert. Genießen Sie es als Eingemachtes zu Ihren Mahlzeiten.

› *Gemüse-Potpourri*

Diese probiotische Speise liefert Ihnen schmackhaftes fermentiertes Gemüse und ein großartiges Getränk voll guter Nährstoffe und nützlicher Bakterien. Einen ganzen Kohlkopf grob schneiden und zusammen mit einer mittelgroßen, in Scheiben geschnittenen Roten Bete, einer Handvoll geschälter Knoblauchzehen und frischem Dill oder Koriander in einen 5-Liter-Edelstahltopf geben. Der Topf sollte mit dem Gemüse halb gefüllt sein. Fügen Sie 2 EL qualitativ hochwertiges Meersalz und 1 Tasse Kefir- oder Joghurt-Molke hinzu und füllen Sie Wasser auf, bis der Topf voll ist. Lassen Sie einen kleinen Teller auf der Lake schwimmen, damit das Gemüse unten bleibt, sonst trocknet es oben aus und beginnt zu schimmeln. Das Ganze 1–2 Wochen bei Raumtemperatur fermentieren lassen. Das fertige Gemüse ist weich und würzig. Um die Fermentation abzubrechen, stellen Sie den Topf in den Kühlschrank. Dieses Gemüse können Sie an Suppen und Eintöpfe geben, die Brühe, mit Wasser verdünnt, zu oder zwischen den Mahlzeiten trinken oder das Gemüse mit Fleisch servieren. Wenn Brühe und Gemüse weniger werden, geben Sie frischen Kohl, Rote Bete, Knoblauch und etwas Salz hinzu, füllen es mit Wasser auf und lassen es wieder bei Raumtemperatur fermentieren. Zu diesem Gemüse-Potpourri passen auch einige Blumenkohlröschen, Möhrenscheiben, Rosenkohl und Broccoli. Wenn Sie es immer wieder mit frischem Gemüse auffüllen, hält das Potpourri ewig. Die Brühe ist eine sehr gute Arznei bei Magenverstimmung, Lebensmittelvergiftung, wundem Zahnfleisch und Halsentzündung.

Fermentierter Fisch

› *Fermentierter Hering oder Makrele*

3–4 sehr frische große Heringe oder Makrelen
1 kleine weiße Zwiebel
1 EL Pfefferkörner (schwarz, rot oder gemischt)
5–7 Lorbeerblätter
1 TL Koriandersamen
frischer Dill oder einige Dillsamen
2 EL Salz pro Liter Brühe
1 Tasse (250 ml) Kefir- oder Joghurt-Molke
ein Glasgefäß passender Größe

Den Fisch häuten, die Gräten entfernen und das Fleisch in mundgerechte Stücke schneiden. Die Zwiebel schälen und in Scheiben schneiden. Die Fischstücke in das Glasgefäß legen und mit Pfefferkörnern, weißen Zwiebelscheiben (optional), Koriandersamen, Lorbeerblättern und Dillsamen oder Dillkraut vermengen. In einem separaten Gefäß das Salz in etwas Wasser auflösen und ½ Tasse Kefir-Molke zufügen. Diese Brühe zum Fisch geben, bis er vollständig bedeckt ist; evtl. noch mehr Wasser zugießen. Das Gefäß fest verschließen und 3–5 Tage bei Raumtemperatur fermentieren lassen, dann im Kühlschrank aufbewahren. Mit Gemüse, frischem Dill, Frühlingszwiebeln und etwas Mayonnaise servieren. Der Fisch muss innerhalb von 1–2 Wochen verzehrt werden.

› *Fermentierte Sardinen*

5–7 sehr frische Sardinen
1–2 EL Salz
1 EL Pfefferkörner
5–7 Lorbeerblätter
1 TL Koriandersamen
frischer Dill oder einige Dillsamen
1 Tasse (250 ml) Kefir- oder Joghurt-Molke
ein Glasgefäß passender Größe

Den Fisch entschuppen, die Köpfe abschneiden und den Fisch ausnehmen. In ein passendes Glasgefäß oder einen Edelstahltopf legen und alle anderen Zutaten hinzufügen. Mit Wasser auffüllen, bis der Fisch vollständig bedeckt ist. Es ist ratsam, einen kleinen Teller auf den Fisch zu legen, damit er nicht aus der Brühe auftaucht. Den Topf zudecken bzw. das Glas verschließen und das Ganze 3–5 Tage bei Raumtemperatur fermentieren lassen. Wenn der Fisch fertig ist, das Fleisch von den Gräten lösen, in mundgerechte Stücke schneiden und mit Frühkartoffeln, frischem Dill und etwas gehackter roter Zwiebel servieren.

Bratfette

Braten (in der Pfanne oder im Backofen) sollte man immer mit tierischen und voll gesättigten Fetten, weil deren chemische Struktur sich beim Erhitzen in der Regel nicht verändert. Die besten Bratfette sind Schweineschmalz, Gänseschmalz, Entenschmalz, Speck, Lammfett, Rinderfett, Kokosöl, Butter und Butterschmalz (Ghee). Viele davon können Sie im Laden oder beim traditionellen Fleischer kaufen, sie lassen sich aber auch zum größten Teil leicht selbst herstellen, was einen Vorteil hat: Sie wissen genau, was drin ist.

› *Ghee (Butterschmalz)*

Ghee ist geklärte Butter. Es wird traditionell in vielen Kulturen auf der ganzen Welt zum Braten und Backen verwendet. Butter kann ein sehr gutes Bratfett sein, doch kleine Mengen Molke in der Butter lassen sie oft anbrennen. Ghee hingegen enthält keine Molke, nur Milchfett, und brennt daher nicht an.

Heizen Sie Ihren Backofen auf etwa 100–120 °C vor. Legen Sie ein großes Stück ungesalzene Bio-Butter in ein Metallgefäß oder einen Topf und stellen Sie es für 45–60 Minuten in den Ofen. Dann nehmen Sie den Topf heraus und gießen vorsichtig das goldene Fett an der Oberfläche (Ghee) ab, wobei Sie darauf achten müssen, dass die weiße Flüssigkeit darunter im Topf bleibt. Die Flüssigkeit gießen Sie weg. Bewahren Sie das Ghee in Glasgefäßen im Kühlschrank auf.

› *Gänse- oder Entenschmalz*

Braten Sie wie gewohnt eine Gans oder Ente im Backofen. Anschließend nehmen Sie das Bratgut heraus und gießen das Fett durch ein Mulltuch oder ein feines Metallsieb ab. Bewahren Sie es in Glasgefäßen im Kühlschrank auf. Das Schmalz eignet sich zum Braten von Fleisch und Gemüse. Diese Fette verleihen besonders gebratenem Gemüse einen angenehmen Geschmack und sind in traditionellen Kulturen als sehr gesund bekannt. Die Menschen aus den Gegenden in Frankreich, aus denen *Foie gras* (Gänsestopfleber) kommt, erkranken sehr selten an Herzkrankheiten; sie essen schon immer viel Entenschmalz.

› *Schweineschmalz, Lamm- oder Rinderfett*

Diese Fette können Sie weitgehend genauso abschöpfen wie das Enten- und Gänseschmalz. Sie brauchen dazu jedes bisschen Fett des Tieres. Besonders geeignet ist die innere Fettschicht, die die Fleischer oftmals sehr billig verkaufen. Sie werden erstaunt sein, wie viel Bratfett Sie schon aus einem kleinen Stück gewinnen können. Es empfiehlt sich, zu diesem Zweck nur Tiere aus ökologischem Landbau zu verwenden, da Fett ein natürlicher Körperspeicher für diverse Toxine ist. Wenn Sie ein- oder zweimal im Jahr in ein kleines Stück Bio-Fett investieren, kostet Sie das nicht viel Geld und reicht viele Monate lang.

Je nach Größe des Fleischstücks braten Sie es bei recht schwacher Hitze (120–130 °C) 2–3 Stunden lang im Backofen. Dann gießen Sie das Fett durch ein Mulltuch oder ein feines Metallsieb ab. Bewahren Sie es in Glasgefäßen im Kühlschrank auf.

Kokosöl eignet sich sehr gut zum Braten. Es enthält überwiegend gesättigte Fettsäuren und verändert daher beim Erhitzen seine chemische Struktur nicht. Kokosöl enthält entzündungshemmende und antimikrobielle Substanzen und ist gesund. Von den traditionellen Kulturen wurde es jahrtausendelang verwendet und ist eines der besten Brat- und Backfette. Achten Sie darauf, natürliches Kokosöl zu kaufen, das nicht gehärtet, geräuchert oder anderweitig behandelt wurde; es sollte wie eine frische Kokosnuss riechen und schmecken. Bei kalter Temperatur sollte es fest und weiß werden, bei warmer Temperatur schmelzen und eine leicht gelbliche Flüssigkeit ergeben.

Suppen

Suppen sind eine wunderbar bekömmliche Speise, die den Blutzuckerspiegel ausbalanciert, und das Verlangen nach Zucker reduziert. Suppen sind rasch und leicht zu kochen und halten sich einige Tage lang im Kühlschrank, sodass Sie sich immer eine Schüssel warm machen können. Ich empfehle dringend, Suppen aus selbstgemachter Fleischbrühe zu kochen. Fleischbrühe fördert die Verdauung und ist seit Jahrhunderten als Volksheilmittel bekannt – nicht nur für den Verdauungstrakt, sondern auch für viele andere Organe. Fleischbrühe ist äußerst nahrhaft. Sie steckt voller Mineralstoffe, Vitamine, Aminosäuren und diverser anderer Nährstoffe in einer sehr bioverfügbaren Form. Verwenden Sie keine handelsüblichen gekörnten Brühen oder Brühwürfel, denn die sind stark industriell verarbeitet und enthalten jede Menge schädlicher Ingredienzien.

Die fertige Fleischbrühe können Sie einfrieren oder mindestens eine Woche lang im Kühlschrank aufbewahren. Sie können damit Suppen, Saucen und Eintöpfe kochen oder eine Tasse warme Fleischbrühe zu oder zwischen den Mahlzeiten trinken. Wenn Sie immer etwas Fleischbrühe im Kühlschrank haben, werden Sie feststellen, wie leicht es ist, sich und Ihrer Familie eine nahrhafte warme Mahlzeit zu kochen (s. Suppen-Grundrezept).

Für eine gute Fleischbrühe brauchen Sie Fleisch, Keulen und Knochen. Rind, Lamm, Schwein, Wild, Geflügel und Fisch eignen sich alle hervorragend und ergeben Brühen mit unterschiedlichen Geschmacksrichtungen und Nährwertzusammensetzungen. Wechseln Sie am besten zwischen verschiedenen Fleischsorten ab, um das ganze Nahrungsspektrum auszuschöpfen. Knochen und Keulen sind besonders wichtig, weil sie die Brühe mit Nährstoffen anreichern, die Fleisch allein nicht liefern kann. In der Tat kann die Herstellung einer qualitativ hochwertigen Fleischbrühe ein sehr billiges Unterfangen sein, da Sie die Teile des Tieres nutzen, die die Fleischer in der Regel fast kostenlos abgeben. Fleisch und Knochen können frisch oder tiefgefroren sein und müssen vor dem Kochen auch nicht aufgetaut werden. Außer Knochen und Fleisch benötigen Sie nur noch einen großen Topf Wasser und ein wenig Salz und Pfeffer.

› *Wie man eine Fleischbrühe kocht*

Lamm-, Schweine-, Rinder- oder Wildbrühe
Keulen, Knochen und Fleisch zusammen mit 5–10 Pfefferkörnern (leicht zerstoßen) und Salz nach Geschmack in einen großen Topf geben, mit Wasser auffüllen und zum Kochen bringen. Den Topf zudecken und auf niedrigster Stufe 2–3 Stunden köcheln lassen. Je länger Sie Fleisch und Knochen kochen, umso mehr Nährstoffe werden diese an die Brühe abgeben und umso nahrhafter wird sie. Knochen und Fleisch herausnehmen und die Brühe durch ein Sieb in einen zweiten Topf abgießen, um Knochensplitter und Pfefferkörner zu entfernen. Der regelmäßige Genuss dieser Fleischbrühe ist eines der besten Heilmittel gegen Arthrose und Osteoporose, denn er versorgt den Körper mit Kollagen, Gelatine und anderen Nährstoffen, die für den Aufbau von Knochen und Gelenken nötig sind.

Hühnerbrühe
Ein ganzes oder halbes Bio-Huhn in einen großen Topf legen, mit Wasser auffüllen, salzen, zum Kochen bringen und auf niedrigster Stufe 1,5–2 Stunden köcheln lassen. Das Huhn herausnehmen und die Brühe durch ein Sieb abgießen. Im Kühlschrank aufbewahren. Das so gekochte Hühnchen schmeckt gut und kann mit Gemüse und einer Tasse heißer, frischer Hühnerbrühe zur Hauptmahlzeit serviert werden. Dieses Rezept ist vor allem dann unumgänglich, wenn Sie oder Ihr Kind erkältet sind, sich Magen- und Darmbeschwerden oder eine Lebensmittelvergiftung zugezogen oder sich einen anderen Virus eingefangen haben. Hühnerbrühe ist das beste Heilmittel in solchen Situationen: Trinken Sie sie den ganzen Tag über heiß, kochen Sie eine Gemüsesuppe daraus und essen Sie diese mit dem Hühnchen, aus dem Sie die Brühe gemacht haben. Zu jeder Schüssel Suppe geben Sie 1–2 Esslöffel Kefir oder Joghurt hinzu. Wenn Sie sonst nichts anderes essen, werden Ihre Beschwerden bald vorbei sein.

Fischbrühe
Für eine gute Fischbrühe brauchen Sie die Gräten, Flossen, Haut und Köpfe der Fische, nicht das Fleisch. Kaufen Sie also ganze Fische und filetieren Sie sie, um das Fleisch separat anzurichten, und aus dem Rest kochen Sie Ihre Brühe. Das Filetieren können Sie auch Ihrem Fischhändler überlassen. Geben Sie Köpfe, Gräten, Flossen und Haut mit 8–10 Pfefferkörnern in einen großen Topf und füllen Sie ihn mit Wasser auf. Zum Kochen bringen und auf niedrigster Stufe 1–1,5 Stunden köcheln lassen. Die fast fertige Brühe nach Geschmack salzen. Den Fisch herausnehmen und die Brühe durch ein Sieb abgießen. Entfernen Sie die Fleischreste von den Gräten, um sie für eine Suppe zu verwenden.

› *Suppen-Grundrezept*

Für eine Suppe bringen Sie ihre selbstgemachte Fleischbrühe zum Kochen, fügen in Stücke oder Scheiben geschnittenes Gemüse hinzu und lassen das Ganze weitere 20–25 Minuten köcheln. Es eignet sich jedes verfügbare Gemüse in jeder Kombination: Zwiebeln, Kohl, Möhren, Broccoli, Blumenkohl, Markkürbis, Speisekürbis, Zucchini, Porree usw. Wenn Sie die Suppe pürieren möchten, können Sie das Gemüse grob in Stücke jeder Größe schneiden. Wollen Sie das nicht, schneiden Sie das es vor dem Kochen in mundgerechte Stücke. Wurde die Fleischbrühe aus Lamm-, Schweine- oder Rindfleisch gekocht, können Sie eine Handvoll getrockneter Pilze zugeben, die für einen herrlichen Geschmack sorgen. Es ist üblich, die getrockneten Pilze vorher mit der Hand zu zerkleinern. Gegen Ende der Kochzeit fügen Sie 1–2 EL gehackten Knoblauch hinzu, kochen die Suppe noch einmal auf und nehmen den Topf von der Kochplatte. Die Suppe, falls gewünscht, im Mixer oder mit dem Mixstab pürieren.

Sie können Ihre Suppe mit jeder denkbaren Kombination der folgenden Zutaten anrichten:

- gehackte frische Petersilie, Koriander oder Dill
- hartgekochte, in Stücke geschnittene Eier

- ein Löffel Joghurt, Kefir oder Sauerrahm
- gegartes, kleingeschnittenes Fleisch
- fein geschnittene rote Zwiebel
- kleingeschnittene Frühlingszwiebeln
- ein Löffel gekochte und gemahlene Leber
- Sonnenblumen-, Sesam- oder Kürbiskerne (am besten gekeimte)

Wenn Sie keine Zeit haben, Suppe zu kochen, können Sie auch einfach eine Tasse Ihrer selbstgemachten Fleischbrühe erhitzen und die oben genannten Zutaten in jeder gewünschten Kombination zugeben, und schon haben Sie eine nahrhafte Mahlzeit parat.

Sie können mit diesem Grundrezept nach Lust und Laune experimentieren und ihre eigenen Rezepte entwickeln. Hier nur ein paar Ideen.

› *Brennnesselsuppe*

1,5 l selbstgemachte Fleischbrühe
ein großes Bund junge Brennnesseln
2 EL getrocknete Pilze
1 mittelgroße Zwiebel
1 mittelgroße Möhre
2 Zucchini oder ¼ Mark- oder Speisekürbis
4 hartgekochte Eier

Die jungen Schösslinge der Brennnesseln, die im Frühling austreiben, stecken voller guter Nährstoffe. Sie enthalten viel Eisen, Magnesium, Kupfer, Zink, Vitamin C, Karotinoide und andere nützliche Substanzen. Für dieses Rezept pflücken Sie ein großes Bund junger Brennnesseln. Tragen Sie dabei ein langärmeliges Oberteil und Handschuhe. Spülen Sie die Nesseln ab und schütteln Sie das überflüssige Wasser ab. Schneiden Sie die Blätter und die zarten Schösslinge in kleine Stücke, und werfen Sie die harten Stängel weg.

Den Kürbis oder die Zucchini in kleine Würfel, die Möhre in dünne Scheiben und die Zwiebel in Stücke schneiden. Einen Teil der selbstgemachten Fleischbrühe zum Kochen bringen und das Gemüse sowie die getrockneten, mit der Hand zerkleinerten Pilze zugeben. Im fest verschlossenen Topf 15–20

Minuten köcheln lassen. Die vorbereiteten Brennnesseln zugeben, umrühren und den Topf sofort von der Kochplatte nehmen. Die Suppe mit 1–2 EL hartgekochter, kleingeschnittener Eier und einem Löffel Joghurt, Kefir oder Sauerrahm anrichten.

› *Borschtsch*

1,5 l selbstgemachte Fleischbrühe
1 mittelgroße, fein gehackte Zwiebel
1 mittelgroße, in dünne Scheiben geschnittene Möhre
¼ eines mittelgroßen Weißkohls, in feine Scheiben geschnitten
2 mittelgroße oder 4 kleine Rote Beten, roh oder vorgekocht
3 Knoblauchzehen
1 kleingeschnittene Tomate

Wenn die Rote Bete vorgekocht ist (in Wasser, nicht in Essig):
Die Fleischbrühe zum Kochen bringen und Zwiebel, Möhre und Kohl zugeben. Den Topf zudecken und 20 Minuten köcheln lassen. Die gekochte Bete inzwischen in lange, dünne Streifen schneiden. Die Streifen zur Suppe geben, gut umrühren und weitere 5 Minuten köcheln lassen. Den Topf von der Kochplatte nehmen. Den Knoblauch zerdrücken und zusammen mit der geschnittenen Tomate in die Suppe geben. Mit einem großen Löffel Sauerrahm, Kefir oder Joghurt anrichten und mit gehackter Petersilie bestreuen und/oder mit einer dicken Scheibe eines hartgekochten Eis belegen.

Wenn die Rote Bete roh ist:
Die Bete waschen und schälen und mit der Hand oder der Küchenmaschine in lange, dünne Streifen schneiden. Die Fleischbrühe zum

Kochen bringen und die Rote Bete zugeben. 10–15 Minuten köcheln lassen, dann das übrige Gemüse (Zwiebel, Möhre und Kohl) zufügen. Weitere 20 Minuten köcheln lassen, bis der Kohl weich ist. Den Topf von der Kochstelle nehmen. Den Knoblauch zerdrücken und zusammen mit der geschnittenen Tomate hinzufügen. Die Suppe mit einem großen Löffel Sauerrahm oder selbstgemachtem Joghurt anrichten, mit gehackter Petersilie bestreuen und/oder mit einer dicken Scheibe eines hartgekochten Eis belegen.

› *Fischsuppe*

1 l selbstgemachte Fischbrühe
1 große, fein gehackte Zwiebel
1 in dünne Scheiben geschnittene Möhre
1 Zucchini oder die entsprechende Menge an Mark- oder Speisekürbis, in kleine Würfel geschnitten

Die Fischbrühe zum Kochen bringen und Zwiebel, Möhre und Kürbis bzw. Zucchini hineingeben. Im verschlossenen Topf 10–15 Minuten köcheln lassen und von der Kochstelle nehmen. Das gekochte Fischfleisch zugeben (das Sie nach der Zubereitung der Fischbrühe von den Gräten entfernt haben). Die Suppe mit einem Löffel frischem Joghurt oder Kefir und/oder einem hartgekochten Ei (in Scheiben oder Stücke geschnitten) anrichten.

Wenn an den Gräten kein Fleisch verblieben war, können Sie das Fleisch (ohne Haut und Gräten) jedes erhältlichen frischen, rohen Fisches verwenden: Schneiden Sie es in kleine Würfel und geben Sie es gleichzeitig mit dem Gemüse in die kochende Fischbrühe.

› *Fleischklößchensuppe*

400 g Hackfleisch (am besten eine Mischung aus Schweine- und Rindfleisch)
1 große, fein gehackte Zwiebel
1 große, in dünne Scheiben geschnittene Möhre
1 Tasse Winterkürbis oder Zucchini, in kleine Würfel geschnitten
1 Tasse fein gehackter Kohl (optional)
2 EL gehackter Knoblauch
Salz und Cayennepfeffer
2–3 EL Sauerkraut

2 Liter Wasser oder Fleischbrühe (Rind, Schwein oder Lamm) in einem Topf zum Kochen bringen und nach Geschmack salzen und pfeffern.

Das Hackfleisch mit den Händen zu etwa 2 cm dicken Kugeln formen und jede einzeln in das kochende Wasser gleiten lassen. Den Topf zudecken und bei schwacher Hitze 30 Minuten lang köcheln lassen. Das Gemüse mit Ausnahme des Knoblauchs hinzugeben und weitere 20 Minuten köcheln lassen. Den Knoblauch zugeben und den Herd ausschalten. Den Topf 5–10 Minuten stehen lassen, damit die Suppe etwas abkühlt, und dann 2–3 Esslöffel Sauerkraut hineingeben. Mit einem Löffel Joghurt, Kefir oder Sauerrahm und fein gehacktem Dill servieren.

› *Winterkürbissuppe*

1,5 l selbstgemachte Fleischbrühe (Puten- oder Hühnerbrühe eignet sich für dieses Rezept am besten)
1 Stange Porree, gewaschen und in Scheiben geschnitten
3–4 mittelgroße Broccoli-Röschen
1 mittelgroße, in Scheiben geschnittene Möhre
½ mittelgroßer Buttercup-Kürbis oder ⅓ Butternuss-Kürbis oder anderer Winterkürbis mit süßem, orangefarbenem Fruchtfleisch
3 geschälte Knoblauchzehen
Crème double oder Crème fraiche

Den Kürbis schälen, entkernen und in große Stücke schneiden. Das Gemüse waschen und in Stücke schneiden. Alles in den Suppentopf geben, die Fleischbrühe zugießen und zum Kochen bringen. Den Topf zudecken und auf niedrigster Stufe etwa 30 Minuten köcheln lassen. Unter Zugabe ½ Tasse frischer Crème double oder Crème fraiche mit dem Suppen-Mixer pürieren. Warm servieren.

› *Sülze (Aspik)*

2–4 Spitzbeine (Schweinefüße)
1 große Möhre
Knoblauch
Salz
1–2 TL schwarze Pfefferkörner

Die Spitzbeine in einen großen Topf legen, mit Wasser auffüllen, Salz und schwarze Pfefferkörner (leicht zerstoßen) dazugeben und zum Kochen bringen. Den Topf zudecken und auf niedrigster Stufe 3 Stunden köcheln lassen.

In der Zwischenzeit eine große Möhre dämpfen, bis das Messer leicht eindringt, abkühlen lassen und in dünne Scheiben schneiden. Mit den entsprechenden Messern können Sie sie auch in dekorative Scheiben schneiden.

Wenn die Fleischbrühe fertig ist, die Spitzbeine herausnehmen und die Brühe durch ein Sieb in einen zweiten Topf abgießen. Die Spitzbeine vollständig abkühlen lassen. Das Fleisch (einschließlich der Haut und der Weichteile) sauber von den Knochen abtrennen und in kleine Stücke schneiden.

Die Fleischstücke, die Möhrenscheiben und den in feine Scheiben geschnittenen Knoblauch in einer großen, tiefen Schale auslegen. Je nach Geschmack können Sie mehr oder weniger Knoblauch nehmen. Die Fleischbrühe darübergießen, bis die Schale zu ¾ gefüllt ist. Die Schale zum Gelieren in den Kühlschrank stellen. Sie können das Ganze auch in einzelnen Portionen in verschiedenen Formen anrichten.

Das ist ein wunderbares Gericht für heiße Sommertage. Es enthält viele Nährstoffe, einschließlich Gelatine, Glucosamin, Glykoproteine, Phospholipide und andere, und ist ein Volksheilmittel bei Verdauungsbeschwerden, Arthrose und Osteoporose.

Salate

Um den Nährwert Ihrer Salate zu verbessern, können Sie sie mit grob gehackten Walnüssen, Samen oder Kernen bestreuen. Die Kerne und Samen – Sonnenblumenkerne, Kürbiskerne, Sesamsamen – sollten über Nacht in Wasser eingeweicht werden. Das macht sie nahrhafter und leichter verdaulich. Wenn Sie nicht alle eingeweichten Samen verbrauchen, decken Sie die verbliebenen einfach mit einem feuchten Tuch ab und lassen Sie sie keimen, was sie sogar noch nahrhafter macht.

› *Rote-Bete-Salat*

8 kleine Rote Beten
½ Tasse (100 g) Walnusskerne
2 Knoblauchzehen
8 Trockenpflaumen, entsteint
Mayonnaise
TL Salz

Die Rote Bete waschen und alle Spitzen und Enden abschneiden. Die Bete dämpfen, bis das Messer leicht eindringt. Wahlweise können Sie auch vorgekochte Rote Bete (in Wasser, nicht in Essig!) kaufen. Die Bete grob reiben. Walnüsse, Knoblauch und Trockenpflaumen in der Küchenmaschine zerkleinern und gründlich mit der geriebenen Roten Bete vermischen. Salz und Mayonnaise zugeben und alles miteinander vermengen. Mit Fleisch und Gemüse genießen.

› *Thunfischsalat*

200 g Thunfisch in der Dose im eigenen Saft oder in Wasser
1 große Zwiebel
2 große Möhren
2 hartgekochte Eier
Mayonnaise

Den Thunfisch abtropfen lassen und mit einer Gabel zerdrücken. Die Zwiebeln fein schneiden. Die Möhren kochen. Die hartgekochten Eier schälen und in Stücke schneiden.

Einen flachen Teller mit einer Schicht Thunfisch (der Hälfte des Thunfischs) belegen und darüber die Hälfte der Zwiebelstücke geben. Alles mit Mayonnaise bestreichen. Eine Möhre darüber reiben und wieder mit Mayonnaise bestreichen. Dann folgt eine Schicht mit einem gehackten, hartgekochten Ei und darüber eine weitere Schicht Mayonnaise. Alle Schichten aus Thunfisch, Zwiebeln, Möhren und Eiern wiederholen, wobei jede Schicht reichlich mit Mayonnaise bedeckt sein muss. Mit Dill oder Petersilie dekorieren.

› *Krautsalat mit Äpfeln*

100 g Weißkohl
1 großer Apfel
½ Tasse selbstgemachter Joghurt oder Sauerrahm
1 TL Honig
1 Prise Salz
2 EL Rosinen

Den Kohl raspeln. Den Apfel schälen, entkernen und raspeln. Die Rosinen leicht in Butter andünsten, damit sie weich werden. Honig und Salz mit dem Joghurt vermengen. Alle Zutaten untereinandermischen.

› *Tomaten-Gurken-Salat*

2 Tomaten
Salatgurke
1 Stange Sellerie
Frühlingszwiebel
Dill oder Petersilie
Salz

Die Gurke in ½ cm dicke Scheiben schneiden. Die Tomate in mundgerechte Stücke schneiden. Den Sellerie in dünne Scheiben schneiden. Mit Salz bestreuen. Frühlingszwiebel, Dill und Petersilie hacken, alle Zutaten miteinander vermengen und mit kaltgepresstem Olivenöl anrichten.

› *Russischer Salat*

½ Salatgurke
1 große Möhre, gekocht (gedämpft)
100 g gekochtes Fleisch oder Würstchen (Reste eignen sich gut)
1 Zwiebel
2 hartgekochte Eier
2 EL Sauerkraut (optional)
frischer Dill und/oder Petersilie
TL Salz
Mayonnaise
Joghurt oder Sauerrahm

Die Gurke und die Möhre in kleine Würfel schneiden. Das Fleisch und/oder die Würstchen in kleine Stücke schneiden. Die Zwiebel fein hacken. Die Eier in kleine Würfel schneiden. Dill und Petersilie fein hacken. In einem separaten Gefäß Mayonnaise und Joghurt zu gleichen Teilen mischen und salzen. Alle Zutaten miteinander vermengen.

› *Möhrensalat*

1 große Möhre
1 EL Rosinen
1 EL grob gehackte Walnüsse
Joghurt

Die Rosinen leicht in Butter andünsten, damit sie weich werden. Die Möhre fein raspeln. Möhre, Rosinen, Walnüsse und Joghurt miteinander vermengen.

Hauptgerichte

› *Italienische Fleischpfanne*

Das ist eine andere Methode, eine ausgezeichnete Fleischbrühe zu kochen, und gleichzeitig eine Mahlzeit für die ganze Familie zuzubereiten. Sie können jede der folgenden Zutaten verwenden: Lammkeule oder -schulter, Schweine- oder Rinderkeule, einen Fasan, 2–4 Tauben, 2 Wachteln, Wildkeule, ein ganzes Hähnchen, Putenkeulen. Sie brauchen eine große Schmorpfanne mit Deckel. Legen Sie das Fleisch hinein, füllen Sie die Pfanne bis zu ⅔ mit Wasser auf und geben Sie Salz, Pfefferkörner, getrocknete Kräuter nach Geschmack, sonnengetrocknete Tomaten, Lorbeerblätter und einen Zweig Rosmarin dazu. Die Pfanne zudecken und 5–6 Stunden bei schwacher Hitze (125–140 °C) im Backofen stehen lassen. Etwa 40–50 Minuten vor der Mahlzeit verschiedenes Gemüse in die Pfanne geben: Broccoli- und Blumenkohlröschen, kleine rote oder weiße Zwiebeln, Rosenkohl und große Möhrenstücke. Wenn die Pfanne fertig ist, das Fleisch und das Gemüse herausnehmen und als Mahlzeit servieren. Die Fleischbrühe durch ein Sieb abgießen und in Suppentassen dazu reichen. Die übrig bleibende Fleischbrühe hält sich gut im Kühlschrank und kann zum Kochen von Suppen oder als nahrhaftes Heißgetränk verwendet werden.

› *Gefüllte Paprikaschoten*

6 große Paprikaschoten (eine Kombination aus grünen, roten, gelben und orangefarbenen)
500 g Hackfleisch (am besten halb und halb Schweine- und Rindfleisch)
2 mittelgroße Möhren
1 große Zwiebel
Salz und Pfeffer

Die Möhren raspeln und die Zwiebel in Stücke schneiden. Gut mit dem Hackfleisch vermischen und nach Geschmack salzen und pfeffern.

Die Enden der Paprikaschoten abschneiden und die Schoten entkernen. Mit der Fleisch-Gemüse-Mischung füllen. Die gefüllten Paprikaschoten aufrecht in einen Topf stellen. Sie brauchen einen Topf der richtigen Größe, damit alle Paprikaschoten hineinpassen, aufrecht stehen und einander stützen. Auf den Boden des Topfes 3–4 Tassen Wasser gießen und den Topf zudecken. Das Wasser zum Kochen bringen und auf niedrigster Stufe eine Stunde köcheln lassen. 1–2 Paprikaschoten pro Person mit einer Kelle Brühe vom Boden des Topfes (am besten in einer Suppentasse) servieren. Auf die Paprikaschoten geben Sie einen Esslöffel Joghurt mit Lebendkulturen, der mit einer zerdrückten Knoblauchzehe vermischt wurde. Mit gehackter Petersilie garnieren.

› *Fleischbällchen*

500 g Hackfleisch (am besten Schweine- und Rindfleisch gemischt)
1 große Zwiebel
½ rote Paprikaschote
1 Zucchini
2 EL frischer, gehackter Knoblauch
1 EL Tomatenmark
Salz und Pfeffer
2–3 Lorbeerblätter
Koriander

Für die Sauce bedecken Sie den Boden des Topfes 3–4 cm hoch mit Wasser und rühren Tomatenmark, Salz und Pfeffer hinein. Zum Kochen bringen. Mit den Händen das Hackfleisch zu ca. 4 cm dicken Kugeln formen. Die Bällchen einzeln in die kochende Sauce gleiten lassen. Der Topf muss groß genug sein, dass alle Fleischbällchen nebeneinander passen. Den Topf zudecken und bei schwacher Hitze 30 Minuten köcheln lassen.

In der Zwischenzeit das Gemüse vorbereiten: Zwiebel und Paprika fein hacken, die Zucchini in kleine Würfel schneiden und den Knoblauch hacken.

Nach 30 Minuten Kochzeit Zwiebel, Paprika und Zucchini vorsichtig unter die Sauce rühren, ohne die Fleischbällchen zu verformen. Den Topf zudecken und weitere 25 Minuten kochen. Lorbeerblätter und Knoblauch zugeben, zudecken und den Herd ausschalten. Den Topf noch 10 Minuten vor dem Anrichten stehen lassen. Die Fleischbällchen mit fein gehacktem Koriander bestreuen und mit gegartem Gemüse und einem frischen Salat servieren.

› *Fleischfrikadellen*

500 g Schweinehack
500 g Rinder- oder Lammhack
1 große, fein gehackte Zwiebel
Salz und Pfeffer nach Geschmack

Alle Zutaten gut miteinander vermengen und längliche Frikadellen daraus formen. In einer Bratpfanne etwas Schweineschmalz (Gänse- oder Entenschmalz) erhitzen und die Frikadellen leicht von beiden Seiten anbraten. Die Frikadellen dann auf ein gefettetes Backblech legen, eine halbe Tasse Wasser zugießen und 40 Minuten im Backofen bei 150–170 °C backen. Mit gegartem Gemüse und einem frischen Salat servieren.

› *Fischfrikadellen*

2–3 recht große Süßwasser- oder Seefische (eine Mischung verschiedener Fische eignet sich sehr gut)
1 Ei
3–5 EL Butter (Ghee, Gänseschmalz, Entenschmalz, Schweineschmalz oder Kokosöl)
1–2 (95 g - 190 g)Tassen Kokosraspeln
Salz und Pfeffer

Die Fische filetieren, die Haut abziehen und die großen Gräten entfernen. Aus Gräten, Köpfen und Haut können Sie eine nahrhafte Fischbrühe kochen (Rezept im Abschnitt „Suppen"). Sie können natürlich auch fertige Fischfilets ohne Haut und große Gräten kaufen.

Den Fisch mit Ei und Butter sowie Salz und Pfeffer nach Geschmack in der Küchenmaschine pürieren. Wenn Sie einen Fleischwolf besitzen, tut es dieser auch. Mit den Händen längliche, ca. 2 cm dicke Frikadellen formen, in den Kokosraspeln wälzen und leicht von beiden Seiten im Kokosöl (Butter, Ghee, Schweine-, Gänse- oder Entenschmalz) anbraten. Die Frikadellen auf ein großes, mit einem der angegebenen Fette eingefettetes Backblech legen, eine halbe Tasse Wasser zugießen und in den vorgeheizten Backofen stellen. Bei 150 °C 20–30 Minuten backen.

› *Marinierter Wildlachs*

Lachs von guter Qualität, wie frischen Wildlachs, isst man am besten roh. So bekommt man all die besten Nährstoffe aus dem Fisch, einschließlich der sehr wertvollen Omega-3-Fettsäuren. Roher Fisch ist viel leichter verdaulich als gegarter und das Marinieren schützt vor Infektionen und Parasitenbefall. Für dieses Rezept brauchen Sie frischen Wildlachs.

6 grätenfreie Wildlachsfilets mit Haut
3–4 große frische Zitronen
1 TL Salz
1 TL körniger Senf
2 TL fein gehackter frischer Dill oder ½ TL Dillsamen
½ TL grob gemahlener schwarzer Pfeffer

Für die Marinade die Zitronen halbieren und auspressen. Kratzen Sie mit einem Messer auch das ganze Fruchtfleisch heraus und vermischen Sie das Ganze mit Salz, Pfeffer, Senf und Dill.

Den Fisch waschen. Drei Filets mit der Haut nach unten dicht beieinander in ein genau passendes Glasgefäß legen. Mit der Marinade begießen und die anderen drei Filets mit der Haut nach oben auf die ersten

Filets legen. Kräftig zusammendrücken und ein schweres Gewicht auf den Fisch legen, sodass er fast ganz von der Marinade bedeckt wird. Der Fisch muss vollständig in der Marinade liegen, denn was trocken bleibt, kann verderben. Sollte er stellenweise nicht bedeckt sein, geben Sie noch ein wenig Wasser oder mehr Zitronensaft hinzu.

Mit einem Tuch abdecken und 24 Stunden im Kühlschrank marinieren.

Wenn er fertig ist, die Haut vom Fisch abziehen (sie geht jetzt sehr leicht ab) und den Fisch in mundgerechte Stücke schneiden. Mit Avocado anrichten und mit Zitronensaft beträufeln.

› *Graved Lachs*

Lachsfilet ohne Haut und Gräten (es muss sehr frisch sein)

1 l Wasser von Raumtemperatur

1½ EL Salz

1 EL Honig

frischer Dill

grob gemahlener schwarzer Pfeffer

Den Fisch in 0,5 cm dünne Scheiben schneiden und in ein tieferes Gefäß legen. Mit fein gehacktem Dill und schwarzem Pfeffer bestreuen. Für die Lake Salz und Honig in Wasser auflösen. Den Fisch mit der Lake bedecken und 1–1,5 Stunden bei Raumtemperatur stehen lassen. Das Wasser abgießen und den Fisch mit Salat und Mayonnaise servieren.

Dieses Gericht gelingt besonders gut mit Wildlachs. Weil der Fisch nicht gegart wird, bleiben alle essenziellen Fettsäuren und anderen Nährstoffe erhalten. Den Fisch kühl stellen und innerhalb von zwei Tagen verzehren.

› *Baked Beans oder Cassoulet*

Im Handel erhältliche Baked Beans enthalten zu viel Zucker und sollten besser nicht verwendet werden. Nach diesem Rezept können Sie sie selbst zubereiten. Das fertige Gericht hält sich lange Zeit im Kühlschrank; sie können es auch einfrieren.

500 g weiße Bohnen (Navy-Bohnen)
1 Ente
1 EL Apfelessig
1 TL Meersalz
2 EL Tomatenmark
Cayennepfeffer
schwarzer Pfeffer
5–6 Lorbeerblätter
ein Zweig Rosmarin
1 TL Thymian

Die Bohnen 12–24 Stunden in Wasser einweichen, abgießen, gut unter kaltem Wasser abspülen und wieder abgießen. Das Einweichen und Abspülen entfernt Schadstoffe aus den Bohnen.

Die Ente entbeinen und alles Fleisch – Keulen, Flügel, Brust – in große und das Fett in kleine Stücke schneiden. Aus Knochen und Innereien der Ente können Sie später eine Brühe kochen.

In eine große Auflaufform 2 Liter Wasser, Apfelessig, Meersalz, Tomatenmark, je eine Prise Cayenne- und schwarzen Pfeffer, Lorbeerblätter, Rosmarin und Thymian geben. Die Bohnen und die Entenstücke (Fleisch und Fett) unterrühren. Das Gefäß mit dem Deckel abdecken und in den Backofen stellen. Bei 120 °C 4–5 Stunden backen. Schauen Sie immer wieder einmal in den Ofen. Wenn die Bohnen trocken werden, gießen Sie mehr Wasser zu. Heiß servieren. Was an Baked Beans übrig bleibt, hält sich lange Zeit im Kühlschrank und kann mit anderen Mahlzeiten angerichtet werden.

› *Leberpastete*

100 g Kalbs- oder Lammleber
1 Ei
2 EL Butter (Ghee, Gänse- oder Entenschmalz)
1 mittelgroße Zwiebel
Salz
Petersilie

Die Leber zuvor einige Stunden in Milch einweichen, um den bitteren Geschmack zu beseitigen (optional). Die Leber waschen, mit Küchenpapier abtrocknen und in der Küchenmaschine fein pürieren. Durch ein Sieb streichen, um harte Stückchen zu entfernen. Salz, Eigelb, Butter, fein gehackte Petersilie und klein geschnittene Zwiebel zugeben. Das Eiklar steif schlagen und unter die Mischung heben. Die Masse in ein passendes Gefäß geben, mit einem Blatt Backpapier abdecken und in Wasserdampf garen. Dazu können Sie einen Dampfgarer oder einen großen Topf benutzen. In den Topf gießen Sie etwas Wasser, sodass der Boden bedeckt ist, und stellen das Gefäß hinein. Achten Sie darauf, nicht zu viel Wasser zu nehmen, damit es nicht in das Gefäß mit der Lebermasse läuft. Den Topf zudecken und auf den Herd stellen. Etwa 1 Stunde dämpfen. Die Leberpastete mit gegartem Gemüse und einem Salat servieren.

› *Leber im Römertopf*

100 g Kalbs- oder Lammleber
100 g Lammherz
1 große Zwiebel
10 Trockenpflaumen mit Kern
1 große Packung Crème double, Naturjoghurt oder Sauerrahm (Sie können selbstgemachten Joghurt nehmen oder das Ganze auch durch ½ Tasse Butter oder Ghee ersetzen)
1 Prise Piment
Salz und Pfeffer

Die Leber zuvor einige Stunden in Milch einweichen, um den bitteren Geschmack zu beseitigen (optional). Leber und Herz waschen, abtrocknen und mit einer Schere in kleine Stücke schneiden. Zusammen mit der fein gehackten Zwiebel und den Backpflaumen in einen Römertopf passender Größe geben. Die Crème (oder Joghurt oder Sauerrahm) mit Salz, Pfeffer und Piment verrühren, in den Römertopf geben und mit dem Fleisch vermischen. Den Topf mit dem Deckel oder Alufolie abdecken und im Backofen etwa 1 Stunde bei 160 °C backen.

› *Schnelles Leberrezept*

100 g Leber
1 große Zwiebel
6–7 Knoblauchzehen
½ Tasse (95 g) Butter oder Ghee (oder Gänse- oder Entenschmalz)
frische Petersilie oder Dill

Die Leber zuvor einige Stunden in Milch einweichen, um den bitteren Geschmack zu beseitigen (optional). Die Leber waschen, abtrocknen und mit einer Schere in kleine Stücke schneiden. In einer Bratpfanne Butter oder Ghee erhitzen und die in Scheiben geschnittene Zwiebel sowie den fein gehackten Knoblauch zugeben. Beides leicht anbraten, bis Zwiebel und Knoblauch eine goldene Färbung annehmen. Leber, Salz und Pfeffer zugeben und etwa 4–5 Minuten braten. Mit gehackter Petersilie oder Dill bestreuen und mit Olivenöl beträufeln. Sofort servieren.

› *Backgemüse*

Sie können dazu jede Kombination der folgenden Gemüsearten verwenden:

Zwiebeln (weiße, rote oder Schalotten)
Paprikaschoten (rot, gelb, orange oder grün)
Rosenkohl
Zucchini oder Markkürbis
Speisekürbis
Winterkürbis
große Pilze
Kohlrüben
Auberginen
Enten- oder Gänseschmalz

Die Zwiebel schälen und halbieren oder vierteln. Schalotten brauchen nicht geschält zu werden, Sie können sie mit der Haut backen.

Die Paprikaschoten vierteln und die Kerne entfernen.

Die äußeren Blätter vom Rosenkohl entfernen.

Zucchini, Mark- und Speisekürbis schälen und in große Stücke schneiden. Aus den Kürbissen die Kerne entfernen. Zucchini und Kürbis mit Salz einreiben.

Den Winterkürbis schälen, in Scheiben schneiden und die Kerne entfernen.

Die Kohlrüben schälen und wie Pommes frites schneiden.

Die Aubergine in große Stücke schneiden und mit Salz einreiben.

Das Gemüse mit reichlich (mindestens einer Handvoll) Gänse- oder Entenschmalz einreiben, auf ein Backblech legen und bei 150 °C 20–40 Minuten backen oder so lange, bis ein scharfes Messer leicht eindringt. Mit Fleisch oder Fisch servieren.

Selbstgebackenes

› *Grundrezept für Brot und Kuchen*

2,5 Tassen (260 g) gemahlene Mandeln
¼ Tasse (45 g) weiche Butter (Kokosöl, Gänseschmalz, Entenschmalz oder selbstgemachter Joghurt oder Crème fraiche)
3 Eier

Gemahlene Mandeln bekommen Sie in den meisten Naturkostläden. Sie können auch Walnüsse, Pekannüsse, Haselnüsse, Mandeln, Sonnenblumen- und Kürbiskerne, Erdnüsse, Cashewnüsse, Pinienkerne oder irgendeine Kombination daraus verwenden, die Sie sie in der Küchenmaschine zu einer mehligen Konsistenz vermahlen.

Alle Zutaten gut miteinander vermischen. Der Teig soll eine cremigbreiige Konsistenz haben; entsprechend mehr oder weniger gemahlene Mandeln müssen Sie verwenden. Eine Backform mit Butter oder Ghee fetten, mit gefettetem Backpapier auslegen und den Teig hineingeben. Im Backofen bei 150 °C etwa eine Stunde backen. Von Zeit zu Zeit mit einem trockenen, sauberen Messer einstechen. Wenn das Messer beim Herausziehen immer noch trocken und sauber ist, ist das Brot fertig.

Das ist Ihr Grundrezept.

Um dieses Brot abzuwandeln, können Sie Salz, Pfeffer, getrocknete Kräuter, Tomatenmark, sonnengetrocknete Tomaten, Erdnussbutter, Reibekäse (reifen Cheddar, Parmesan oder jeden anderen harten, vollmundigen Käse), Nüsse, Samen und Kerne, Trockenfrüchte, frisches oder tiefgefrorenes Beerenobst, große Stücke Kochapfel, geriebene Möhren oder Kürbisstücke (ohne Schale und Kerne) zufügen.

Wenn Sie es lieber süß mögen, mengen Sie 1,5 Tassen Trockenfrüchte (Datteln, Aprikosen, Rosinen, Feigen) oder 2 reife Bananen unter den Teig. Sind die Trockenfrüchte zu hart, weichen Sie sie einige Stunden zuvor in Wasser ein oder bringen Sie sie vorsichtig mit etwas Wasser zum Kochen. Zum Süßen eignet sich auch eine halbe Tasse

Honig. Honig brennt jedoch leicht an und bräunt das Backwerk stark. Am besten eignen sich Trockenfrüchte.

Soll der Teig weicher und feuchter werden, ersetzen Sie 1 Tasse gemahlene Mandeln durch frischen Speisekürbis, Butternuss-Kürbis, Winterkürbis oder Zucchini. Schälen Sie den Kürbis und entfernen Sie die Kerne, mixen Sie ihn in der Küchenmaschine zu Mus und vermengen Sie ihn mit den anderen Zutaten. Sie können auch den Möhrenbrei aus Ihrem Entsafter verwenden.

Improvisieren Sie mit diesem Teig nach Lust und Laune. Sie können ihn zu Brot oder Kuchen verbacken oder für Muffins in kleine Papierformen geben oder auch als Pizzateig verwenden. Wenn Sie mehr Eier und weniger gemahlene Mandeln nehmen, können Sie Pfannkuchen und Waffeln daraus machen. Das geht alles sehr leicht und ist selbst für den unerfahrensten Koch machbar. Diese Art von Broten, Muffins, Waffeln und Pfannkuchen halten Ihren Blutzucker auf einem gesunden Level, versorgen Sie mit viel Magnesium, Aminosäuren und einer Fülle anderer guter Nährstoffe – und sie schmecken herrlich!

Desserts

› *Bratäpfel*

Aus großen Kochäpfeln mit einem scharfen Messer das Kerngehäuse ausstechen. Jeden Apfel mit einem Teelöffel Honig, einem Teelöffel Butter und gemahlenen oder grob gehackten Aprikosenkernen (oder Walnüssen, anderen Nüssen oder Kokosraspeln) füllen. Fügen Sie pro Apfel eine getrocknete, in kleine Stücke geschnittene Aprikose hinzu (optional). Im Backofen bei 160–180 °C 20–25 Minuten backen.

› *Crème caramel*

Für eine Person brauchen Sie:

1 Ei
3 EL Wasser oder Milch
1 TL Honig
gemahlenen Zimt

Für mehr Personen müssen Sie die Menge der Zutaten entsprechend erhöhen.

Alle Zutaten gut miteinander verrühren und in flache Auflaufförmchen (oder andere kleine Terracotta-Gefäße) füllen. Pro Person wird ein Förmchen benötigt. Mit etwas Zimt bestreuen. Den Backofen auf 150 °C vorheizen und 30–40 Minuten backen.

› *Apfel-Crumble*

4 Kochäpfel
4 Eier
Möhrenbrei vom Entsaften von 900 g Möhren oder 450 g Möhren, fein geraspelt
10 getrocknete Aprikosen
1 Tasse (100 g) grob gehackte Walnüsse
½ Tasse Honig
½ Tasse ungesalzene Butter

Die Äpfel entkernen und schälen, in Stücke schneiden und auf dem Boden einer Backform anordnen. Die Aprikosen in kleine Stücke schneiden.

Eier, Walnüsse, Butter, Möhrenbrei, geschnittene Aprikosen und Honig miteinander verrühren. Den Teig auf die Äpfel geben und leicht mit ihnen vermischen. Im Backofen bei 150 °C ungefähr 40 Minuten backen.

› *Apfelkuchen*

4 große Kochäpfel
eine Handvoll Rosinen
½ Tasse (125 ml)Honig
1 Tasse frische oder tiefgefrorene schwarze Johannisbeeren
2-3 (250 g - 375 g) Tassen frischer Kürbis, geschält und fein geschnitten
2 Tassen (300 g) entsteinte getrocknete Datteln
1 Tasse (130 g) Haselnüsse
½ Tasse (48 g) gemahlene Mandeln

Die Datteln 2–3 Stunden lang in 2 Tassen Wasser einweichen. Das Wasser abgießen und die Datteln zur Seite legen. Das Einweichwasser in die Backform gießen. Die entkernten und in Scheiben geschnittenen Äpfel, die Rosinen und die schwarzen Johannisbeeren gleichmäßig darin verteilen und mit den gemahlenen Mandeln bestreuen. Den Honig darübergießen und gleichmäßig verteilen.

In der Küchenmaschine Datteln, Kürbis und Haselnüsse mixen. Diese Mischung mit einem Löffel gleichmäßig auf dem Kuchen verteilen. Mit einem Löffel oder Messer leicht andrücken und glätten. Bei 150–170 °C eine Stunde lang backen.

› *Winterkürbiskuchen*

6 Eier

2 Tassen geschälter und geriebener (dicht zusammengedrückter) Winterkürbis mit süßem, orangefarbenen Fruchtfleisch (Buttercup, Butternuss oder ein anderer)

½ Tasse (125 ml) Honig

⅓ Tasse (53 g) Butter (Ghee, Kokosfett, Gänse- oder Entenschmalz)

3 Tassen (320 g) gemahlene Mandeln

3 mittelgroße Äpfel

Eine Backform einfetten und die entkernten und in Scheiben geschnittenen Äpfel darin auslegen.

Die restlichen Zutaten mixen und die Mischung auf die Äpfel geben. Den Teig glätten und bei 150 °C 40–50 Minuten backen.

› *Pinocchio-Torte*

2 Tassen (260 g) Haselnusskerne

1 Tasse Honig (250 ml)

4 Eier

50 g ungesalzene Butter, vorzugsweise Bio-Butter

4 Mandarinen zum Garnieren

Den Backofen auf 175–200 °C vorheizen.

Die Haselnüsse im Ofen rösten und die Haut abreiben. 1 Tasse Nüsse für die Creme übrig lassen und den Rest zu einem groben Mehl vermahlen.

4 kreisförmige Stücke Backpapier von der Größe der Tortenform zuschneiden und mit Butter einfetten.

Bei allen Eiern das Eiklar vom Eigelb trennen. Das Eiklar mit der Hälfte des Honigs steif schlagen und die gemahlenen Haselnüsse vorsichtig unterheben. Die Mischung auf die vier Backpapierkreise streichen, auf ein Backblech legen und 5–10 Minuten backen. Abkühlen lassen und das Backpapier abziehen.

Creme
Die Butter bei Raumtemperatur einige Stunden lang weich werden lassen. Die Eigelb mit dem restlichen Honig schlagen, bis sie an Volumen zunehmen und blass werden. Nach und nach in kleinen Portionen die Butter unterrühren.

Die restlichen Haselnüsse grob hacken und 10–15 ganze Nüsse zum Garnieren übrig lassen.

Die Baiserkreise in der Tortenform nacheinander mit der Creme beschichten, dabei jede Cremeschicht mit den grob gehackten Haselnüssen bestreuen. Alles mit einer dünnen Schicht Creme abschließen. Die Mandarinen schälen und zerteilen. Die Torte mit den Mandarinenschnitzen und den 10–15 ganzen Haselnüssen garnieren und in den Kühlschrank stellen.

› *Erdnussbutterkuchen*

6 Eier
2 EL Butter
1 Tasse (220 g)Erdnussbutter
2 Tassen Möhrenbrei, der vom Entsaften übrig ist (als Ersatz können Sie auch Winterkürbis nehmen, den Sie schälen und sehr fein schneiden)
½ Tasse (125 ml) Honig
1 Tasse (107 g) gemahlene Mandeln
2 große Kochäpfel
eine Handvoll Rosinen

Die Äpfel schälen und entkernen, in kleine Stücke schneiden und in einer gefetteten Backform anordnen. Die Rosinen darüberstreuen.

Die übrigen Zutaten in einen Mixer geben und gründlich mixen. Die Mischung auf die Äpfel geben, glattstreichen und bei 150 °C 40–50 Minuten backen.

› *Russische Eiercreme*

für eine Person:

2 Eigelb

½-1TL Honig

Für mehr Personen müssen Sie die Menge der Zutaten entsprechend erhöhen.

Russische Eiercreme lässt sich anstelle von Creme auf Früchten verwenden oder Sie servieren sie, bestreut mit gehackten Nüssen oder Obststücken, als eigenständiges Dessert. Man kann sie auch anstelle von Creme für Torten nehmen. Die Eigelb vom Eiklar trennen, Honig zugeben und die Mischung schlagen, bis sie dick wird und fast weiß ist. Es ist nicht nur eine köstliche Süßspeise, sondern auch äußerst nahrhaft. Kaufen Sie die Eier bei einem Händler Ihres Vertrauens. Bio-Eier aus Freilandhaltung sind die besten.

› *Apfelsauce*

5–6 große Kochäpfel

½ Tasse (95 g) Butter

1-2 Tassen (250 ml - 500 ml) Wasser

2 Tassen (500 ml) Honig

Die Äpfel schälen und entkernen, in Stücke schneiden und mit dem Wasser in einem Topf weichkochen. Den Topf von der Kochstelle nehmen und die Butter zufügen. Abkühlen lassen, pürieren und mit Honig süßen.

Auf dieselbe Weise können Sie Birnensauce machen. Dazu brauchen Sie allerdings nicht unbedingt Honig, weil Birnen von Natur aus sehr süß sind.

Diese Sauce hält sich gut im Kühlschrank und kann mit Joghurt, Crème double, gehackten Nüssen, Russischer Eiercreme oder als eigenständiges Dessert serviert werden.

› *Geburtstagstorte*

6 Eier
2 Tassen (210 g) gemahlene Mandeln
550 ml frische Crème double
2 Tassen (500 ml) Honig
1 kg frische oder tiefgefrorene Himbeeren
1 großer Riegel dunkle Schokolade guter Qualität
bunte Früchte zum Dekorieren

Eigelb und Eiklar in zwei separate große Schüsseln trennen. Das Eigelb schlagen, bis es dick und hell ist. Das Eiklar schlagen, bis es fest ist und nicht mehr tropft. Ein wenig Eischnee vorsichtig unter das Eigelb rühren, dann die gemahlenen Mandeln zufügen. Gut verrühren (geht auch mit der Küchenmaschine), dann den Eischnee löffelweise vorsichtig unter die Mischung heben (hier keine Küchenmaschine verwenden). In einer mit gefettetem Backpapier ausgelegten Tortenform 40–60 Minuten bei 150 °C backen. Zur Prüfung mit einem trockenen Messer anstechen (wenn das Messer trocken bleibt, ist der Boden fertig). Die Backzeit kann je nach Backofen variieren. Den fertigen Tortenboden abkühlen lassen.

Die Créme double mit dem Honig steif schlagen.

Jetzt kommt der spaßige Teil der Arbeit. Mit einem langen Messer schneiden Sie die obere Schicht des Tortenbodens ab und legen Sie beiseite; sie soll nicht dicker als 1 cm sein. Mit einem Esslöffel höhlen Sie nun das Innere des restlichen Bodens aus und geben die löffelgroßen Kuchenstücke in ein separates Gefäß. Sie lassen nur die äußere Schicht des Bodens übrig, sodass das Ganze aussieht wie ein Gefäß, das gefüllt werden kann. Füllen Sie es schichtweise mit der geschlagenen Creme, tiefgefrorenen Himbeeren und den löffelgroßen Kuchenstücken. Den gefüllten Boden bedecken Sie mit der Kuchenschicht, die Sie zuvor abgeschnitten hatten. Seiten und Oberfläche der Torte mit der restlichen Creme bestreichen.

Die Schokolade in Stücke brechen, in eine Schüssel geben, 4–5 Esslöffel Wasser zufügen und über heißem Dampf unter ständigem Rühren schmelzen lassen. Wenn die Schokolade zu dick ist, geben Sie mehr Wasser dazu. Sobald sie flüssig ist, begießen Sie die ganze Torte damit. Die Torte ist jetzt bereit zum Dekorieren.

Dazu können Sie frisches Obst, Beerenobst, Nüsse und Kokosraspeln nehmen. Die fertige Torte stellen Sie in den Kühlschrank. Am besten bereiten Sie sie am Vortag der Geburtstagsfeier zu, damit sie über Nacht „reifen“ kann.

Literaturverzeichnis

Einleitung

1. Coronary Heart Disease Statistics 2012. British Heart Foundation.
2. Nichols M., Townsend N., Scarborough P. et al. *Cardiovascular disease in Europe: epidemiological update*. European Heart Journal, Okt. 2013.
3. 34 (39): 3028–34. doi: 10.1093/eurheartj/eht356. Epub, 7. Sep. 2013.
4. Gaziano T.A. et al. *Growing Epidemic of Coronary Heart Disease in Low- and Middle-Income Countries*. Current Problems in Cardiology, Feb. 2010. 35 (2): 72–115. PMCID: PMC2864143.
5. Falk E. *Pathogenesis of atherosclerosis*. Journal of the American College of Cardiology, 2006; 47: 7–12.
6. Guyton A.C., Hall J.E. *Textbook of Medical Physiology*. Saunders Elsevier, USA, 2011.
7. Ravnskov U. *Mythos Cholesterin: Die zehn größten Irrtümer*. Hirzel Verlag, 2002.

Teil eins: Die Mythen

Die Herz-Diät-Hypothese

1. Keys A. *Atherosclerosis: A problem in newer public health*. Journal of Mount Sinai Hospital 20, 118–139, 1953.
2. Reiser R.A. *A commentary on the rationale of the diet-heart statement of the American Heart Association*. American Journal of Clinical Nutrition 40, 654–658, 1984.
3. Mann G.V. *Coronary heart disease: Doing the wrong things*. Nutrition Today Jul./Aug. 1985, S.12–14.
4. Rosch P.J. *Statins don't work by lowering lipids*. British Medical Journal 2001, 17.

5. Rosch P. J. *Views on Cholesterol.* Health and Stress. Newsletter des American Institute of Stress, Bde. 1995: 1, 1998: 1, 1999: 8, 2001: 2, 4, 7.
6. Enig M. G. *Know Your Fats: The Complete Primer for Understanding the Nutrition of Fats, Oils, and Cholesterol.* Bethesda Press, Silver Spring, MD, 2000.
7. Stehbens W. E. *The lipid hypothesis and the role of hemodynamics in atherogenesis.* Progress in Cardiovascular Diseases. 33, 119–136, 1990.
8. Smith R. L. *Diet, blood cholesterol and coronary heart disease: A critical review of the literature.* Vector Enterprises. Bd.1, 1989; Bd. 2, 1991.
9. Werko L. *The enigma of coronary heart disease and its prevention.* Acta Medica Scandinavica 221, 323–333, 1987.
10. Werko L. *Analysis of the MRFIT screenees: a methodological study.* Journal of Internal Medicine 237, 507–518, 1995.
11. Pinckney E., Pinckney C. *The Cholesterol Controversy.* Sherbourne Press. Los Angeles, 1973.
12. Ravnskov U. *Mythos Cholesterin: Die zehn größten Irrtümer.* Hirzel Verlag, 2002.
13. Mann G. V, Shaffer R. D., Rich A. *Physical fitness and immunity to heart disease in Masai.* The Lancet 2, 1308–1310, 1965.
14. Shaper A. G. *Cardiovascular studies in the Samburu tribe of northern Kenya.* American Heart Journal 63, 437–442, 1962.
15. Kannel W. B., Gordon T. *The Framingham diet study: diet and the regulation of serum cholesterol.* The Framingham study. An Epidemiological Investigation of Cardiovascular Disease. Section 24. Washington DC, 1970.
16. Taubes G. *Nutrition: The soft science of dietary fat.* Science Magazine 292, 2536–2545, 2001.
17. Marmot M. G. et al. *Epidemiologic studies of coronary heart disease and stroke in Japanese men living in Japan, Hawaii and California: Prevalence of coronary and hypertensive heart disease and associated risk factors.* American Journal of Epidemiology 102, 514–525, 1975.

18. Oliver M. F. *Doubts about preventing coronary heart disease. Multiple interventions in middle-aged men may do more harm than good.* British Medical Journal 304, 393–394, 1992.
19. Texon M. *Hemodynamic basis for atherosclerosis with critique of the cholesterol-heart disease hypothesis.* Begell House, New York, 1995.
20. Smith R. L. *The Cholesterol Conspiracy.* Warren H. Green Inc., St. Louis, 1991.
21. Gould K. L. *Very low-fat diets for coronary heart disease: Perhaps, but which one?* JAMA 275: 1402–1403, 1996.
22. Weidman W. H. et al. *Nutrient intake and serum cholesterol level in normal children 6 to16 years of age.* Pediatrics 61, 354–359, 1978.
23. Atrens D. M. *The questionable wisdom of a low-fat diet and cholesterol reduction.* Social Science and Medicine 39, 433–447, 1994.
24. Nichols A. B. et al. *Daily nutritional intake and serum lipid levels. The Tecumseh study.* American Journal of Clinical Nutrition 29, 1384–1392, 1976.
25. Morris J. N. et al. *Diet and plasma cholesterol in 99 bank men.* British Medical Journal 1, 571–576, 1963.
26. Marek Z. et al. *Atherosclerosis and levels of serum cholesterol in post-mortem investigations.* American Heart Journal 63, 768–774, 1962.
27. Apfelbaum M. *Vivre avec du cholesterol.* Editions du Rocher, Monaco, 1992.
28. Smith G. D., Pekkanen J. *Should there be a moratorium on the use of cholesterol lowering drugs?* British Medical Journal 304, 431–434, 1992.
29. Berger M. *The cholesterol non-consensus.* In: Somogyi J. C., Biro G., Hotzel D. (Hrsg.): *Nutrition and Cardiovascular Risks.* Bibliotheca Nutritio et Dieta Nr. 49, 125–130, 1992.
30. McGee C. T. *Heart Frauds. Uncovering the Biggest Health Scam in History.* HealthWise, Colorado Springs, 2001.
31. Ravnskov U. *High cholesterol may protect against infections and atherosclerosis.* Quarterly Journal of Medicine 2003, 96: 927–34.

32. Ravnskov U., Rosch P. J., Langsjoen P. H., Kauffman J. M., McCully K. S. *Evidence from the simvastatin trials that cancer is a probable long-term side effect*. Unveröffentlichter Brief an The Lancet.
33. Rosch P. J. *Statin Associated Peripheral Neuropathy*. The Lancet, i. E.
34. Golomb B. A., Kane T., Dimsdale J. E. *Severe irritability associated with statin cholesterol-lowering drugs*. QJM: An International Journal of Medicine, 2004, 97: 229–235.
35. Golomb B. A. *Statin adverse effects*. Geriatric Times 2004, 5.
36. Wagstaff L. R., Mitton M. W., Arvik B. M., Doraiswamy P. M. *Statin-associated memory loss: analysis of 60 case reports and review of the literature*. Pharmacotherapy, Jul. 2003, 23 (7): 871–80.
37. Edison R. J., Muenke M. *Central nervous system and limb anomalies in case reports of first-trimester statin exposure*. The New England Journal of Medicine 2004; 350: 1579–1582.
38. Kendrick M. *We are sleep-walking into what could become a major medical disaster because statin drugs will soon be sold over-the-counter*. Red Flags Daily, 17. Jun. 2004.
39. Rundek T., Naini A., Sacco R., Coates K., DiMauro S. *Atorvastatin decreases the coenzyme Q10 level in the blood of patients at risk for cardiovascular disease and stroke*. Archives of Neurology, 2004; 61: 889–92.
40. Dam H., Søndergaard E. *The encephalomalacia-producing effect of arachidonic and linoleic acids*. Zeitschrift für Ernährungswissenschaft 2, 217–222, 1962.
41. Richie J. et al. *Oedema and haemolytic anaemia in premature infants*. The New England Journal of Medicine 279, 1185–1190, 1968.
42. Pinckney E. R. *The potential toxicity of excessive polyunsaturates. Do not let the patient harm himself.* American Heart Journal 85, 723–726, 1973.
43. West C. E., Redgrave T. G. *Reservations on the use of polyunsaturated fats in human nutrition*. Search 5, 90–96, 1974.
44. McHugh M. I. et al. *Immunosuppression with polyunsaturated fatty acids in renal transplantation*. Transplantation 24, 263–267, 1977.

45. Alexander J.C., Valli V.E., Chanin B.E. *Biological observations from feeding heated corn oil and heated peanut oil to rats.* Journal of Toxicology and Environmental Health 21, 295–309, 1987.
46. Enig M.G. *Trans fatty acids in the food supply: a comprehensive report covering 60 years of research.* Enig Associates Inc., Silver Spring, MD, 1993.
47. Horrobin D.F. *Lowering cholesterol concentrations and mortality.* British Medical Journal 301, 554, 1990.
48. Golomb B.A. *Cholesterol and violence: is there a connection?* Annals of Internal Medicine 128, 478–487, 1998.
49. Koletzko B. *Trans fatty acids may impair biosynthesis of long-chain polyunsaturates and growth in man.* Acta Pediatrica 81, 302–306, 1992.
50. Gurr M.I., James A.T. *Lipid Biochemistry.* 3. Auflage, Chapman and Hall, England, 1980.
51. Stryer L. *Biochemistry.* 3. Auflage. W.H. Freeman & Co., New York, 1988. Deutsche Übersetzung: *Biochemie.* Vieweg Friedrich & Sohn Verlag, 1990.
52. Mensick R.P., Katan M.B. *Effect of dietary trans fatty acids on high-density and low-density lipoprotein cholesterol levels in healthy subjects.* The New England Journal of Medicine 323, 439–445, 1990.
53. Muldoon M.F., Manuck S.B., Matthews K.A. *Lowering cholesterol concentrations and mortality: a quantitative review of primary prevention trials.* British Medical Journal 301, 554, 1990.
54. Lindberg G. et al. *Low serum cholesterol concentration and short term mortality from injuries in men and women.* British Medical Journal 305, 277–279, 1992.
55. Redaktioneller Beitrag. *Atherosclerosis and auto-oxidation of cholesterol.* The Lancet 1, 964–965, 1980.
56. Steinberg D. et al. *Beyond cholesterol. Modification of low-density lipoprotein that increases its atherogenicity.* The New England Journal of Medicine 320, 915–924, 1989.

57. Iso H. et al. *Serum cholesterol levels and six-year mortality from stroke in 350,944 men screened for the multiple risk factor intervention trial.* The New England Journal of Medicine 320, 904–910, 1989.
58. Ravnskov U. *Prevention of atherosclerosis in children.* The Lancet 355, 69, 2000.
59. Castelli W. P. et al. *Cardiovascular risk factors in the elderly.* American Journal of Cardiology 63, 12 H-19 H, 1989.
60. Krumholz H. M. et al. *Lack of association between cholesterol and coronary heart disease mortality and morbidity and all-cause mortality in persons older than 70 years.* Journal of the American Medical Association 272, 1335–1340, 1994.
61. Shestov D. B. et al. *Increased risk of coronary heart disease death in men with low total and low-density-lipoprotein cholesterol in the Russian Lipid Research Clinics. Prevalence follow-up study.* Circulation 99, 946–853,1993.
62. Forette B. et al. *Cholesterol as risk factor for mortality in elderly women.* The Lancet 1, 868–870, 1989.
63. Frank G. C., Berenson G. S., Webber L. S. *Dietary studies and the relationship of diet to cardiovascular disease risk factor variables in 10-year-old children – the Bogalusa heart study.* The American Journal of Clinical Nutrition 31, 328–340, 1978.
64. Tuomilehto J., Kuulasmaa K. *WHO MONICA Project: Assessing CHD mortality and morbidity.* International Journal of Epidemiology 18, Suppl. 1, S38-S45, 1989.
65. Esrey K. L. et al. *Relationship between dietary intake and coronary heart disease mortality: Lipid Research Clinics prevalence follow-up study.* Journal of Clinical Epidemiology 49, 211–216, 1996.
66. Sherwin R. W. et al. *Serum cholesterol levels and cancer mortality in 361,662 men screened for the multiple risk factor intervention trial.* Journal of the American Medical Association 257, 943–948, 1987.
67. Cowan L. D. et al. *Cancer mortality and lipid and lipoprotein levels. The Lipid Research Clinics' program mortality follow-up study.* American Journal of Epidemiology 131, 468–482, 1990.

68. Buchwald H. et al. *Effect of partial ileal bypass surgery on mortality and morbidity from coronary heart disease in patients with hypercholesterolemia. Report of the program on the surgical control of the hyperlipidemias (POSCH).* The New England Journal of Medicine 323, 946–955, 1990.
69. Daten aus „1986 FAO Production Yearbook 40“, 1987, und „World Health Statistics Annual“, 1993.
70. Dietschy J.M., Turley S.D. *Cholesterol metabolism in the brain.* Current Opinion in Lipidology, 2001, 12: 105–112.
71. Jacobs D. et al. *Report of the conference on low blood cholesterol: Mortality associations.* Circulation 86, 1046–1060, 1992.
72. Iribarren C. et al. *Serum total cholesterol and risk of hospitalisation and death from respiratory disease.* International Journal of Epidemiology 26, 1191–1202, 1997.
73. Iribarren C. et al. *Cohort study of serum total cholesterol and in-hospital incidence of infectious diseases.* Epidemiology and Infection 121, 335–347, 1998.
74. Claxton A.J. et al. *Association between serum total cholesterol and HIV infection in a high-risk cohort of young men.* Journal of Acquired Immune Deficiency Syndromes and Human Retrovirology 17, 51–57, 1998.
75. Neaton J.D., Wentworth D.N. *Low serum cholesterol and risk of death from AIDS.* AIDS 11, 929–930, 1997.
76. Elias E.R. et al. *Clinical effects of cholesterol supplementation in six patients with the Smith-Lemli-Opitz syndrome (SLOS).* American Journal of Medical Genetics 68, 305–310, 1997.
77. Bhakdi S. et al. *Binding and partial inactivation of Staphylococcus aureus A-toxin by human plasma low density lipoprotein.* Journal of Biological Chemistry 258, 5899–5904, 1983.
78. Muldoon M.F. et al. *Immune system differences in men with hypo- or hypercholesterolemia.* Clinical Immunology and Immunopathology 84, 145–149, 1997.

79. Graveline D. *Lipitor – thief of memory. Statin drugs and the misguided war on cholesterol.* Infinity Publishing, Haverford, Pennsylvania, 2006.
80. Studie verweist auf Verbindung zwischen Statinen und Parkinson. Natural Products, Feb. 2007, S.6.
81. Graveline D. *Statin Drugs Side Effects.* www.spacedoc.net, 2008.
82. Enig M. *Know Your Fats: The Complete Primer for Understanding the Nutrition of Fats, Oils and Cholesterol.* Bethesda Press, Silver Spring, 2000.

Cholesterin: Freund oder Feind?

1. Alberts et al. *Molecular Biology of the Cell.* 4. Auflage, Garland Science, NY, 2002. Deutsche Übersetzung: *Molekularbiologie der Zelle.* 4. Auflage, Wiley-VCH Verlag GmbH & Co. KGaA, 2003.
2. Nelson D. L., Cox M. M. *Lehninger Principles of Biochemistry.* 4. Auflage, 2004. Deutsche Übersetzung: *Lehninger Biochemie (Springer-Lehrbuch).* 4. Auflage, Springer, 2010.
3. Seeley R. R., Stephens T. D., Tate P. *Anatomy and Physiology.* 2. Auflage, Mosby Year Book, 1992.
4. Enig M. *Know Your Fats: The Complete Primer for Understanding the Nutrition of Fats, Oils and Cholesterol.* Bethesda Press, Silver Spring, 2000.
5. Garrow J. S., James W. P. T., Ralph A. *Human Nutrition and Dietetics.* 10. Auflage, Churchill Livingstone, 2000.
6. Ravnskov U. *Mythos Cholesterin: Die zehn größten Irrtümer.* Hirzel Verlag, 2002.
7. Ravnskov U. *Prevention of atherosclerosis in children.* The Lancet 355, 69, 2000.
8. Strong J. P. et al. *Pathology and epidemiology of atherosclerosis.* Journal of the American Dietetic Association 62, 262–268, 1973.
9. Purves W., Sadava D., Orians G., Heller C. *Life: The Science of Biology.* 7. Auflage, Sinauer, Sunderland, MA, 2004.
10. Berg J. M., Tymoczko J. L., Stryer L. *Stryer Biochemie.* 6. Auflage, Spektrum Akademischer Verlag, 2007.

11. Dietschy J. M., Turley S. D. *Cholesterol metabolism in the brain.* Current Opinion in Lipidology, 2001, 12: 105–112.
12. Strauss E. *Developmental Biology: one-eyed animals implicate cholesterol in development.* Science 280; 1528–1529; 1998.
13. Sadler T. W. *Medizinische Embryologie: Die normale menschliche Entwicklung und ihre Fehlbildungen.* Thieme, Stuttgart, 1998.
14. Moore K. L., Persaud T. V., Torchia M. G. Embryologie: Entwicklungsstadien – Frühentwicklung – Organogenese – Klinike – mit Zugang zum Elsevier-Portal. 6. Auflage, Urban & Fischer Verlag, Elsevier GmbH, 2013.
15. Huttenlocher P. R., Dabholkar A. S. *Regional differences in synaptogenesis in human cerebral cortex.* The Journal of Comparative Neurology 387 (2), 1997.
16. Graveline D. *Lipitor – thief of memory. Statin drugs and the misguided war on cholesterol.* Infinity Publishing, Haverford, Pennsylvania, 2006.
17. Daten des UCSF Medical Centre: https://www.ucsfhealth.org/education/cholesterol_content_of_foods/
18. Online-Datenbank des USDA zu Nahrungsbestandteilen und Nährstoffen
19. Graveline D. *The statin damage crisis.* Infinity Publishing, 2014.
20. Horrobin D. F. *Lowering cholesterol concentrations and mortality.* British Medical Journal 301, 554, 1990.
21. Albert D. J. et al. *Aggression in humans: what is its biological foundation?* Neuroscience & Biobehavioral Reviews, 1993; 17: 405–425.
22. Muldoon M. F., Manuck S. B., Matthews K. A. *Lowering cholesterol concentrations and mortality: a quantitative review of primary prevention trials.* British Medical Journal 301, 554, 1990.
23. Golomb B. A. *Cholesterol and violence: is there a connection?* Annals of Internal Medicine 128, 478–487, 1998.
24. Bahrke M. S. et al. *Psychological and behavioural effects of endogenous testosterone levels and anabolic-androgenic steroids among males.* Review. Sports Medicine, 1990; 10: 303–337.

25. Bhasin S. et al. *Sexual dysfunction in men and women with endocrine disorders.* Review. The Lancet, 17. Feb. 2007; 369 (9561): 597–611.
26. Chavarro J. E. et al. *A prospective study of dairy foods intake and anovulatory infertility.* Human Reproduction, Heft 28, Feb. 2007.
27. Hulley S. B. et al. *Health policy on blood cholesterol. Time to change directions.* Circulation 86, 1026–1029, 1992.
28. Guyton A. C., Hall J. E. *Textbook of Medical Physiology.* Saunders Elsevier, USA, 2011.
29. Adams, Hollis. *Vitamin D: synthesis, metabolism and clinical measurement.* In: Rhys E. J., Coe F. L. (Hrsg.), Favus M. J. (Hrsg.). *Disorders of Bone and Mineral Metabolism.* Lippincott Williams and Wilkins, Philadelphia, 2002.
30. Jacobs D. et al. *Report of the conference on low blood cholesterol: Mortality associations.* Circulation 86, 1046–1060, 1992.
31. Rosch P. J. *Views on Cholesterol.* Health and Stress. Newsletter des American Institute of Stress, Bde. 1995: 1, 1998: 1, 1999: 8, 2001: 2, 4, 7.
32. Skrabanek P., McCormick J. *Follies and fallacies in medicine.* Taragon Press, Glasgow, 1989. Deutsche Übersetzung: *Torheiten und Trugschlüsse in der Medizin.* 2. Auflage, Kirchheim Verlag, 1992.
33. Elias E. R. et al. *Clinical effects of cholesterol supplementation in six patients with the Smith-Lemli-Opitz syndrome (SLOS).* American Journal of Medical Genetics 68, 305–310, 1997.
34. Leese H. J. *What does an embryo need?* Review. Human Fertility (Cambridge), Nov. 2003; 6 (4): 180–5.
35. Luther J. S. et al. *Nutritional paradigms of ovine foetal growth restriction: implications for human pregnancy.* Review. Human Fertility (Cambridge), Sep. 2005; 8 (3): 179–87.
36. *Vitamin D: its role in cancer prevention and treatment.* Review. Progress in Biophysics and Molecular Biology, Sep. 2006; 92 (1): 49–59. Epub 10. Mrz. 2006.
37. *Vitamin D physiology.* Review. Progress in Biophysics and Molecular Biology, Sep. 2006; 92 (1): 4–8. Epub 28. Feb. 2006.

38. *Vitamin D and cancer.* Review. Anticancer Research, Jul.-Aug. 2006; 26 (4 A): 2515–24.
39. Heaney R. P. *The vitamin D requirement in health and disease.* Journal of Steroid Biochemistry & Molecular Biology, 97 (2005), 13–19.
40. *An estimate of premature cancer mortality in the U. S. due to inadequate doses of solar ultraviolet-B radiation.* Cancer, 15. Mrz. 2002; 94 (6): 1867–75.
41. *Beneficial effects of sun exposure on cancer mortality.* Review. Preventive Medicine. Jan. 1993; 22 (1):132–40.
42. *Does sunlight prevent cancer? A systematic review.* Review. European Journal of Cancer, Sep. 2006; 42 (14): 2222–32. Epub 10. Aug 2006.
43. *Does sunlight have a beneficial influence on certain cancers?* Review. Progress in Biophysics and Molecular Biology. Sep. 2006; 92 (1):132–9. Epub 28. Feb. 2006.
44. *Ecologic studies of solar UVB radiation and cancer mortality rates. Recent Results.* Review. Cancer Research, 2003; 164:371–7.
45. *Geographic patterns of prostate cancer mortality. Evidence for a protective effect of ultraviolet radiation.* Cancer, 15. Dez. 1992; 70 (12): 2861–9.
46. *Multiple sclerosis and prostate cancer: what do their similar geographies suggest?* Neuroepidemiology,1992; 11 (4–6): 244–54.
47. *Sunlight and vitamin D for bone health and prevention of autoimmune diseases, cancers, and cardiovascular disease.* Review. The American Journal of Clinical Nutrition, Dez. 2004; 80 (6 Suppl.): 1678S-88S.
48. *UV radiation and cancer prevention: what is the evidence?* Review. Anticancer Research, Jul. – Aug. 2006; 26 (4 A): 2723–7.
49. Harris H. W. et al. *The lipemia of sepsis: triglyceride-rich lipoproteins as agents of innate immunity.* Journal of Endotoxin Research 6, 421–430, 2001.
50. Iribarren C. et al. *Serum total cholesterol and risk of hospitalisation and death from respiratory disease.* International Journal of Epidemiology 26, 1191–1202, 1997.

51. Iribarren C. et al. *Cohort study of serum total cholesterol and in-hospital incidence of infectious diseases.* Epidemiology and Infection 121, 335–347, 1998.
52. Bhakdi S. et al. *Binding and partial inactivation of Staphylococcus aureus A-toxin by human plasma low density lipoprotein.* Journal of Biological Chemistry 258, 5899–5904, 1983.
53. Claxton A. J. et al. *Association between serum total cholesterol and HIV infection in a high-risk cohort of young men.* Journal of Acquired Immune Deficiency Syndromes and Human Retrovirology 17, 51–57, 1998.
54. Muldoon M. F. et al. *Immune system differences in men with hypo- or hypercholesterolemia.* Clinical Immunology and Immunopathology 84, 145–149, 1997.
55. Neaton J. D., Wentworth D. N. *Low serum cholesterol and risk of death from AIDS.* AIDS 11, 929–930, 1997.
56. Ravnskov U. *High cholesterol may protect against infections and atherosclerosis.* Quarterly Journal of Medicine 2003; 96: 927–34.
57. Porter R. *The Cambridge History of Medicine.* Cambridge University Press, 2006.
58. Halliwell B., Gutteridge J. M. C. *Free radicals in biology and medicine.* 2. Auflage, Clarendon Press, Oxford, 1989.
59. McMichael J. *Fats and arterial disease.* American Heart Journal 98, 409–412, 1979.
60. McGee C. T. *Heart Frauds. Uncovering the biggest health scam in history.* HealthWise, Colorado Springs, 2001.
61. Pfohl M., Schreiber I. et al. *Upregulation of cholesterol synthesis after acute myocardial infarction – is cholesterol a positive acute phase reactant?* Atherosclerosis, Bd. 142: 2. Feb. 1999, 389–393 (5).
62. Elwood P. C., Pickering J. E., Fehily A. M. *Milk and dairy consumption, diabetes and the metabolic syndrome: the Caerphilly prospective study.* Journal of Epidemiology and Community Health, 2007; 61: 695–698.
63. Pizzorno J. E., Murray M. T. *Textbook of natural medicine.* 4. Auflage, Churchill Livingstone Inc, 2012.

64. O'Brien J. S., Sampson E. L. *Lipid composition of the normal human brain: gray matter, white matter and myelin.* Journal of Lipid Research, Bd. 6, 1965.

Teil zwei: Was ist Atherosklerose?

Atherosklerose ist eine entzündliche Erkrankung

1. Ross R. *Atherosclerosis: an inflammatory disease.* The New England Journal of Medicine, 1999; 340: 115–126.
2. Libby P., Ridker P. M., Maseri A. *Inflammation and atherosclerosis.* Circulation, 2002; 105: 1135.
3. Abou-Raya A., Abou-Raya S. *Inflammation: a pivotal link between autoimmune diseases and atherosclerosis.* Autoimmunity Reviews, Mai 2006; 5 (5): 331–7.
4. Danesh J., Whincup P., Walker M. et al. *Low grade inflammation and coronary heart disease: prospective study and updated meta-analyses.* British Medical Journal, 2000; 321: 199–204.
5. Nylaende M., Kroese A., Stranden E. et al. *Markers of vascular inflammation are associated with the extent of atherosclerosis assessed as angiographic score and treadmill walking distances in patients with peripheral arterial occlusive disease.* Vascular Medicine, 1. Feb. 2006; 11 (1): 21–28.
6. Liuzzo G., Biasucci L. M., Gallimore J. R. et al. *The prognostic value of C-reactive protein and serum amyloid A protein in severe unstable angina.* The New England Journal of Medicine, 1997; 331: 417–424.
7. Koenig W., Sund M., Fröhlich M. et al. *C-reactive protein, a sensitive marker of inflammation, predicts future risk of coronary heart disease in initially healthy middle-aged men: results from the MONICA (Monitoring Trends and Determinants in Cardiovascular Disease) Augsburg Cohort Study, 1984 to 1992.* Circulation, 1999; 99: 237–242.
8. Ridker P. M., Hennekens C. H., Buring J. E. et al. *C-reactive protein and other markers of inflammation in the prediction of cardiovascular*

disease in women. The New England Journal of Medicine, 2000; 342: 836–843.

9. Ladwig K. H., Marten-Mittag B., Löwel H. et al. *C-reactive protein, depressed mood, and the prediction of coronary heart disease in initially healthy men: results from the MONICA-KORA Augsburg Cohort Study 1984–1998.* European Heart Journal, 1. Dez. 2005; 26 (23): 2537–2542.
10. Seeley R. R., Stephens T. D., Tate P. *Anatomy and physiology*, 2. Auflage. Mosby Year Book, 1992.
11. Liuzzo G., Giubilato G., Pinnelli M. *T cells and cytokines in atherogenesis.* Lupus, 1. Sep. 2005: 14 (9): 732–735.
12. Zwaka T. P., Hombach V., Torzewski J. *C-reactive protein-mediated low density lipoprotein uptake by macrophages: implications for atherosclerosis.* Circulation, 2001; 103; 1194–1197.
13. Torzewski M., Rist C., Mortensen R. F. et al. *C-reactive protein in the arterial intima: role of C-reactive protein receptor-dependent monocyte recruitment in atherogenesis.* Arteriosclerosis, Thrombosis, and Vascular Biology, 2000; 20: 2094–2099.
14. Hansson G. K. *Inflammation, atherosclerosis and coronary artery disease.* The New England Journal of Medicine, 2005; 352: 1685–1695.
15. Falk E. *Pathogenesis of atherosclerosis.* Journal of the American College of Cardiology, 2006; 47: 7–12.
16. Garrow J. S., James W. P. T., Ralph A. *Human nutrition and dietetics.* 10. Auflage, Churchill Livingstone, 2000.
17. Smith R. L. *The Cholesterol Conspiracy.* Warren H. Green Inc., St. Louis, 1991.
18. Ravnskov U. *High cholesterol may protect against infections and atherosclerosis.* QJM: An International Journal of Medicine, 2003; 96: 927–34.
19. Pfohl M., Schreiber I. et al. *Upregulation of cholesterol synthesis after acute myocardial infarction – is cholesterol a positive acute phase reactant?* Atherosclerosis, Bd. 142: 2. Feb. 1999, 389–393 (5).

20. Geng Y. J., Libby P. *Progression of atheroma, a struggle between death and procreation.* Arteriosclerosis, Thrombosis, and Vascular Biology, 2002; 22: 1370–1380.
21. Solberg L. A., Strong J. P. *Risk factors and atherosclerotic lesions: a review of autopsy studies.* Arteriosclerosis, 1983; 3: 187–198.
22. Kragel A. H., Reddy S. G., Wittes J. T., Roberts W. C. *Morphometric analysis of the composition of atherosclerotic plaques in the four major epicardial coronary arteries in acute myocardial infarction and in sudden coronary death.* Circulation 1989; 80: 1747–1756.
23. Enig M. G. *Know Your Fats: The Complete Primer for Understanding the Nutrition of Fats, Oils, and Cholesterol.* Bethesda Press, Silver Spring, MD, 2000.
24. Willerson J. T., Kereiakes D. J. *Endothelial dysfunction.* Circulation 2003; 108: 2060–2061.
25. Tousoulis D., Charakida M., Stefanadis C. *Endothelial function and inflammation in coronary artery disease.* Heart, 1. Apr. 2006; 92 (4): 441–444.
26. Virmani R., Kolodgie F. D., Burke A. P. et al. *Atherosclerotic plaque progression and vulnerability to rupture, angiogenesis as a source of intraplaque hemorrhage.* Arteriosclerosis, Thrombosis, and Vascular Biology, 2005; 25: 2054–2061.
27. Naruko T., Ueda M., Haze K. et al. *Neutrophil infiltration of culprit lesions in acute coronary syndromes.* Circulation 2002; 106: 2894–2900.
28. Kaartinen M., Van Der Wal A. C., Van Der Loos C. M. et al. *Mast cell infiltration in acute coronary syndromes, implications for plaque rupture.* Journal of the American College of Cardiology, 1998; 32: 606–612.
29. Kilic T., Ural D., Ural E., Yumuk Z., Agacdiken A. et al. *Relation between proinflammatory to anti-inflammatory cytokine ratios and long-term prognosis in patients with non-ST elevation acute coronary syndrome.* Heart, 1. Aug. 2006; 92 (8): 1041–1046.

30. Schwartz S. M., Virmani R., Rosenfeld M. E. *The good smooth muscle cells in atherosclerosis.* Current Atherosclerosis Reports, 2000; 2: 422–429.
31. Davies M. J., Woolf N., Rowles P. M., Pepper J. *Morphology of the endothelium over atherosclerotic plaques in human coronary arteries.* British Heart Journal, 1988; 60: 459–464.
32. Vink A., Schoneveld A. H., Richard W. et al. *Plaque burden, arterial remodelling, and plaque vulnerability determined by systemic factors?* Journal of the American College of Cardiology, 2001; 38: 718–723.
33. Sata M. *Circulating vascular progenitor cells contribute to vascular repair remodelling and lesion formation.* Trends in Cardiovascular Medicine, 2003; 13: 249–253.
34. Fuster V. et al. *Atherothrombosis and high-risk plaque: part 1: evolving concepts.* Journal of the American College of Cardiology, 20. Sep. 2005; 46 (6): 937–954.
35. Waxman S., Ishibashi F., Muller J. E. *Detection and treatment of vulnerable plaques and vulnerable patients: novel approaches to prevention of coronary events.* Circulation, 28. Nov. 2006; 114 (22): 2390–2411.
36. Naghavi M., Libby P., Falk E. et al. *From vulnerable plaque to vulnerable patient: a call for new definitions and risk assessment strategies. Part II.* Circulation 2003; 108: 1772–1778.
37. Naghavi M., Libby P., Falk E. et al. *From vulnerable plaque to vulnerable patient: a call for new definitions and risk assessment strategies. Part I. Circulation* 2003; 108: 1664–1672.
38. Aboyans V., Criqui M. H., Deneberg J. O. et al. *Risk factors for progression of peripheral arterial disease in large and small vessels.* Circulation, 6. Jun. 2006; 113 (22): 2623–2629.
39. Ridker P. M., Cushman M., Stampfer M. J. et al. *Inflammation, aspirin and the risk of cardiovascular disease in apparently healthy men.* The New England Journal of Medicine, 1997; 336: 973–979.
40. Turlapaty P. D. M. V., Altura B. M. *Magnesium deficiency produces spasms of coronary arteries: relationship to aetiology of sudden death ischemic heart disease.* Science 1980, 208: 198–200.

41. Ueshima K. *Magnesium and ischemic heart disease: a review of epidemiological, experimental and clinical evidences.* Magnesium Research, Dez. 2005; 18 (4): 275–84.
42. Baird A. E. *The forgotten lymphocyte: immunity and stroke.* Circulation, 2. Mai 2006; 113 (17): 2035–2036.
43. Texon M. *Hemodynamic basis for atherosclerosis with critique of the cholesterol-heart disease hypothesis.* Begell House, New York, 1995.
44. Burke A. P., Kolodgie F. D., Farb A. et al. *Healed plaque ruptures and sudden coronary death, evidence that subclinical rupture has a role in plaque progression.* Circulation, 2001; 103: 934–940.
45. Falk E., Shah P. K., Fuster V. *Atherothrombosis and thrombosis-prone plaques.* In: Fuster V. et al. *Hurst's the Heart.* 11. Auflage, McGraw-Hill Education/Medical, New York, 2004. S.1123–1139.
46. Ridker P. M., Rifai N., Pfeffer M. et al. *Plasma concentration of interleukin-6 and the risk of future myocardial infarction among apparently healthy men.* Circulation, 2000; 101: 1767–1772.
47. Libby P. *Currant concepts of the pathogenesis of the acute coronary syndromes.* Circulation, 2001; 104: 365–372.
48. Rosch P. J. *Views on Cholesterol.* Health and Stress. Newsletter des American Institute of Stress, Bde. 1995: 1, 1998: 1, 1999: 8, 2001: 2, 4, 7.
49. Maseri A. *From syndromes to specific disease mechanisms. The search for the causes of myocardial infarction.* Italian Heart Journal, 2000; 1: 253–257.
50. Matthias R. *Warum kennen Tiere keinen Herzinfarkt… aber wir Menschen!* Dr. Rath Education. Nachdruck der 3., vollst. überarb. und erw. Auflage 2003.
51. Alberts et al. *Molekularbiologie der Zelle.* 4. Auflage, Wiley-VCH Verlag GmbH & Co. KGaA, 2003.
52. Guyton A. C., Hall J. E. *Textbook of Medical Physiology.* Saunders Elsevier, USA, 2011.
53. Berg J. M., Tymoczko J. L., Stryer L. *Stryer Biochemie.* 6. Auflage, Spektrum Akademischer Verlag, 2007.

54. Mann J., Davies M. J. *Mechanisms of progression in native coronary artery disease, role of healed plaque disruption.* Heart, 1999; 82: 265–268.
55. Pinon P., Kaski J. C. *Inflammation, atherosclerosis and cardiovascular disease risk: PAPP-A, Lp-PLA2 and cystatin C. New insights or redundant information?* Revista Española de Cardiología, Mrz. 2006; 59 (3): 247–58.
56. Muldoon M. F. et al. *Immune system differences in men with hypo- or hypercholesterolemia.* Clinical Immunology and Immunopathology 84, 145–149, 1997.
57. Falk E. *Multiple culprits in acute coronary syndromes, systemic disease calling for systemic treatment.* Italian Heart Journal, 2000; 1: 835–838.
58. Glass C. K., Witztum J. L. *Atherosclerosis. The road ahead.* Cell, 2001; 104: 503–516.
59. King J. Y., Ferrara R., Tabibiazar R. et al. *Pathway analysis of coronary atherosclerosis.* Physiological Genomics, 21. Sep. 2005; 23 (1): 103–118.
60. Pasceri V., Willerson J. T., Yeh E. T. *Direct proinflammatory effect of C-reactive protein on human endothelial cells.* Circulation, 2000; 102: 2165–2168.
61. Berk B. C., Weintraub W. S., Alexander R. W. *Elevation of C-reactive protein in „active" coronary artery disease.* American Journal of Cardiology, 1990; 65: 168–172.
62. Mendall M. A., Strachan D. P., Butland B. K. et al. *C-reactive protein: relation to total mortality, cardiovascular mortality and cardiovascular risk factors in men.* European Heart Journal 2000; 21: 1584–1590.
63. Linnemann B., Voigt W., Nobel W., Janka H. U. *C-reactive protein is a strong independent predictor of death in type 2 diabetes: association with multiple facets of the metabolic syndrome.* Experimental and Clinical Endocrinology & Diabetes, Mrz. 2006; 114 (3): 127–34.

64. Berliner J., Leitinger N., Watson A. et al. *Oxidized lipids in atherogenesis: formation, destruction and action.* Thrombosis and Haemostasis, 1997; 78: 195–199.
65. Baynes J. W., Thorpe S. R. *Role of oxidative stress in diabetic complications: a new perspective on an old paradigm.* Diabetes, 1999; 48: 1–9.
66. Cook S. *Coronary artery disease, nitric oxide and oxidative stress: the „Yin-Yang" effect – a Chinese concept for a worldwide pandemic.* Swiss Medical Weekly, 18. Feb. 2006; 136 (7–8): 103–13.
67. Gey K. F., Puska P., Jordan P., Moser U. K. *Inverse correlation between plasma vitamin E and mortality from ischemic heart disease in cross-cultural epidemiology.* American Journal of Clinical Nutrition, 1991, 53: S. 326.
68. Pizzorno J. E., Murray M. T. *Textbook of natural medicine.* 4. Auflage, Churchill Livingstone Inc, 2012.
69. Ginter E. *Marginal vitamin C deficiency, lipid metabolism and atherosclerosis.* Lipid Research, 1978. 16: 216–220.
70. Ginter E. *Vitamin C deficiency, cholesterol metabolism and atherosclerosis.* Journal of Orthomolecular Medicine, 1991. 6: 166–173.
71. Sokolov B. et al. *Ageing, atherosclerosis and ascorbic acid metabolism.* Journal of the American Gerontology Society, 1966. 14: 1239–1260.
72. Mozaffarian D., Katan M. B. et al. *Trans fatty acids and cardiovascular disease.* The New England Journal of Medicine, 13. Apr. 2006; 354 (15): 1601–1613.
73. Mozaffarian D. *Trans fatty acids – effects on systemic inflammation and endothelial function.* Atherosclerosis Supplements, Mai 2006; 7 (2): 29–32.
74. Lopez-Garcia E. et al. *Consumption of trans fatty acids is related to plasma biomarkers of inflammation and endothelial dysfunction.* Journal of Nutrition, Mrz. 2005; 135 (3): 562–6.
75. Opie L. H. *Role of carnitine in fatty acid metabolism of normal and ischemic myocardium.* American Heart Journal, 1979; 97: 375–388.

76. Giugliano D., Ceriello A., Esposito K. *The effects of diet on inflammation: emphasis on the metabolic syndrome.* Journal of the American College of Cardiology, 15. Aug. 2006; 48 (4): 677–685.

Was verursacht eine Atherosklerose?

1. Seeley R. R., Stephens T. D., Tate P. *Anatomy and Physiology.* 2. Auflage, Mosby Year Book, 1992.
2. Flammer A. J. et al. *The assessment of endothelial function: from research into clinical practice.* Circulation, 7. Aug. 2012; 126 (6): 753–67.
3. Rubanyi G. M. *The role of endothelium in cardiovascular homeostasis and diseases.* Journal of Cardiovascular Pharmacology, 1993, 22 (Suppl. 4): S1-S14.
4. Guyton A. C., Hall J. E. *Textbook of Medical Physiology.* Saunders Elsevier, USA, 2011.
5. Drexler H., Hornig B. *Endothelial dysfunction in human disease.* Journal of Molecular and Cellular Cardiology, Jan. 1999; 31 (1): 51–60.
6. Endemann D. H., Schiffrin E. L. *Endothelial dysfunction.* Journal of the American Society of Nephrology, Aug. 2004; 15 (8): 1983–92.
7. Davignon J., Ganz P. *Role of endothelial dysfunction in atherosclerosis.* Review. Circulation, 15. Jun. 2004; 109 (23 Suppl. 1): III 27–32.
8. Mombouli J. V., Vanhoutte P. M. *Endothelial dysfunction: from physiology to therapy.* Journal of Molecular and Cellular Cardiology, Jan. 1999; 31 (1): 61–74.
9. Ricardo J. E., Roberto A. N. et al. *Endothelial dysfunction: a comprehensive appraisal.* Review. Cardiovascular Diabetology, Bd.5, Feb. 2006.
10. Epstein S. S. *Das untragbare Risiko: Wie man Krebs durch Kosmetika und persönliche Pflegeprodukte vermeidet.* Beotes, George, 2004.
11. Eaton D. L., Klaassen C. *Principles of Toxicology.* In: Klaassen C. *Casarett & Doull's Toxicology: The Basic Science of Poisons.* 5. Auflage, McGraw-Hill Education/Medical, 1996.

12. Davis L. E. *Drug presentation and prescribing*. Kap. 3 in: Jones L. M. *Veterinary Pharmacology and Therapeutics*. 6. Auflage. Iowa State University Press, 1988.
13. Bronaugh R. L., Maibach H. I. (Hrsg.). *Percutaneous absorption: drugs–cosmetics – mechanisms – methodology*. 3. Auflage, CRC Press, 1999. Serie: *Drugs and the Pharmaceutical Sciences* (Buch 155), S. 685–716.
14. Dressler W. E. *Hair dye absorption*. In: Bronaugh R. L., Maibach H. I. (Hrsg.). *Percutaneous absorption: drugs–cosmetics–mechanisms–methodology*, 3. Auflage, CRC Press, 1999. Serie: *Drugs and the Pharmaceutical Sciences* (Buch 155), S. 685–716.
15. Dang. *Estimating post application dermally absorbed dose from chemicals in swimming pools*. EPA SOP, 1996.
16. Baynes R. E., Hodgson E. *Absorption and Distribution of Toxicants*. In: *A Textbook of Modern Toxicology*, 3. Auflage, Kap. 6. John Wiley & Sons Inc., 2004.
17. WHO/WMS 2011 – Pharmaceutical Consumption, Anhang 3 – Bd. Growth in Pharmaceutical Consumption in the Non-hospital Sector, 2000–2008.
18. Andronikashvili I. et al. *Influence of smoking on endothelial function*. Bulletin of the Georgian National Academy of Sciences, Bd. 2, 4, 2008.
19. Esen E. M. et al. Effect of smoking on endothelial function and wall thickness of brachial artery. Circulation, 2004.
20. De Hartog J. J., Hoek G., Peters A. et al. *Effects of fine and ultrafine particles on cardiorespiratory symptoms in elderly subjects with coronary heart disease: the ULTRA Study*. American Journal of Epidemiology, 2003; 157 (7): 613–23.
21. Dockery D. W., Pope C., Xu X. et al. *An association between air pollution and mortality in six US cities*. The New England Journal of Medicine, 1993; 329 (24): 1753–9.
22. Hoek G., Brunekreef B., Fischer P. et al. *The association between air pollution and heart failure, arrhythmia, embolism, thrombosis and*

other cardiovascular causes of death in a time series. Epidemiology, 2001; 12 (3): 355–7.

23. Maynard R. L., Howard C. V. *Air pollution and health*. Academic Press, London, 1999; 673–705.
24. Xiong X. et al. *Subchronic toxicity organophosphate insecticide-induced damages on endothelial function of vessels in rabbits by inhibiting antioxidases*. Progress in Biochemistry and Biophysics, 2010/37; 11: 1232–1239.
25. Wang P. et al. *Mechanisms of sodium fluoride-induced endothelial cell barrier dysfunction: role of MLC phosphorylation*. Fluoride, 2003, Bd. 36, Nr. 1, 45–69.
26. Fallon S., Enig M. *Das Vermächtnis unserer Nahrung. Das freie Kochbuch ohne politisch korrekte Ernährung*. Unimedica, ein Imprint des Narayana Verlags, 2016.
27. Pizzorno J. E., Murray M. T. *Textbook of natural medicine*. 4. Auflage, Churchill Livingstone Inc, 2012.
28. Lopez-Garcia E. et al. *Consumption of trans fatty acids is related to plasma biomarkers of inflammation and endothelial dysfunction*. Journal of Nutrition, Mrz. 2005; 135 (3): 562–6.
29. Mozaffarian D. *Trans fatty acids – effects on systemic inflammation and endothelial function*. Atherosclerosis Supplements, Mai 2006; 7 (2): 29–32.
30. Danesh J., Collins R., Peto R. *Chronic infections and coronary heart disease: is there a link?* The Lancet, 1997; 350: 480–436.
31. Gibson F. C., Yumoto H., Takahashi Y. et al. *Innate immune signalling and porphyromonas gingivalis-accelerated atherosclerosis*. Journal of Dental Research, 1. Feb. 2006; 85 (2): 106–121.
32. Kol A., Bourcier T., Lichtman A. H. et al. *Chlamydial and human heat shock protein 60s activate human vascular endothelium, smooth muscle cells and macrophages*. Journal of Clinical Investigation, 1999; 103: 571–577.
33. Libby P., Egan D., Skarlatos S. *Roles of infectious agents in atherosclerosis and restenosis: an assessment of the evidence and need for future research*. Circulation, 1997; 96: 4095–4103.

34. Romano Garratelli C., Nuzzo I., Cozzolino D. et al. *Relationship between Chlamydia pneumoniae infection, inflammatory markers, and coronary heart disease.* International Immunopharmacology, Mai 2006; 6 (5): 848–53.
35. Virok D., Kis Z., Kari L. et al. *Chlamydophila pneumoniae and human cytomegalovirus in atherosclerotic carotid plaques – combined presence and possible interactions.* Acta Microbiologica et Immunologica Hungaria, Mrz. 2006; 53 (1): 35–50.
36. Roivanen M., Viik-Kajander M., Paluso T. et al. *Infections, inflammation and the risk of coronary heart disease.* Circulation, 2000; 101: 252–257.
37. *The NIH Human Microbiome Project.* Genome Research 2009; 19 (12): 2317–2323.
38. Ley R. E., Peterson D. A., Gordon J. I. *Ecological and Evolutionary Forces Shaping Microbial Diversity in the Human Intestine.* Cell 2006; 124: 837–848.
39. Backhed F., Ley R. E., Sonnenburg J. L., Peterson D. A., Gordon J. I. *Host-Bacterial Mutualism in the Human Intestine.* Science 2005; 307: 1915–1920.
40. Salvucci E. *Microbiome, holobiont and the net of life.* Critical Reviews in Microbiology: 1, 2014.
41. Vinjé S. I., Stroes E., Nieuwdorp M., Hazen S. L. *The gut microbiome as novel cardio-metabolic target: the time has come!* European Heart Journal, 2014; 35: 883–887.
42. Tilg H. *Obesity, metabolic syndrome, and microbiota: multiple interactions.* Journal of Clinical Gastroenterology, 2010; 44 Suppl. 1: S16–18.
43. Gori T., Burstein J. M. et al. *Folic acid prevents nitroglycerin-induced nitric oxide sinthase dysfunction and nitrate tolerance. A human in vivo study.* Circulation 2001, 104: 1119–1123.
44. Münzel T. et al. *Pathophysiology, diagnosis and prognostic implications of endothelial dysfunction.* Annals of Medicine, 2008; 40 (18382884): 180–196.

45. Cook S. *Coronary artery disease, nitric oxide and oxidative stress: the „Yin-Yang“ effect – a Chinese concept for a worldwide pandemic.* Swiss Medical Weekly, 18. Feb. 2006; 136 (7–8): 103–13.
46. MacReady et al. FLAVURS Study Group. *Flavonoid-rich fruit and vegetables improve microvascular reactivity and inflammatory status in men at risk of cardiovascular disease--FLAVURS: A randomized controlled trial.* American Journal of Clinical Nutrition 99 (3), 2014: 479–89.
47. Selhub J. *Homocysteine metabolism.* Annual Review of Nutrition 19, 1999: 217–246.
48. Nygård O. et al. *Total plasma homocysteine and cardiovascular risk profile. The Hordaland Homocysteine Study.* JAMA: the Journal of the American Medical Association 274 (19): 1526–33, 15. Nov. 1995.
49. Berg J. M., Tymoczko J. L., Stryer L. *Stryer Biochemie.* 6. Auflage, Spektrum Akademischer Verlag, 2007.
50. Utermann G. *The mysteries of lipoprotein(a).* Science 246 (4932): 904–10, 1989.
51. Fallon S., Enig M. *Das Vermächtnis unserer Nahrung. Das freie Kochbuch ohne politisch korrekte Ernährung.* Unimedica, ein Imprint des Narayana Verlags, 2016.
52. BSAEM/BSNM. *Effective Nutritional Medicine: the application of nutrition to major health problems.* British Society for Allergy Environmental and Nutritional Medicine, Knighton, 1995.
53. *Vitamin D physiology.* Review. Progress in Biophysics and Molecular Biology, Sep. 2006; 92 (1): 4–8. Epub 28. Feb. 2006.
54. Heaney R. P. *The vitamin D requirement in health and disease.* Journal of Steroid Biochemistry & Molecular Biology 97, 2005, 13–19.
55. *Vitamin D: its role in cancer prevention and treatment.* Review. Progress in Biophysics and Molecular Biology, Sep. 2006; 92 (1):49–59. Epub 10. Mrz. 2006.
56. *Sunlight and vitamin D for bone health and prevention of autoimmune diseases, cancers, and cardiovascular disease.* Review. The

American Journal of Clinical Nutrition, Dez. 2004; 80 (6 Suppl.): 1678S-88S.

57. *Vitamin D and cancer.* Review. Anticancer Research, Jul-Aug 2006; 26 (4 A): 2515–24.
58. *An estimate of premature cancer mortality in the U. S. due to inadequate doses of solar ultraviolet-B radiation.* Cancer, 15. Mrz. 2002; 94 (6): 1867–75.
59. *Beneficial effects of sun exposure on cancer mortality.* Review. Preventive Medicine, Jan. 1993; 22 (1): 132–40.
60. *Does sunlight prevent cancer? A systematic review.* Review. European Journal of Cancer, Sep. 2006; 42 (14): 2222–32. Epub 10. Aug. 2006.
61. *Does sunlight have a beneficial influence on certain cancers?* Review. Progress in Biophysics and Molecular Biology, Sep. 2006; 92 (1): 132–9. Epub 28. Feb. 2006.
62. *Ecologic studies of solar UVB radiation and cancer mortality rates. Recent Results.* Review. Cancer Research, 2003; 164: 371–7.
63. *Geographic patterns of prostate cancer mortality. Evidence for a protective effect of ultraviolet radiation.* Cancer, 15. Dez. 1992; 70 (12): 2861–9.
64. *Multiple sclerosis and prostate cancer: what do their similar geographies suggest?* Neuroepidemiology, 1992; 11 (4–6): 244–54.
65. *UV radiation and cancer prevention: what is the evidence?* Review. Anticancer Research, Jul-Aug 2006; 26 (4 A): 2723–7.
66. Cone J. E. *Book review on: Toxic Deception: How the Chemical Industry Manipulates Science, Bends the Law, and Endangers your Health.* 2. Auflage. Fagin D., Lavelle M. and the Centre for Public Integrity. JAMA 2000; 283: 121–2.
67. Barnett A. H. et al. *Type 2 diabetes and cardiovascular risk in the UK south Asian community.* Diabetologia 2006, 49: 2234–2246.
68. Tunstall-Pedoe S. et al. *Prevention of coronary artery disease: the south Asian paradox.* The Lancet, 2003.
69. Harris S. S. et al. *Vitamin D and African Americans.* American Society for Nutrition, 2006. http://jn.nutrition.org/content/136/4/1126.full

70. Mulukutla S. R. et al. *Black race is associated with digital artery endothelial dysfunction: results from the Heart SCORE study*. European Heart Journal, Nov. 2010; 31 (22): 2808–15.
71. Davignon J., Ganz P. *Role of endothelial dysfunction in atherosclerosis*. Review. Circulation, 15. Jun. 2004; 109 (23 Suppl. 1): III27–32.
72. Age related vascular endothelial function following lifelong sedentariness: positive impact of cardiovascular conditioning without further improvement following low frequency high intensity interval training. Physiological Reports, http://physreports.physiology.org/content/3/1/e12234.most-read.
73. *Biological Effects of Power Frequency Electric and Magnetic Fields.* Background Paper des Congress of the United States, Office of Technology Assessment, Mai 1989: https://repository.library.georgetown.edu/bitstream/handle/10822/708208/8905.PDF;sequence=1.
74. Atkinson J. L. D., Sundt T. M., Dale A. J. D. et al, *Radiation-associated atheromatous disease of the cervical carotid artery: report of seven cases and review of the literature*. Neurosurgery, 1989; 24: 171–178.
75. Guigliano D., Ceriello A., Esposito K. *The effects of diet on inflammation: emphasis on the metabolic syndrome.* Journal of the American College of Cardiology, 15. Aug. 2006; 48 (4): 677–685.
76. Hanefeld M., Metzler W., Köhler C., Schaper F. *Das metabolische Syndrom: „common soil“ für Diabetes und Atherosklerose. Neue Möglichkeiten für eine integrierte Therapie.* Herz, Mai 2006; 31 (3): 246–254.
77. Alberts et al. *Molekularbiologie der Zelle.* 4. Auflage, Wiley-VCH Verlag GmbH & Co. KGaA, 2003.
78. Guyton A. C., Hall J. E. *Textbook of Medical Physiology.* Saunders Elsevier, USA, 2011.
79. Pizzorno J. E., Murray M. T. *Textbook of natural medicine.* 4. Auflage, Churchill Livingstone Inc, 2012.
80. Garrow J. S., James W. P. T., Ralph A. *Human Nutrition and Dietetics.* 10. Auflage, Churchill Livingstone, 2000.
81. Globale Datenbank der WHO zu Adipositas: http://apps.who.int/bmi/index.jsp.

82. Modan et al. Hyperinsulinemia: a link between hypertension, obesity and glucose intolerance. Journal of Clinical Investigation, Mrz. 1985, 75 (3): 809–817.
83. Linnemann B., Voigt W., Nobel W., Janka H. U. *C-reactive protein is a strong independent predictor of death in type 2 diabetes: association with multiple facets of the metabolic syndrome*. Experimental and Clinical Endocrinology & Diabetes. Mrz. 2006; 114 (3): 127–34.
84. Telkova I. L., Tepliakov A. T., Karpov R. S. *The clinical conditions of the manifestation of hyperinsulinemia in patients with coronary heart disease.* (Artikel auf Russisch). Klinicheskaia Meditsina, Moskau, 2006; 84 (4): 18–23.
85. Yudkin J. S., Stehouwer C. D., Emeis J. J. et al. *C-reactive protein in healthy subjects: associations with obesity, insulin resistance and endothelial dysfunction: a potential role for cytokines originating from adipose tissue?* Arteriosclerosis, Thrombosis and Vascular Biology, 1999; 19: 972–978.
86. Glass C. K., Witztum J. L. *Atherosclerosis. The road ahead.* Cell 2001; 104: 503–516.
87. Hansson G. K. *Inflammation, atherosclerosis and coronary artery disease.* The New England Journal of Medicine, 2005; 352: 1685.
88. Vistoli G. et al. *Advanced glycoxidation and lipoxidation end products (AGEs and ALEs): an overview of their mechanisms of formation.* Free Radical Research, Aug. 2013, 47 (12): Suppl. 1:3–27.
89. Liuzzo G., Biasucci L. M., Gallimore J. R. et al. *The prognostic value of C-reactive protein and serum amyloid A protein in severe unstable angina.* The New England Journal of Medicine, 1997; 331: 417–424.
90. Morrow D. A., Rifai N., Antman E. M. et al. *Serum amyloid A predicts early mortality in acute coronary syndromes: a TIMI 11A substudy.* Journal of the American College of Cardiology, 2000; 35: 358–362.
91. Glenn J., Stitt A. *The role of advanced glycation end products in retinal ageing and disease.* Biochimica et Biophysica Acta, 2009, 1790 (10): 1109–1116.

92. Gugliucci A., Mehlhaff K., Kinugasa E. et al. *Paraoxonase-1 concentrations in end-stage renal disease patients increase after hemodialysis: correlation with low molecular AGE adduct clearance.* Clinica Chimica Acta, 2007, 377 (1–2): 213–20.
93. Miyata et al. beta 2-Microglobulin modified with advanced glycation end products is a major component of hemodialysis-associated amyloidosis. The Journal of Clinical Investigation, Sep. 1993, 92 (3): 1243–52.
94. Sasaki N. et al. *Advanced glycation end products in Alzheimer's disease and other neurodegenerative diseases.* American Journal of Pathology, Okt. 1998; 153 (4): 1149–55.
95. Feldman H. A. et al. *Impotence and its medical and psychosocial correlates: results of the Massachussetts Male Aging Study.* The Journal of Urology, 1994; 151: 54–61.
96. Vlassara H., Palace M. R. *Diabetes and advanced glycation endproducts.* Journal of Internal Medicine, 2002; 251 (2): 87–101.
97. Gugliucci A. *Glycation as the glucose link to diabetic complications.* The Journal of the American Osteopathic Association, 2000; 100 (10): 621–34.
98. Schmidt A. M., Yan S. D., Wautier J. L. et al. *Activation of receptor for advanced glycation end products: a mechanism for chronic vascular dysfunction in diabetic vasculopathy and atherosclerosis.* Circulation Research, 1999; 84: 489–497.
99. Swaminathan R. Magnesium Metabolism and its Disorders. US National Library of Medicine, National Institutes of Health. Stand 31. Mai 2014.
100. Dean C. *The Magnesium Miracle.* Ballantine Books, 2007.
101. Nelson D. L., Cox M. M. *Lehninger Principles of Biochemistry.* 4. Auflage, 2004. Deutsche Übersetzung: *Lehninger Biochemie (Springer-Lehrbuch).* 4. Auflage, Springer, 2010.
102. Bilbey D. L. et al. *Muscle cramps and magnesium deficiency: case reports.* Canadian Family Physician, Jul. 1996; 42: 1348–1351.

103. Joffres M. R., Reed D. M., Yano K. *Relationship of magnesium intake and other dietary factors to blood pressure: the Honolulu Heart Study.* The American Journal of Clinical Nutrition, 1987; 45: 469–475.

104. Altura B. M., Zhang A., Altura B. T. *Magnesium, hypertensive vascular diseases, atherogenesis, subcellular compartmentation of Ca^{2+} and Mg^{2+} and vascular contractility.* Mineral and Electrolyte Metabolism, 1993; 19: 323–336.

105. Altura B. M., Altura B. T. *Magnesium and cardiovascular biology: an important link between cardiovascular risk factors and atherogenesis.* Cellular & Molecular Biology Research, 1995; 41: 347–359.

106. Stendig-Lindberg G. et al. *Sudden death of athletes: is it due to long-term changes in serum magnesium, lipids and blood sugar?* Journal of Basic and Clinical Physiology and Pharmacology, Apr.-Jun. 1992; 3 (2): 153–64.

107. Henrotte J. G. *Type A behaviour and magnesium metabolism.* Magnesium 5, 1986: 201–10.

108. Kirow G. K., Birch N. J., Steadman P., Ramsey R. G. *Plasma magnesium levels in a population of psychiatric patients: correlation with symptoms.* Neuropsychobiology 30 (2–3): 73–8, 1994.

109. Kantak K. M. *Magnesium deficiency alters aggressive behaviour and catecholamine function.* Behavioral Neuroscience 102 (2): 304–11, 1988.

110. Durlach J. *Clinical aspects of chronic magnesium deficiency.* In: Catin M. (Hrsg.), Seelig M. S. (Hrsg.). *Magnesium in Health and Disease.* 1. Auflage, Springer, 1980.

111. Pizzorno J. E., Murray M. T. *Textbook of natural medicine.* 4. Auflage, Churchill Livingstone Inc, 2012.

112. Nadler J. L. et al. *Magnesium deficiency produce insulin resistance and increased thromboxane synthesis.* Hypertension, 1993; 21: 1024–1029.

113. King J. Y., Ferrara R., Tabibiazar R. et al. *Pathway analysis of coronary atherosclerosis.* Physiological Genomics, 21. Sep. 2005; 23 (1): 103–118.

Teil drei: Was tun?

Schritt 1: Essen Sie keine industriell verarbeiteten Lebensmittel!

1. Common Methods of Processing and Preserving Food. Streetdirectory.com, 7. Apr. 2015.
2. Food Processing Lesson Plan. Johns Hopkins Bloomberg School of Public Health, 7. Apr. 2015.
3. Levenstein, H. *Paradox of Plenty*. University of California Press, 2003. S.106–107.
4. *Most packaged supermarket food is unhealthy – study*. http://www.radionz.co.nz/news/national/280056/%27supermarket-food-largely-unhealthy%27.
5. *Ultra processed foods prevalent and unhealthy research*. http://www.sciencemediacentre.co.nz/2015/07/30/ultra-processed-foods-prevalent-unhealthy-research/.
6. Gracy-Whitman L., Ell S. *Artificial colourings and adverse reactions*. The BMJ, 1995; 310: 1204.
7. Rogers S. *Tired or Toxic? A Blueprint for Health*. Prestige Publishers, 1990.
8. Rowe K.S., Rose K.J. *Synthetic food colouring and behaviour: A dose response effect in a double-blind, placebo-controlled, repeated-measures study*. Journal of Paediatrics, 1994; 12: 691–698.
9. Rowe K.S. *Synthetic food colouring and hyperactivity: a double-blind crossover study*. Australian Paediatric Journal, 1988; 24: 143–47.
10. Boris M., Mandel F. *Food and additives are common causes of the attention deficit hyperactive disorder in children*. Annals of Allergy, 1994; 72: 462–68.
11. Rea W.J. *Chemical Sensitivity*. Bde. 1, 2, 3, 4. CRC Press, 1994–1998.
12. Guyton A.C., Hall J.E. *Textbook of Medical Physiology*. Saunders Elsevier, USA, 2011.
13. Garrow J.S., James W.P.T., Ralph A. *Human Nutrition and Dietetics*. 10. Auflage, Churchill Livingstone, 2000.
14. Mirkkunen M. *Reactive hypoglycaemia tendency among habitually violent offenders*. Neuropsychopharmacology, 1982; 8: 35–40.

15. Geary A. *The food and mood handbook.* Thorsons, 2001.
16. Foster-Powell K., Holt S. H., Brand-Miller J. C. *International table of glycemic index and glycemic load values: 2002.* The American Journal of Clinical Nutrition, 2002; 76: 5–56.
17. Pizzorno J. E., Murray M. T. *Textbook of natural medicine.* 4. Auflage, Churchill Livingstone Inc, 2012.
18. O'Hara A. M., Shanahan F. *The gut flora as a forgotten organ.* Berichte der European Molecular Biology Organization (EMBO), 2006; 7 (7): 688–693.
19. MacDougall R. NIH Human Microbiome Project defines normal bacterial makeup of the body. National Institutes of Health, 13. Jun. 2012. Stand vom 20.09.2012.
20. Eaton K. K. *Sugars in food intolerance and abnormal gut fermentation.* Journal of Nutritional Medicine, 1992; 3: 295–301.
21. Fayemiwo S. A. et al. *Gut fermentation syndrome.* African Journal of Clinical and Experimental Microbiology, Bd. 15, Nr. 1, 2014.
22. Bivin W. S. et al. *Production of ethanol from infant food formulas by common yeasts.* Journal of Applied Bacteriology, Bd. 58, 4, S. 355–357, Apr. 1985.
23. Round J. L., Mazmanian S. K. *The gut microbiota shapes intestinal immune responses during health and disease.* Nature Reviews: Immunology, 2009; 9 (5): 313–323.
24. Yudkin J. *Pur, weiß, tödlich. Warum der Zucker uns umbringt – und wie wir das verhindern können.* Systemed Verlag, 2016.
25. Hurst A. F., Knott F. A. *Intestinal carbohydrate dyspepsia.* The Quarterly Journal of Medicine, 1930–31; 24: 171–80.
26. Fallon S., Enig M. *Das Vermächtnis unserer Nahrung. Das freie Kochbuch ohne politisch korrekte Ernährung.* Unimedica, ein Imprint des Narayana Verlags, 2016.
27. Sandstead H. H. *Fibre, phytates, and mineral nutrition.* Nutrition Reviews, 1992; 50: 30–1.
28. Freed D. L. *Lectins in food: their importance in health and disease.* Journal of Nutritional Medicine, 1991; 2: 45–64.

29. Freed D. L. *Do dietary lectins cause disease?* British Medical Journal, 1999; 318 (71090): 1023–4.
30. Pusztai A., Ewen S. W., Grant G. et al. *Antinutritive effects of wheat-germ agglutinin and other N-acetylglucosamine-specific lectins.* British Journal of Nutrition, 1993; 70: 313–21.
31. Cordain L. *Cereal grains: humanity's double-edged sword.* World Review of Nutrition and Dietetics, 1999; 84: 19–73.
32. Pizzorno J. E., Murray M. T. *Textbook of natural medicine.* 4. Auflage, Churchill Livingstone Inc, 2012.
33. Enig M. G. *Know Your Fats: The Complete Primer for Understanding the Nutrition of Fats, Oils, and Cholesterol.* Bethesda Press, Silver Spring, MD, 2000.
34. Centers for Disease Control and Prevention. *Documentation for Immediately Dangerous To Life or Health Concentrations (IDLHs) – Acrylamide.* The National Institute for Occupational Safety and Health (NIOSH), Mai 1994. https://www.cdc.gov/niosh/idlh/79061.html
35. Xu Y. et al. Risk assessment, formation, and mitigation of dietary acrylamide: Current status and future prospects. Food and Chemical Toxicology, 5. Apr. 2014; 69 C: 1–12.
36. Tareke E., Rydberg P. et al. *Analysis of acrylamide, a carcinogen formed in heated foodstuffs.* Journal of Agricultural and Food Chemistry, 2002; 50 (17): 4998–5006.
37. COMA Report. *Dietary sugars and human disease: conclusions and recommendations.* British Dental Journal, 1990; 165: 46.
38. Gesamter Zuckerkonsum weltweit von 2009/2010 bis 2016/2017: http://www.statista.com/statistics/249681/total-consumption-of-sugar-worldwide/
39. Berg J. M., Tymoczko J. L., Stryer L. *Stryer Biochemie.* 6. Auflage, Spektrum Akademischer Verlag, 2007.
40. Tran G. *Sugarcane press mud.* Feedipedia, ein Programm von INRA, CIRAD, AFZ und FAO: http://www.feedipedia.org/node/563, letzte Aktualisierung vom 27. Mai 2015, 18:02.

41. Dowling R. N. *Sugar Beet and Beet Sugar*. Ernest Benn Limited, London, 1928.
42. Altura B. M., Zhang A., Altura B. T. *Magnesium, hypertensive vascular diseases, atherogenesis, subcellular compartmentation of Ca^{2+} and Mg^{2+} and vascular contractility*. Mineral and Electrolyte Metabolism, 1993; 19: 323–336.
43. Altura B. M., Altura B. T. *Magnesium and cardiovascular biology: an important link between cardiovascular risk factors and atherogenesis*. Cellular and Molecular Biology Research, 1995; 41: 347–359.
44. Yudkin J. *Pur, weiß, tödlich. Warum der Zucker uns umbringt – und wie wir das verhindern können*. Systemed Verlag, 2016.
45. http://www.sugarstacks.com/beverages.htm
46. Tournas V. H. et al. *Moulds and yeasts in fruit salads and fruit juices*. Food Microbiology, Bd. 23; 7. Okt. 2006, S.684–688.
47. Whysner J., Williams G. M. *Saccharin mechanistic data and risk assessment: urine composition, enhanced cell proliferation, and tumour promotion*. Pharmacology & Therapeutics, 1996; 71 (1–2): 225–52.
48. Lim U., Subar A. F., Mouw T. et al. *Consumption of aspartame-containing beverages and incidence of hematopoietic and brain malignancies*. Cancer Epidemiology, Biomarkers and Prevention, 2006; 15 (9): 1654–1659.
49. Roberts H. J. Aspartame disease: a possible cause for concomitant Graves‘ disease and pulmonary hypertension. Texas Heart Institute Journal, 2004; 31 (1): 105; Antwort des Autors 105–6. PMC 387446. PMID 15061638.
50. Humphries P., Pretorius E., Naudé H. *Direct and indirect cellular effects of aspartame on the brain*. European Journal of Clinical Nutrition, 2008; 62 (4): 451–462. doi:10.1038/sj.ejcn.1602866. PMID 17684524.
51. Trocho C., Pardo R., Rafecas I. et al. *Formaldehyde derived from dietary aspartame binds to tissue components in vivo*. Life Sciences, 1998; 63 (5): 337–49.

52. Redaktioneller Beitrag. The lowdown on high-fructose corn syrup. Consumer Reports, Mrz. 2010.
53. Engber D. The decline and fall of high-fructose corn syrup. Slate Magazine, 28. Apr. 2009. Slate.com.
54. Enig M. G. *Know Your Fats: The Complete Primer for Understanding the Nutrition of Fats, Oils, and Cholesterol.* Bethesda Press, Silver Spring, MD, 2000.
55. BSAEM/BSNM. *Effective Nutritional Medicine: the application of nutrition to major health problems.* British Society for Allergy Environmental and Nutritional Medicine, Knighton, 1995.
56. Gupta M. K. *Practical guide for vegetable oil processing.* AOCS Press, Urbana, Illinois, 2007.
57. Dam H., Sondergaard E. *The encephalomalacia producing effect of arachidonic and linoleic acids.* Zeitschrift fur Ernährungswissenschaft 2, 217–222, 1962.
58. Pinckney E. R. *The potential toxicity of excessive polyunsaturates. Do not let the patient harm himself.* American Heart Journal 85, 723–726, 1973.
59. West C. E., Redgrave T. G. *Reservations on the use of polyunsaturated fats in human nutrition.* Search 5, 90–96, 1974.
60. McHugh M. I. et al. *Immunosuppression with polyunsaturated fatty acids in renal transplantation.* Transplantation 24, 263–267, 1977.
61. Alexander J. C., Valli V. E., Chanin B. E. *Biological observations from feeding heated corn oil and heated peanut oil to rats.* Journal of Toxicology and Environmental Health 21, 295–309, 1087.
62. Enig M. G. *Trans fatty acids in the food supply: a comprehensive report covering 60 years of research.* Enig Associates Inc., Silver Spring, MD, 1993.
63. Emken E. A. *Nutrition and biochemistry of trans and positional fatty acid isomers in hydrogenated oils.* Annual Reviews of Nutrition, 1984; 4: 339–376.
64. Enig M. G., Atal S., Keeney M., Sampugna J. *Isomeric trans fatty acids in the U. S. diet.* Journal of the American College of Nutrition, 1990; 9: 471–486.

65. Ascherio A. et al. *Trans fatty acids intake and risk of myocardial infarction*. Circulation, 1994; 89: 94–101.
66. Ascherio A. et al. Trans fatty acids and coronary heart disease. The New England Journal of Medicine, 1999; 340 (25): 1994–1998.
67. Pizzorno J. E., Murray M. T. *Textbook of natural medicine*. 4. Auflage, Churchill Livingstone Inc, 2012.
68. Daniel K. T. *The Whole Soy Story: The Dark Side of America's Favourite Health Food*. New Trends Publishing Inc., 2005.
69. History of Soy Sauce, Shoyu, and Tamari, S. 1: http://www.soyinfocenter.com/.
70. Endres J. G. Soy Protein Products. Champaign-Urbana, AOCS Publishing, IL, 2001, S. 43–44.
71. *Soy, aluminium and Alzheimer's disease*: http://www.alkalizeforhealth.net/Lsoy.htm.
72. Shcherbatykh I., Carpenter D. O. *The Role of Metals in the Etiology of Alzheimer's Disease*. Journal of Alzheimer's Disease, 2007; 11 (2): 191–205.
73. Henkel J. Soy: Health Claims for Soy Protein, Question About Other Components. FDA Consumer (Food and Drug Administration), Mai-Jun. 2000, 34 (3): 18–20.
74. Messina M., McCaskill-Stevens W., Lampe J. W. *Addressing the Soy and Breast Cancer Relationship: Review, Commentary, and Workshop Proceedings*. JNCI Journal of the National Cancer Institute 98 (18): 1275–1284, Sep. 2006.
75. Doerge D. R., Sheehan D. M. *Goitrogenic and estrogenic activity of soy isoflavones*. Environmental Health Perspectives, Jun. 2002; 110, Suppl 3: 349–53.
76. Song T. T., Hendrich S., Murphy P. A. *Estrogenic activity of glycitein, a soy isoflavone*. Journal of Agricultural and Food Chemistry, 1999; 47 (4): 1607–1610.
77. Dendougui F., Schwedt G. *In vitro analysis of binding capacities of calcium to phytic acid in different food samples*. European Food Research and Technology, 2004; 219 (4).

78. Committee on Food Protection, Food and Nutrition Board, National Research Council. *Phytates.* Toxicants Occurring Naturally in Foods. National Academy of Sciences, 1973; S. 363–371.
79. Miniello V. L. et al. *Soy-based formulas and phyto-oestrogens: A safety profile.* Acta Paediatrica (Wiley-Blackwell), 2003; 91 (441): 93–100.
80. Strom B. L. et al. *Exposure to soy-based formula in infancy and endocrinological and reproductive outcomes in young adulthood.* JAMA: the Journal of the American Medical Association, 2001; 286 (7): 807–814.
81. *Seaweeds and their uses in Japan.* Tokai University Press, S. 165.
82. About salt: production. The Salt Manufacturers Association: http://web.archive.org/web/20090409144219/http://www.saltsense.co.uk/aboutsalt-prod02.htm
83. A brief history of salt. Time Magazine, 15 Mrz. 1982. Stand vom 11. Okt. 2013.
84. Fallon S., Enig M. *Das Vermächtnis unserer Nahrung. Das freie Kochbuch ohne politisch korrekte Ernährung.* Unimedica, ein Imprint des Narayana Verlags, 2016.
85. Lopez, B. A. Hallstatt‘s White Gold: Salt. Virtual Vienna Net. Stand vom 3. Mrz. 2013.
86. Most Americans should consume less sodium. Salt. Centers for Disease Control and Prevention. Stand vom 17. Okt. 2013.
87. References on food salt & health issues. Salt Institute, 2009. Stand vom 5. Dez. 2010.
88. Strazzullo et al. Salt intake, stroke, and cardiovascular disease: meta-analysis of prospective studies. British Medical Journal, 2009; 339 (b4567).
89. He F. J., Li J., Macgregor G. A. *Effect of longer term modest salt reduction on blood pressure: Cochrane systematic review and meta-analysis of randomised trials.* The BMJ (Clinical research ed.) 346: f1325, 3. Apr. 2013.
90. Graudal N. A., Hubeck-Graudal T., Jurgens G. *Effects of low sodium diet versus high sodium diet on blood pressure, renin, aldosterone,*

catecholamines, cholesterol, and triglyceride. The Cochrane database of systematic reviews (11): CD004022, 9. Nov. 2011.

91. Stolarz-Skrzypek K., Staessen J. A. *Reducing salt intake for prevention of cardiovascular disease – times are changing*. Advances in chronic kidney disease 22 (2): 108–15, Mrz. 2015.
92. Guyton A. C., Hall J. E. *Textbook of Medical Physiology*. Saunders Elsevier, USA, 2011.
93. Pizzorno J. E., Murray M. T. *Textbook of natural medicine*. 4. Auflage, Churchill Livingstone Inc, 2012.

Was sollten wir essen, um der Atherosklerose und deren tödlichen Komplikationen vorzubeugen?

1. *Microwave oven. The hidden hazards*. CureZone: http://www.curezone.org/foods/microwave_oven_risk.asp
2. *Why and how microwave cooking causes cancer*. Natural News: http://www.naturalnews.com/030651_microwave_cooking_cancer.html
3. Garrow J. S., James W. P. T., Ralph A. *Human Nutrition and Dietetics*. 10. Auflage, Churchill Livingstone, 2000.
4. Kleinbongard P. et al. *Plasma nitrite concentrations reflect the degree of endothelial dysfunction in humans*. Free Radical Biology and Medicine, 2006; 40 (2): 295–302.
5. Additives Used in Meat. Meat Science, Illinois State University. Stand vom 16. Dez. 2010.
6. Probst Y. *Nutrient composition of chicken meat*. Rural Industries, Research and Development Corporation, 2009: https://rirdc.infoservices.com.au/items/08–210
7. Ensminger A. H. et al. *The Concise Encyclopedia of Food and Nutrition*. CRC Press Inc, 1995.
8. Pizzorno J. E., Murray M. T. *Textbook of natural medicine*. 4. Auflage, Churchill Livingstone Inc, 2012.
9. Stipanuk M. H. *Biochemical, Physiological and Molecular Aspects of Human Nutrition*. 2. Auflage, Elsevier Saunders, Philadelphia, 2006.

10. Masterjohn C. *On the trail of the elusive Ã—factor: a sixty-two-year-old mystery finally solved.* Wise Traditions, 2007; 8 (1).
11. Vormann J., Daniel H. *The role of nutrition in human acid-base homeostasis.* European Journal of Nutrition, 2001; 40: 187–8.
12. Fallon S., Enig M. *Das Vermächtnis unserer Nahrung. Das freie Kochbuch ohne politisch korrekte Ernährung.* Unimedica, ein Imprint des Narayana Verlags, 2016.
13. Cordain J., Eaton S. B., Miller J. B., Mann N., Hill K. *The paradoxical nature of hunter-gatherer diets: meat-based, yet non-atherogenic.* European Journal of Clinical Nutrition, 2002; 56 (Suppl.1): S42–52.
14. Daniel K. T. *Why Broth is Beautiful: Essential Roles for Proline, Glycine and Gelatin.* The Weston A. Price Foundation for Wise Traditions in Food, Farming and the Healing Arts: http://www.westonaprice.org/health-topics/why-broth-is-beautiful-essential-roles-for-proline-glycine-and-gelatin/ (aufgerufen am 18. Jun. 2013).
15. Gottschall E. *Breaking the Vicious Cycle: Intestinal Health Through Diet.* Kirkton Press Ltd, 1994. Deutsche Übersetzung: *Diät bei Morbus Crohn und Colitis ulcerosa: Chancen durch reizarme Ernährung.* 3. Auflage, TRIAS, 2010.
16. Empfehlungen der US-Regierung zum Fischkonsum: http://www.epa.gov/mercury/advisories.htm
17. Bjornberg K. A., Vahter M., Grawé K. P., Berglund M. Methyl Mercury Exposure in Swedish Women with High Fish Consumption. Science of the Total Environment, 2005; 341 (1–3): 45–52.
18. Rowland I. R., Grasso P., Davies M. J. *The methylation of mercuric chloride by human intestinal bacteria.* Experientia, 15. Sep. 1975, 15; 31(9): 1064–5.
19. Prakash S. et al. Gut microbiota: next frontier in understanding human health and development of biotherapeutics. Biologics: Targets and Therapy, 2011; 5: 71–86.
20. FDA/EPA 2004. What You Need to Know About Mercury in Fish and Shellfish. Stand vom 25. Okt. 2006.

21. Mercury Levels in Commercial Fish and Shellfish (1990–2010). United States Food and Drug Administration. Stand vom 1. Jul. 2011.
22. Serhan C. N., Chiang N., Van Dyke T. E. *Resolving inflammation: dual anti-inflammatory and pro-resolution lipid mediators*. Nature Reviews Immunology, Mai 2008; 8 (5): 349–61.
23. Pedersen M. H., Molgaard C., Hellgren L. I., Lauritzen L. *Effects of fish oil supplementation on markers of the metabolic syndrome*. Journal of Pediatrics, Sep. 2010; 157 (3): 395–400.
24. Garrow J. S., James W. P. T., Ralph A. *Human Nutrition and Dietetics*. 10. Auflage, Churchill Livingstone, 2000.
25. Pizzorno J. E., Murray M. T. *Textbook of natural medicine*. 4. Auflage, Churchill Livingstone Inc, 2012.
26. Porter, R. *The Greatest Benefit to Mankind: A Medical History of Humanity*. W. W. Norton & Company, 1999.
27. Gray N. No link between eggs and heart disease or stroke, says BMJ meta-analysis. 25. Jan. 2013: http://www.foodnavigator.com/Science/No-link-between-eggs-and-heart-disease-or-stroke-says-BMJ-meta-analysis
28. Ensminger A. H. et al. *The Concise Encyclopedia of Food and Nutrition*. CRC Press Inc, 1995.
29. Sies H. *Antioxidants in disease mechanisms and therapy*. Advances in Pharmacology, Bd. 38, Academic Press, San Diego, 1997.
30. Irons R. *Pasteurization Does Harm Real Milk*: http://www.realmilk.com/health/pasteurization-does-harm-real-milk/
31. Palupi E., Jayanegara A., Ploeger A., Kahl J. *Comparison of nutritional quality between conventional and organic dairy products: a meta-analysis*. Journal of the Science of Food and Agriculture, Nov. 2012; 92 (14): 2774–81.
32. Enig M. G. *Know Your Fats: The Complete Primer for Understanding the Nutrition of Fats, Oils, and Cholesterol*. Bethesda Press, Silver Spring, MD, 2000.

33. Oster K., Oster J., Ross D. *Immune Response to Bovine Xanthine Oxidase in Atherosclerotic Patients.* American Laboratory, Aug. 1974, 41–47.
34. Perkin M. R. Unpasteurized milk: health or hazard? Clinical and Experimental Allergy, Mai 2007; 35 (5): 627–630.
35. Waser M., Michels K. B., Bieli C. et al. *Inverse association of farm milk consumption with asthma and allergy in rural and suburban populations across Europe.* Clinical and Experimental Allergy, 2007; 37: 661–70.
36. Rohmilchfinder: http://www.realmilk.com/real-milk-finder/
37. Lactoseintoleranz: http://www.nhs.uk/Conditions/lactose-intolerance/Pages/Introduction.aspx
38. O'Hara A. M., Shanahan F. *The gut flora as a forgotten organ.* EMBO reports, 2006, 7 (7): 688–693.
39. Gottschall E. *Diät bei Morbus Crohn und Colitis ulcerosa: Chancen durch reizarme Ernährung.* 3. Auflage, TRIAS, 2010.
40. Kris-Etherton P. M. et al. *Nuts and their bioactive constituents: effects on serum lipids and other factors that affect disease risk.* The American Journal of Clinical Nutrition, 1999; 70 (3 Suppl.): 504S–511S.
41. Sabaté J. et al. *Effects of walnuts on serum lipid levels and blood pressure in normal men.* The New England Journal of Medicine, 1993; 328 (9): 603–607.
42. Kelly J. H., Sabaté J. *Nuts and coronary heart disease: an epidemiological perspective.* British Journal of Nutrition, 2006; 96: S61-S67.
43. Dreher M. L., Maher C. V., Kearney P. *The traditional and emerging role of nuts in healthful diets.* Nutrition Reviews, 1996; 54: 241–5.
44. Campbell-McBride N. *GAPS Gut and Psychology Syndrome: Wie Darm und Psyche sich beeinflussen. Natürliche Heilung von Autismus, AD(H)S, Dyspraxie, Legasthenie, Depression und Schizophrenie.* Narayana, Kandern, 2016.
45. Fallon S., Enig M. *Das Vermächtnis unserer Nahrung. Das freie Kochbuch ohne politisch korrekte Ernährung.* Unimedica, ein Imprint des Narayana Verlags, 2016.

46. Van Damme E. J. M. et al. Handbook of Plant Lectins: Properties and Biomedical Applications. John Wiley & Sons, 1998.
47. Enig M. G. *Know Your Fats: The Complete Primer for Understanding the Nutrition of Fats, Oils, and Cholesterol.* Bethesda Press, Silver Spring, MD, 2000.
48. BSAEM/BSNM. *Effective Nutritional Medicine: the application of nutrition to major health problems.* British Society for Allergy Environmental and Nutritional Medicine, Knighton, 1995.
49. Pizzorno J. E., Murray M. T. *Textbook of natural medicine.* 4. Auflage, Churchill Livingstone Inc, 2012.
50. Horrobin D. *The madness of Adam and Eve.* Black Swan, 2002.
51. Nelson G. J. et al. *The effect of dietary arachidonic acid on plasma lipoprotein distributions, apoproteins, blood lipid levels, and tissue fatty acid composition in humans.* Lipids, 1997; 32 (4): 427–33.
52. Kelley D. S. et al. *Arachidonic acid supplementation enhances synthesis of eicosanoids without suppressing immune functions in young healthy men.* Lipids, 1998; 33 (2): 125–30.
53. Gupta M. K. *Practical guide for vegetable oil processing.* AOCS Press, Urbana, Illinois, 2007.
54. Dam H., Sondergaard E. *The encephalomalacia producing effect of arachidonic and linoleic acids.* Zeitschrift fur Ernährungswissenschaft 2, 217–222, 1962.
55. Pinckney E. R. *The potential toxicity of excessive polyunsaturates. Do not let the patient harm himself.* American Heart Journal 85, 723–726, 1973.
56. West C. E., Redgrave T. G. *Reservations on the use of polyunsaturated fats in human nutrition.* Search 5, 90–96, 1974.
57. McHugh M. I. et al. *Immunosuppression with polyunsaturated fatty acids in renal transplantation.* Transplantation 24, 263–267, 1977.
58. Alexander J. C., Valli V. E., Chanin B. E. *Biological observations from feeding heated corn oil and heated peanut oil to rats.* Journal of Toxicology and Environmental Health 21, 295–309, 1087.
59. Ravnskov U. *Mythos Cholesterin: Die zehn größten Irrtümer.* Hirzel Verlag, 2002.

60. Garrow J. S., James W. P. T., Ralph A. *Human Nutrition and Dietetics.* 10. Auflage, Churchill Livingstone, 2000.
61. Van Damme E. J. M. et al. Handbook of Plant Lectins: Properties and Biomedical Applications. John Wiley & Sons, 1998.
62. Shechter Y. *Bound lectins that mimic insulin produce persistent insulin-like activities.* Endocrinology, 1983; 113: 1921–6.
63. Sandstead H. H. *Fibre, phytates, and mineral nutrition.* Nutrition Reviews, 1992, 50: 30–1.
64. Elli L. et al. Diagnosis of gluten related disorders: celiac disease, wheat allergy and non-celiac gluten sensitivity. World Journal of Gastroenterology, 2015; 21 (23): 7110–9.
65. Smith M. W., Phillips A. D. *Abnormal expression of dipeptidyl peptidase IV activity in enterocyte brush-border membranes of children suffering from celiac disease.* Experimental Physiology, Jul. 1990; 75 (4): 613–6.
66. Map of Life. *Gut fermentation in herbivorous animals.* University of Cambridge, 27. Okt. 2015: http://www.mapoflife.org/topics/topic_206_Gut-fermentation-in-herbivorous-animals/
67. Steinkraus K. H. *Handbook of Indigenous Fermented Foods.* CRC Press, 1995.
68. Ulijaszek S., Strickland S. S. *Nutritional Anthropology: Prospects and Perspectives.* Smith-Gordon, London, 1993.
69. Fallon S., Enig M. *Das Vermächtnis unserer Nahrung. Das freie Kochbuch ohne politisch korrekte Ernährung.* Unimedica, ein Imprint des Narayana Verlags, 2016.
70. Campbell-McBride N. *GAPS Gut and Psychology Syndrome: Wie Darm und Psyche sich beeinflussen. Natürliche Heilung von Autismus, AD(H)S, Dyspraxie, Legasthenie, Depression und Schizophrenie.* Narayana, Kandern, 2016.
71. Cooper R. A., Molan P. C., Harding K. G. *The sensitivity to honey of Gram-positive cocci of clinical significance isolated from wounds.* Journal of Applied Microbiology, 93, 857–863, 2002.
72. MNT. *Honey: health benefits and uses in medicine:* http://www.medicalnewstoday.com/articles/264667.php

73. *Honey kills antibiotic-resistant bugs*. Online-Veröffentlichung vom 19. Nov. 2002, Nature. doi:10.1038/news021118–1.
74. Herman A.C. et al. *Effect of honey on nocturnal cough and sleep quality: a double-blind, randomized, placebo-controlled study*. Paediatrics, Bd. 130, Nr. 3, Sep. 2012.
75. *Honey holds some promise for treating burns*. Veröffentlichung vom 9. Okt. 2008. http://www.hbns.org
76. Haffejee I.E., Moosa A. *Honey in the treatment of infantile gastroenteritis*. British Medical Journal (Clinical Research Edition) 1985; 290: 1866.
77. *Oesophagus: heartburn and honey. Clinical review*. British Medical Journal, 2001; 323: 736.
78. Oduwole O., Meremikwu M.M., Oyo-Ita A., Udoh E.E. *Honey for acute cough in children*. Cochrane Database Systematic Review 3 (12), 2014: CD007094.
79. Majtan, J. *Honey: an immunomodulator in wound healing*. Wound Repair and Regeneration, 2014; 22 (2 Mrz-Apr): 187–192.
80. Al-Sahib W., Marshall R.J. *The fruit of the date palm: its possible use as the best food for the future?* International Journal of Food Sciences and Nutrition, 2003; 54: 247–59.
81. Carughi A. *Health Benefits of Sun-Dried Raisins. Review of the Scientific Literature through July 2008*. Health Research and Studies Center: http://www.raisins.net/Raisins_and_Health_200810.pdf
82. Grivetti L.E., Applegate E.A. *From Olympia to Atlanta: agricultural-historic perspective on diet and athletic training*. The American Journal of Clinical Nutrition, 1997; 127: S860–868.
83. Hooshmand S., Arjmandi B.H. *Viewpoint: dried plum, an emerging functional food that may effectively improve bone health*. Ageing Research Reviews, 2009; 8: 122–7.
84. Slavin J.L. *Figs: past, present and future*. Nutrition Today 41 (4): 180–184, Jul.–Aug. 2006.
85. Steinkraus K.H. *Handbook of Indigenous Fermented Foods*. CRC Press, 1995.

86. Murray M.T. *The Complete Book of Juicing: Your Delicious Guid to Useful Vitality.* Random House Inc, USA, 2014.
87. Gerson C., Bishop B. *Healing the Gerson Way: Defeating Cancer and Other Chronic Diseases.* Totality Books, 2007.
88. *BSAEM/BSNM. Effective Nutritional Medicine: the application of nutrition to major health problems.* British Society for Allergy Environmental and Nutritional Medicine, Knighton, 1995.
89. Pizzorno J.E., Murray M.T. *Textbook of natural medicine.* 4. Auflage, Churchill Livingstone Inc, 2012.
90. Merrell W. The Real Reasons Juice Cleanses Can Get Your Health Back on Track: http://www.awaken.com/2016/08/the-real-reasons-juice-cleanses-can-get-your-health-back-on-track-2/. Stand vom 7. Mai 2015.
91. Benachour N., Aris A. *Toxic effects of low doses of bisphenol-A on human placental cells.* Toxicology and Applied Pharmacology, 2009, 241: 322–8.
92. Brede C., Fjeldal P., Skjevrak I. et al. *Increased migration levels of bisphenol A from polycarbonate baby bottles after dishwashing, boiling and brushing.* Food Additives & Contaminants: Part A 20 (7): 684–9, 2003.
93. Braun J.M., Kalkbrenner A.E., Calafat A.M. et al. *Impact of early-life bisphenol A exposure on behaviour and executive function in children.* Pediatrics 128 (5): 873–882, 2011. http://pediatrics.aappublications.org/content/128/5/873 [aufgerufen im Sep. 2014]
94. CPSC. *FAQs: Bans on phthalates in toys.* Consumer Product Safety Commission (US), 2011. www.cpsc.gov [aufgerufen im Sep. 2014]
95. Diamanti-Kandarakis E., Bourguignon J.P., Guidice L.C. et al. *Endocrine-disrupting chemicals: an Endocrine Society scientific statement.* Endocrine Reviews 30 (4): 293–342, 2009. www.endo-society.org [aufgerufen im Sep. 2014].
96. Juliano L.M., Griffiths R.R. *A critical review of caffeine withdrawal: empirical validation of symptoms and signs, incidence, severity, and associated features.* Psychopharmacology, 2004; 176 (1): 1–29.

97. Mihaljev Z. et al. *Levels of some microelements and essential heavy metals in herbal teas in Serbia.* Acta Poloniae Pharmaceutica, Mai-Jun. 2014; 71 (3): 385–91.
98. *Heavy metal contents in tea and herb leaves.* Pakistan Journal of Biological Sciences, 2003, Bd. 6; 3, 2088–212.
99. Vartanian L. R., Schwartz M. B., Brownell K. D. *Effects of soft drink consumption on nutrition and health: a systematic review and meta-analysis.* American Journal of Public Health, 2007; 97: 667–75.
100. Malik V. S. et al. *Sugar-sweetened beverages and risk of metabolic syndrome and type 2 diabetes: a meta-analysis.* Diabetes Care, 2010; 33: 2477–83.
101. De Koning L. et al. *Sweetened beverage consumption, incident coronary heart disease, and biomarkers of risk in men.* Circulation, 2012; 125: 1735–41, S1.
102. Couzin J. *Souring on Fake Sugar.* Science, 2007; 317 (5834): 29c.
103. Puddey I. B. **et al. *Alcohol and endothelial function: a brief review.*** Clinical and Experimental Pharmacology and Physiol**ogy, Dez. 2001; 28 (12): 1020–4.**
104. Bamforth C. W. Beer as liquid bread: Overlapping science. World Grains Summit, 17.–20. Sep. 2006: Foods and Beverages. San Francisco, California, USA.

Schritt 2: Hören Sie auf, Ihren Körper zu verschmutzen!

1. *Toxic chemicals in building materials. An overview for health care organizations.* http://healthybuilding.net/uploads/files/toxic-chemicals-in-building-materials.pdf (letzter Zugriff Okt. 2015)
2. Agocs M. A., Etzel R. A., Parrish R. G. et al. *Mercury exposure from interior latex paint.* The New England Journal of Medicine 1990; 323: 1096–101.
3. Ashford N., Miller C. *Chemical exposures: low levels and high stakes.* 2. Auflage. John Wiley & Sons, New York, 1998.
4. Cone J. E. Buchbesprechung: Fagin D., Lavelle M. *Toxic deception: how the chemical industry manipulates science, bends the law, and*

endangers your health. 2. Auflage, Common Courage Press, 2002. Centre for Public Integrity. JAMA 2000; 283: 121–2.

5. Anthony H., Birtwistle S., Eaton K., Maberly J. *Environmental Medicine in Clinical Practice*. BSAENM Publications, 1997.
6. 19 natürliche Reinigungstipps: http://wellnessmama.com/6244/natural-cleaning-tips/. Natürliche Reinigungsprodukte zum Selbermachen: http://www.keeperofthehome.org/2013/06/homemade-all-natural-cleaning-recipes.html
7. Baghurst P. A., McMichael A. J., Wigg N. R. et al. *Environmental exposure to lead and children's intelligence at the age of seven years. The Port Pirie Cohort Study*. The New England Journal of Medicine 1992; 327: 1279–84.
8. Bell I., Miller C., Schwartz G. et al. *Neuropsychiatric and somatic characteristics of young adults with and without self-reported chemical odour intolerance and chemical sensitivity*. Archives of Environmental Health 1996; 51: 9–21.
9. Eaton K. K., Anthony H. M., Birtwistle S., Downing D., Freed D. L. J. et al. *Multiple chemical sensitivity: recognition and management. A document on the health effects of everyday chemical exposures and their implications*. Journal of Nutritional and Environmental Medicine 2000; 10: 39–84.
10. Epstein S. S. *Das untragbare Risiko: Wie man Krebs durch Kosmetika und persönliche Pflegeprodukte vermeidet*. Beotes, George, 2004.
11. Alfrey A. C. *Aluminium intoxication*. The New England Journal of Medicine 1984; 310: 1113–1114.
12. Rogers S. *Tired or Toxic? A Blueprint for Health*. Prestige Publishers, 1990.
13. Aksglaede L., Juul A., Leffers H., Skakkebaek N. E., Andersson A. M. *The sensitivity of the child to sex steroids: possible impact of exogenous estrogens*. Human Reproduction, 2006, Update 12 (4): 341–9.
14. Mueller S. O. *Xenoestrogens: mechanisms of action and detection methods*. Analytical and Bioanalytical Chemistry, Feb. 2004; 378 (3): 582–7.

15. Clarkson T. *Methylmercury toxicity to the mature and developing nervous system: possible mechanisms.* In: Sakar B. (Hrsg.). *Biological Aspects of metals and metal-related diseases.* Raven, 1983, 183–197.
16. Farrow A., Taylor H., Golding J. *Symptoms of mothers and infants, level of measured volatile organic compounds and use of aerosols and air fresheners.* Protokolle der Indoor Air Conference, Edinburgh, 1999; 2: 286–91.
17. Department of the Environment, Transport and the Regions (DETR). *Sustainable Production and Use of Chemicals: Consultation Paper on Chemicals in the Environment.* DETR, London, 1998.
18. Gertig D.M., Hunter D.J., Cramer D.W. et al. *Prospective study of talc use and ovarian cancer.* Journal of the National Cancer Institute, 2000; 92: 249–252.
19. *Final report on the safety assessment of sodium laureth sulfate and ammonium laureth sulfate.* Journal of the American College of Toxicology 2 (5): 1–34. 1983.
20. Agner T. *Susceptibility of atopic dermatitis patients to irritant dermatitis caused by sodium lauryl sulphate.* Acta Dermato-venereologica, 1991; 71 (4): 296–300.
21. Fluorid und Gesundheit: http://fluoridealert.org/issues/health/
22. *Carbon black, titanium dioxide and talc.* WHO International Agency for Research of Cancer. Monographs on evaluation of carcinogenic risk for humans. 2010. Bd.93.
23. Knaak J.B. et al. *Toxicology of mono-, di-, and triethanolamine.* Reviews of Environmental Contamination and Toxicology, 1997; 149: 1–86.
24. Epstein S.S. *Das untragbare Risiko: Wie man Krebs durch Kosmetika und persönliche Pflegeprodukte vermeidet.* Beotes, George, 2004.
25. Reuber M.D. *Carcinogenicity of saccharin.* Environmental Health Perspectives, Aug. 1978; 25: 173–200.
26. Propylenglykol: http://www.health-report.co.uk/ethylene_glycol_propylene_glycol.htm
27. Mench U., Lowenthal R.M., Coleman D. *Lead poisoning masquerading as chronic fatigue syndrome.* The Lancet 1996; 347: 1193.

28. Apostolidis S. et al. *Evaluation of carcinogenic potential of two nitro-musk derivatives, musk xylene and musk tibetene in a host-mediated in vivo/in vitro assay system.* Anticancer Research, 2002; 22 (5): 2657–62.
29. Cone J. E. Buchbesprechung: Fagin D., Lavelle M. *Toxic deception: how the chemical industry manipulates science, bends the law, and endangers your health.* 2. Auflage, Common Courage Press, 2002. Centre for Public Integrity. JAMA 2000; 283: 121–2.
30. Fakten zu Chlor: http://www.health.ny.gov/environmental/emergency/chemical_terrorism/chlorine_tech.htm
31. Ökologische und gesundheitliche Vorteile des Badens in natürlichen Gewässern: http://www.permaculture.co.uk/articles/ecological-and-health-benefits-natural-swimming-pools
32. Häufiger Gebrauch von Funktelefonen vervierfacht Hirntumor-Risiko: http://articles.mercola.com/sites/articles/archive/2015/01/06/cell-phone-use-brain-cancer-risk.aspx
33. Schnare D. W., Ben M., Shields M. G. *Body burden of PCBs, PBBs and chlorinated pesticides in human subjects.* Ambio 1984; 13: 378–80.
34. White R., Proctor S. *Solvents and neurotoxicity.* The Lancet 1997; 349 (9060) 1239–43.
35. Barnard C. *50 Ways To a Healthy Heart*. Thorsons, 2001.
36. US Public Health Service, Office of the Surgeon General. *Physical Activity and Health: A Report of the Surgeon General.* Atlanta, GA: US Department of Health and Human Services, Centers for Disease Control and Prevention, National Center for Chronic Disease Prevention and Health Promotion, 1996.
37. Belyaev L. *Non-thermal biological effects of microwaves.* Microwave Review, Nov. 2005, 13–29.

Teil vier: Alle Krankheiten beginnen im Darm!

1. O'Hara A. M., Shanahan F. *The gut flora as a forgotten organ.* EMBO reports, 7 (7): 688–693, 2006.

2. MacDougall R. NIH Human Microbiome Project defines normal bacterial makeup of the body. NIH, 13.06.2012, Stand vom 20.09.2012.
3. Anthony H., Birtwistle S., Eaton K., Maberly J. *Environmental Medicine in Clinical Practice.* BSAENM Publications, 1997.
4. Finegold S. M., Sutter V. L., Mathisen G. E. *Normal Indigenous Intestinal Flora.* In: Hentges D. J. (Hrsg.). *Human Intestinal Microflora in Health and Disease.* S. 3–31. Academic Press, London, 2012.
5. Gibson G. R., Roberfroid M. B. (Hrsg.). *Colonic Microbiota, Nutrition and Health.* Chapman and Hall, 1999.
6. Krasnogolovez V. N. *Colonic dysbacteriosis.* M: Medicina, 1989.
7. Petrovskaja V. G., Marko O. P. *Human microflora in norm and pathology.* M: Medicina, 1976.
8. Roberfroid M. B., Bornet F., Bouley C., Cummings J. H. *Colonic microflora: nutrition and health.* Zusammenfassung und Schlussfolgerungen des International Life Sciences Institute (ILSI). (Europa-) Workshop Barcelona, Spanien. [Review] [33 Ref.]. Nutrition Reviews, 53 (5): 127–30, Mai 1995.
9. **Survey shows link between antibiotics and developmental delays in children. *Townsend Letter for Doctors and Patients, Okt. 1995.***
10. Samonis G. et al. *Prospective evaluation of the impact of broad-spectrum antibiotics on the yeast flora of the human gut.* European Journal of Clinical Microbiology and Infectious Diseases, 13: 665–7, 1994.
11. Falliers C. *Oral contraceptives and allergy.* The Lancet, 1974; Teil 2: 515.
12. Grant E. *The contraceptive pill: its relation to allergy and illness.* Nutrition and Health, 1983; 2: 33–40.
13. McLaren Howard J. *Intestinal dysbiosis.* Complementary Therapies in Medicine, 1993; 1: 153.
14. Howard J. *The „autobrewery" syndrome.* Journal of Nutritional & Environmental Medicine, 1991; 2: 97–8.

15. Vorobiev A. A., Pak S. G. et al. *Dysbacteriosis in children. A textbook for doctors and medical students.* (russisch). M: KMK Lt., 1998. ISBN 5-87317-049-5.
16. Turnbaugh P. J. et al. *An obesity-associated gut microbiome with increased capacity for energy harvest.* Nature 444.7122 (2006): 1027–131.
17. Turnbaugh P. J. et al. *A core gut microbiome in obese and lean twins.* Nature 457.7228 (2009): 480–484.
18. Tang W. H. et al. Intestinal Microbial Metabolism of Phosphatidlycholine and Cardiovascular Risk. The New England Journal of Medicine, 2013; 368 (17): 1575–84.
19. Vinjé S. I., Stroes E., Nieuwdorp M., Hazen S. L. *The gut microbiome as novel cardio-metabolic target: the time has come!* European Heart Journal, 2014; 35: 883–887.
20. Tilg H. *Obesity, metabolic syndrome, and microbiota: multiple interactions.* Journal of Clinical Gastroenterology, 2010; 44 Suppl. 1: S16–18.
21. Round J. L., Mazmanian S. K. *The gut microbiota shapes intestinal immune responses during health and disease.* Nature Reviews: Immunology, 9 (5): 313–323, 2009.
22. ***Summers A. O. et al.* Mercury released from dental silver fillings provokes an increase in mercury and antibiotic-resistant bacteria in oral and intestinal floras of primates. *Antimicrobial Agents and Chemotherapy, 1993: 37 (4): 825–34.***
23. Sullivan N. M., Mills D. C., Riemann H. P., Arnon S. S. *Inhibitions of growth of Clostridium botulinum by intestinal microflora isolated from healthy infants.* Microbial Ecology in Health and Disease, 1988; 1: 179–92.
24. Wilson K., Moore L., Patel M., Permoad P. *Suppression of potential pathogens by a defined colonic microflora.* Microbial Ecology in Health and Disease, 1988; 1: 237–43.
25. Cummings J. H., Macfarlane G. T. *Role of intestinal bacteria in nutrient metabolism.* Review. (104 Ref.). Journal of Parenteral & Enteral Nutrition, 1997, 21(6): 357–65.

26. Cummings J. H., Macfarlane G. T. *Colonic Microflora: Nutrition and Health.* Nutrition, 1997; Bd.13, Nr.5, 476–478.
27. Cummings J. H. *Colonic absorption: the importance of short chain fatty acids in man.* Review. (95 Ref.). Scandinavian Journal of Gastroenterology, Supplement. 93: 89–99, 1984.
28. Bjarnason I. et al. *Intestinal permeability, an overview.* Review. Gastroenterology, 1995; 108: 1566–81.
29. Gardner M. L. G. *Absorption of intact proteins and peptides.* In: Johnson L. R. (Hrsg.), Alpers D. H. (Hrsg.), Christensen J. (Hrsg.) et al. *Physiology of the Gastrointestinal Tract*, 3. Auflage, Kap. 53, S. 1795–1820. Lippincott Williams and Wilkins, 1994.
30. Troncone R. et al. *Passage of gliadin into human breast milk.* Acta Paediatrica Scandinavica, 76: 453–456, 1987.
31. Kilshaw P. J., Cant A. J. *The passage of maternal dietary protein into human breast milk.* International Archives of Allergy & Applied Immunology, 75: 8–15, 1984.
32. Finegold S. M., Sutter V. L., Mathisen G. E. *Normal Indigenous Intestinal Flora.* In: Hentges D. J. (Hrsg.). *Human Intestinal Microflora in Health and Disease.* S. 3–31. Academic Press, London, 2012.
33. Gibson G. R., Roberfroid M. B. (Hrsg.). *Colonic Microbiota, Nutrition and Health.* Chapman and Hall, 1999.
34. Nygård O. et al. *Total plasma homocysteine and cardiovascular risk profile. The Hordaland Homocysteine Study.* JAMA: The Journal of the American Medical Association 274 (19): 1526–33, 15. Nov. 1995.
35. Geleijnse et al. *Dietary intake of menaquinone is associated with a reduced risk of coronary heart disease: the Rotterdam Study.* Journal of Nutrition, Bd.134, Nr.11, S.3100–3105, 1. Nov. 2004. The American Society for Nutritional Sciences.
36. Vorobiev A. A., Nesvizski U. V. *Human microflora and immunity.* Review (russisch). Sovremennie Problemi Allergologii, Klinicheskoi Immunologii i Immunofarmacologii. M. 1997, S.137–141.

37. Yasui H., Shida K., Matsuzaki T., Yokokuta T. *Immunomodulatory function of lactic acid bacteria.* Review. (28 Ref.). Antonie van Leenwenhoek. 76 (1–4): 38309, Jul.-Nov. 1999.
38. Mackie R. M. *Intestinal permeability and atopic disease.* The Lancet 1981; I: 155.
39. Penders J., Stobberingh E. E., van den Brandt P. A., Thijs C. *The role of the intestinal microbiota in the development of atopic disorders.* Allergy, 62 (11): 1223–1236, 2007.
40. Steinkraus K. H. *Handbook of Indigenous Fermented Foods*. CRC Press, 1995.
41. Ulijaszek S., Strickland S. S. *Nutritional Anthropology: Prospects and Perspectives*. Smith-Gordon, London, 1993.
42. Fallon S., Enig M. *Das Vermächtnis unserer Nahrung. Das freie Kochbuch ohne politisch korrekte Ernährung*. Unimedica, ein Imprint des Narayana Verlags, 2016.
43. Cunningham-Rundles S. et al. *Probiotics and immune response.* American Journal of Gastroenterology, 95 (1 Suppl.): S22–5, Jan. 2000.
44. Dunne C. et al. *Probiotics: from myth to reality. Demonstration of functionality in animal models of disease and in human clinical trials.* Review. (79 Ref.). Antonie van Leenwenhoek. 76 (104): 279–92, Jul.-Nov. 1999.
45. Fuller R. *Probiotics in man and animals.* Journal of Applied Bacteriology, 1989; 66: 365–78.
46. Lewis S. J., Freedman A. R. *Review article: the use of biotherapeutic agents in the prevention and treatment of gastrointestinal disease.* Review. (144 Ref.). Alimentary Pharmacology and Therapeutics, 12 (9): 807–22, Sep. 1998.
47. Rolfe R. D. *The role of probiotic cultures in the control of gastrointestinal health.* Journal of Nutrition, Feb. 2000; 130 (2S) Suppl: 396S-402S Journal Code: JEV.
48. Campbell-McBride N. *GAPS Gut and Psychology Syndrome: Wie Darm und Psyche sich beeinflussen. Natürliche Heilung von*

Autismus, AD(H)S, Dyspraxie, Legasthenie, Depression und Schizophrenie. Narayana, Kandern, 2016.

Nichts ist so blind wie die Doppelblindstudie!

1. Schockierender Bericht medizinischer Insider: http://journal-neo.org/2015/06/18/shocking-report-from-medical-insiders/
2. DeGrandpre R. *The Cult of Pharmacology.* Review. Journal of Scientific Exploration, 21 (2), 429–431, 2006.
3. Diamond D. M., Ravnskov U. *How statistical deception created the appearance that statins are safe and effective in primary and secondary prevention of cardiovascular disease.* Expert Review of Clinical Pharmacology, Mrz. 2015, 8 (2): 201–210.
4. **Kauffman J. *Malignant Medical Myths: Why Medical Treatment Causes 200,000 Deaths in the USA each Year, and How to Protect Yourself.* Infinity Publishing, 2006.**
5. Smith R. *The Trouble with Medical Journals.* CRC Press, 2006.
6. **Goldacre B. *Bad Pharma: How Drug Companies Mislead Doctors and Harm Patients.* Harper Collins Publ., 2013.**

Literaturempfehlungen

1. Campbell-McBride N. *Gut and psychology syndrome. Natural treatment for autism, dyspraxia, dyslexia, ADD/ADHD, depression and schizophrenia*. Medinform Publishing, 2010. Deutsche Übersetzung: *GAPS Gut and Psychology Syndrome: Wie Darm und Psyche sich beeinflussen. Natürliche Heilung von Autismus, AD(H)S, Dyspraxie, Legasthenie, Depression und Schizophrenie.* Narayana, Kandern, 2016.
2. Cooper F. A. *Cholesterol And The French Paradox.* Zeus Publications, 2006.
3. Enig M. G. *Know Your Fats: The Complete Primer for Understanding the Nutrition of Fats, Oils, and Cholesterol.* Bethesda Press, Silver Spring, MD, 2000.
4. Epstein S. S. *Unreasonable risk: How to avoid cancer from cosmetics and personal care products: The Neways story.* Environmental Toxicology, Chicago, 2001. Deutsche Übersetzung: *Das untragbare Risiko: Wie man Krebs durch Kosmetika und persönliche Pflegeprodukte vermeidet.* Beotes, George, 2004.
5. Fallon S., Enig M. *Nourishing Traditions: The Cookbook that Challenges Politically Correct Nutrition and the Diet Dictocrats*. New Trends Publishing, Washington, 1999. Deutsche Übersetzung: *Das Vermächtnis unserer Nahrung. Das freie Kochbuch ohne politisch korrekte Ernährung.* Unimedica, ein Imprint des Narayana Verlags, 2016.
6. Graveline D. *Lipitor – thief of memory. Statin drugs and the misguided war on cholesterol.* Infinity Publishing, Haverford, Pennsylvania, 2006.
7. Graveline D. *Statin Drugs Side Effects.* www.spacedoc.net, 2008.
8. Daniel K. T. *The Whole Soy Story: The Dark Side of America's Favourite Health Food.* New Trends Publishing Inc., 2005.

9. Kauffman J. *Malignant Medical Myths: Why Medical Treatment Causes 200,000 Deaths in the USA each Year, and How to Protect Yourself*. Infinity Publishing, 2006.
10. Ravnskov U. *The Cholesterol Myths. Exposing the fallacy that saturated fat and cholesterol cause heart disease*. NewTrends Publishing, 2000. Deutsche Übersetzung: *Mythos Cholesterin: Die zehn größten Irrtümer*. Hirzel Verlag, 2002.
11. Rogers S. *Tired or Toxic? A Blueprint for Health*. Prestige Publishers, 1990.
12. Katz S. E. *Wild Fermentation: The Flavor, Nutrition and Craft of Live-Culture Foods*. Chelsea Green Publishing, 2003. Deutsche Übersetzung: *So einfach ist Fermentieren*. Kopp Verlag, 2014.
13. Schapiro M. *Exposed. The Toxic Chemistry Of Everyday Products And What's At Stake For American Power*. Chelsea Green Publishing, 2009.
14. Price W. A. *Nutrition And Physical Degeneration*. New Trends Publishing, 1939.

www.thincs.org – eine Internetseite für *Cholesterinskeptiker*, nichtkommerzielle Organisation aus Ärzten und Wissenschaftlern, die sich dem vorherrschenden Dogma über Cholesterin und KHK entgegenstellen.

www.westonaprice.org – *The Weston A. Price Foundation,* eine 1999 gegründete Wohlfahrtsorganisation, die sich durch Bildung und Forschung der Wiedereinführung der tradierten nährstoffreichen Nahrung in die westliche Diät widmet.

www.chelseagreen.com – *Chelsea Green Publishing*, ein Verlag für Bücher über gesunde Ernährung, nachhaltige biologische Landwirtschaft, den Schutz unserer Erde und unserer Umwelt und eine nachhaltige Lebensweise.

Index

Bezugsquellen

Die meisten der im Buch erwähnten Produkte wie Algen, Öle oder Gewürze sind in gängigen Naturkostläden erhältlich.

Sie können die meisten Produkte auch direkt über unseren Online-Shop www.unimedica.de in der Kategorie *Naturkost* erhalten. Dort finden Sie zudem viele der im Buch erwähnten Lebensmittel in Bio-Qualität. Es gibt hier auch eine besondere Auswahl an probiotischen Präparaten und Fischölen (Codliveroil), die sonst nicht ohne weiteres erhältlich sind, sowie besonders hochwertige Superfoods wie Maca, Chlorella oder auch Chiasamen.

Impressum

Dr. med. Natasha Campbell-McBride, MMedSci (Neurologie), MMedSci (Ernährung)
Der Cholesterin-Bluff
Herzerkrankungen heilen und vorbeugen mit der GAPS-Diät
Natürliche Heilung von Atherosklerose, Angina, Bluthochdruck, Arrhythmie, Herzinfakt, Schlaganfall und peripherer arterieller Verschlusskrankheit

1. deutsche Auflage 2017
2. deutsche Auflage 2022
3. deutsche Auflage 2024
ISBN 978-3-946566-69-4

1. englische Ausgabe 2007
Erweiterte Ausgabe 2016
Put Your Heart in Your Mouth!

Übersetzung aus dem Englischen:
Angela Nowicki
Layout und Satz: Narayana Verlag

Herausgeber:
Unimedica im Narayana Verlag GmbH, Blumenplatz 2, 79400 Kandern
Tel.: +49 7626 974970–0
E-Mail: info@unimedica.de
www.unimedica.de

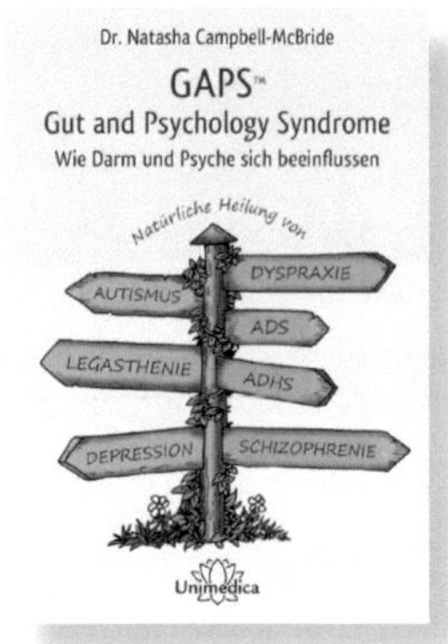

Natasha Campbell-McBride

GAPS - Gut and Psychology Syndrome

Wie Darm und Psyche sich beeinflussen. Natürliche Heilung von Autismus, AD(H)S, Dyspraxie, Legasthenie, Depression und Schizophrenie

512 Seiten, geb., € 26,-

Die GAPS-Diät ist das legendäre Ernährungsprogramm für verschiedenste Formen von Autismus, ADHS, Lernstörungen, Depression und Schizophrenie.

Die Ärztin Dr. Natasha Campbell-McBride entdeckte in jahrelanger Forschungsarbeit den direkten Zusammenhang zwischen psychischen Störungen, unserer Ernährung und dem Verdauungssystem. Viele der Betroffenen haben Essstörungen, ernähren sich einseitig und leiden unter einer kranken Darmflora.

Dr. Campbell-McBride entwickelte ein revolutionäres Therapieprogramm, das auf spezifischen naturbelassenenen Nahrungsmitteln und ausgewählten Nahrungsergänzungsmitteln basiert, mit welchem sie erstaunliche Heilungserfolge - selbst bei schweren Autismusformen - erzielen konnte.

Ihr Buch ist ein praktischer Ratgeber für Eltern und Betroffene, der Schritt für Schritt die Grundlagen und Durchführung der GAPS-Diät erläutert. Die Autorin gibt klare Anweisungen zur Entgiftung, Beginn und Fortsetzung der Diät, Hinweise zur Bedeutung der Darmflora und der Gabe von Probiotika, zur Rolle von Impfungen sowie viele Rezepte für eine nährstoffreiche, naturbelassene Kost.

Das Werk ermöglicht Betroffenen, die Heilung selbst in die Hand zu nehmen. Die GAPS-Diät hat sich mittlerweile weltweit verbreitet, die vielen eindrücklichen Heilungsberichte von Betroffenen sprechen für sich.

Dr. Campbell-McBride gibt in diesem Buch eine exzellente Zusammenfassung der ernährungsphysiologischen und biochemischen Zusammenhänge, die zwischen psychiatrischen und neurologischen Störungen und dem Magen-Darm-Trakt bestehen. Ihr Buch ist voller wertvoller Informationen, die Betroffenen dabei helfen können, ihre eigene Gesundheit und die ihrer Kinder entscheidend zu verbessern.

- Dr. William Shaw, Autismus-Forscher und Direktor der Great Plains Laboratorien, USA

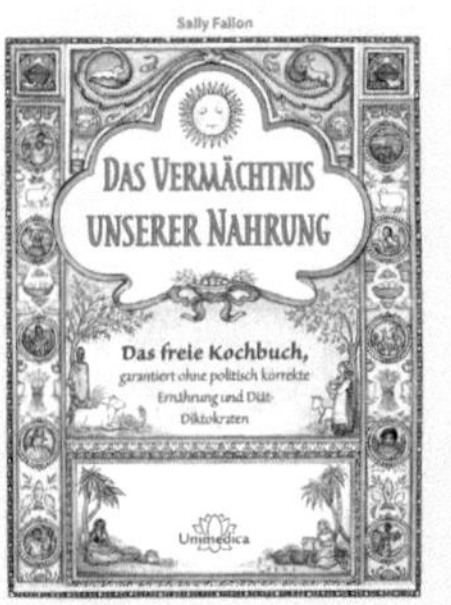

Sally Fallon / Mary Enig

Das Vermächtnis unserer Nahrung

Das freie Kochbuch ohne politisch korrekte Ernährung
Mit der Heilkraft von über 700 zeitlosen Rezepten

544 Seiten, geb., € 34,-

Sally Fallon, die bekannte Ernährungsforscherin und Gründerin der Weston A. Price Foundation, vermittelt in ihrem Werk ein überraschende Botschaft:
Tierische Fette und Cholesterin sind keine Übeltäter, sondern essenzielle Bestandteile der Ernährung. Sie sind für normales Wachstum, Gehirn- und Nervenfunktionen, Schutz vor Krankheiten und als Energiespender notwendig.
Das Vermächtnis unserer Nahrung ist ein Klassiker und wurde in den USA bereits über 600.000 mal verkauft. Sally Fallon wendet sich darin bewusst gegen politisch korrekte Ernährung und empfiehlt naturbelassene Nahrungsmittel wie die oft verpönte Butter, Eier, Rohmilch, Fleisch aus Weidetierhaltung und andere nährstoffreiche Lebensmittel wie die über enorme Heilkraft verfügenden Knochenbrühen.
Das Werk vereint in über 700 köstlichen Rezepte, die anspruchsvolle Gourmets und Küchenneulinge überzeugen, die Weisheit unserer Vorfahren mit den neuesten Forschungsergebnissen. Es verrät uns, warum Getreide und Hülsenfrüchte eine spezielle Zubereitung erfordern, um aus ihnen den optimalen Nutzen zu ziehen, wie gesättigte Fettsäuren das Herz schützen und eine ballaststoffreiche und fettarme Ernährung zu Vitamin- und Mineralstoffmangel führen kann.
Sally Fallon geht ein auf Probleme moderner Sojaprodukte, den gesundheitlichen Nutzen von Saucen und Tunken, die richtige Zubereitung von Vollkornprodukten, das Für und Wider von Milchprodukten, einfach zuzubereitende mit Enzymen angereicherte Dips und Getränke sowie eine angemessene Ernährung für Babys und Kinder. Ein wahrer Kochbuch-Schatz, unterhaltsam, lehrreich und nährend für Körper und Seele.

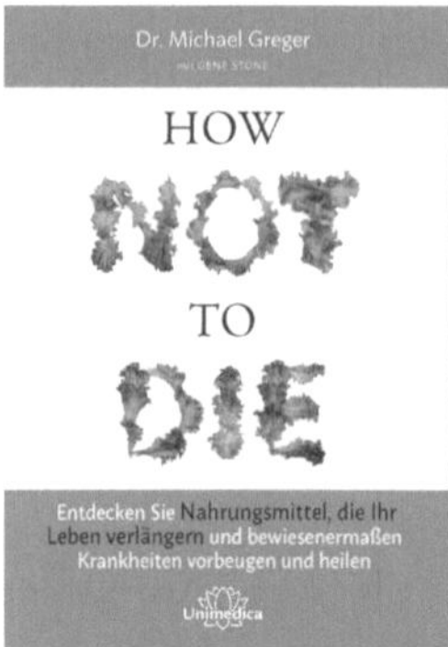

Michael Greger / Gene Stone

How Not to Die

Entdecken Sie Nahrungsmittel, die Ihr Leben verlängern - und bewiesenermaßen Krankheiten vorbeugen und heilen

512 Seiten, geb., € 24,80

Die meisten aller frühzeitigen Todesfälle lassen sich verhindern - und zwar, so überraschend es klingen mag, durch einfache Änderungen der eigenen Lebens- und Ernährungsweise.
Dr. Michael Greger, international renommierter Arzt, Ernährungswissenschaftler und Gründer des Online-Informationsportals Nutritionfacts.org, lüftet in seinem weltweit außergewöhnlich erfolgreichen Beststeller das am besten gehütete Geheimnis der Medizin: Wenn die Grundbedingungen stimmen, kann sich der menschliche Körper selbst heilen.
In How Not To Die analysiert Greger die häufigsten 15 Todesursachen der westlichen Welt, zu denen z. B. Herzerkrankungen, Krebs, Diabetes, Bluthochdruck und Parkinson zählen, und erläutert auf Basis der neuesten wissenschaftlichen Forschungsergebnisse, wie diese verhindert, in ihrer Entstehung aufgehalten oder sogar rückgängig gemacht werden können.

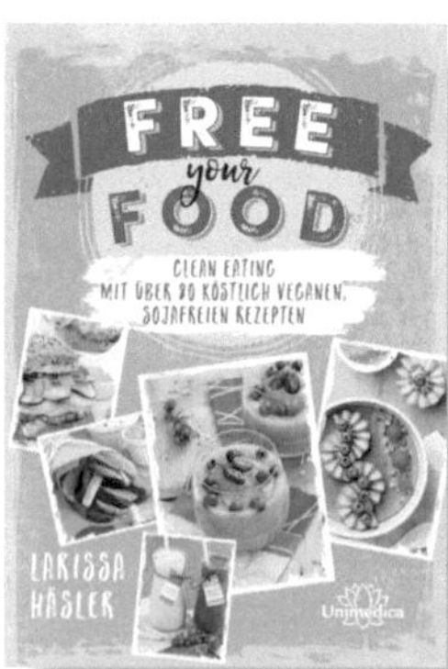

Larissa Häsler

Free your Food!

Clean Eating mit über 80 köstlich veganen, sojafreien Rezepten
240 Seiten, geb., € 19,80

Dass vegane Küche mehr ist als Tofu und Sojawürstchen, beweist die talentierte Ernährungswissenschaftlerin Larissa Häsler in ihrem ersten Kochbuch.
Ihre über 80 Rezepte sind nicht nur komplett sojafrei, sie sind auch überwiegend glutenfrei und kommen gänzlich ohne Haushaltszucker und verarbeitete Zutaten aus. Die Basis ihrer Gerichte bilden dabei frisches Gemüse, Getreide und Hülsenfrüchte. In ihrem gleichnamigen Blog FREE YOUR FOOD zeigt Larissa die bunte und gesunde Vielfalt reiner Pflanzenküche. Von leckeren Frühstücksideen über Getränke, Hauptspeisen, Snacks und Desserts hat die Autorin ihre besten Rezepte für jeden Anlass zusammengestellt. Mit Rezepten wie Morgenmuffel-Müsli, fruchtigem Kelpnudelsalat, Vitalburger Deluxe oder einem klassischen Apfel-Streuselkuchen lockt sie selbst den letzten Kochmuffel an den Herd.

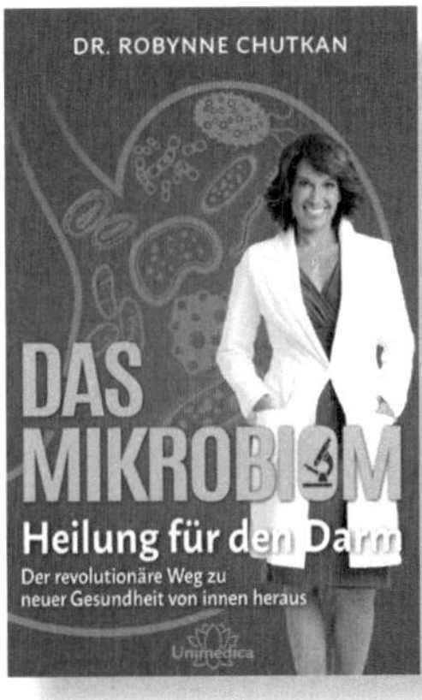

Robynne Chutkan

Das Mikrobiom - Heilung für den Darm

Der revolutionäre Weg zu neuer Gesundheit von innen heraus

344 Seiten, geb., € 29,80

„Live Dirty, Eat Clean“ - lautet die einfache Formel für ein gesundes Leben der Gastroenterologin Dr. Robynne Chutkan.Dass die Darmflora entscheidend für die Gesundheit ist, ist den meisten bekannt. Die Erfolgsautorin Dr. Chutkan geht jedoch noch einen Schritt weiter und zeigt die ungeheure Bedeutung der Gesamtheit der Mikroorganismen in unserem Körper - des Mikrobioms.
Was nach Science-Fiction klingt, ist reine Biologie: Die Kleinstlebewesen beeinflussen nicht nur die Verdauung, sondern unser Wohlbefinden, ja sogar chemische Prozesse im Gehirn. Sie beeinflussen, ob wir Heißhunger haben und zu Übergewicht neigen. Werden sie zerstört wie z. B. durch häufigen Einsatz von Antibiotika, übertriebene Hygiene oder gechlortes Trinkwasser, verursacht dies viele Krankheiten - von Depression, Diabetes, Morbus Crohn, Akne, Infekte bis hin zu Krebs. Entscheidend ist auch die Ernährung - „Clean Eating“ - mithilfe natürlicher, harmonisierender Nahrungsmittel. Das Buch enthält hierzu viele leckere Rezepte für eine gesunde Darmflora.

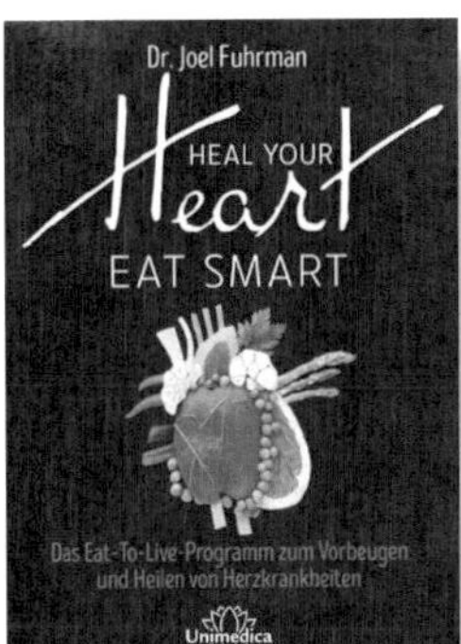

Joel Fuhrman

Heal Your Heart - Eat Smart

Das Eat-To-Live-Programm zum Vorbeugen und Heilen von Herzkrankheiten
496 Seiten, geb., € 19,80

Dieser Bestseller kann lebensrettend für alle Menschen sein, die an Angina, koronaren Herzkrankheiten, Atherosklerose und anderen Herzerkrankungen leiden, oder deren Herzgesundheit durch Diabetes, Bluthochdruck, starkes Übergewicht und einen zu hohen Cholesterinspiegel gefährdet ist.
Der weltweit renommierte Arzt, Ernährungsexperte und New-York-Times-Bestseller-Autor Dr. Joel Fuhrman hat ein wissenschaftlich gründlich fundiertes und praktisch anwendbares Programm entwickelt, mit dem sich Herzkrankheiten effektiv vermeiden oder behandeln und sogar umkehren lassen.

Unimedica

Blumenplatz 2, D-79400 Kandern
Tel: +49 7626-974970-0, Fax: +49 7626-974970-9
info@unimedica.de

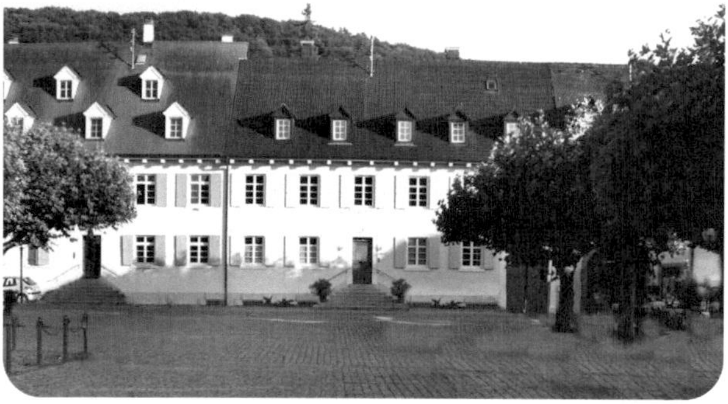